불면증은 불치병이 아니다

잠 못 이루는 당신을 위한
인지행동치료 가이드

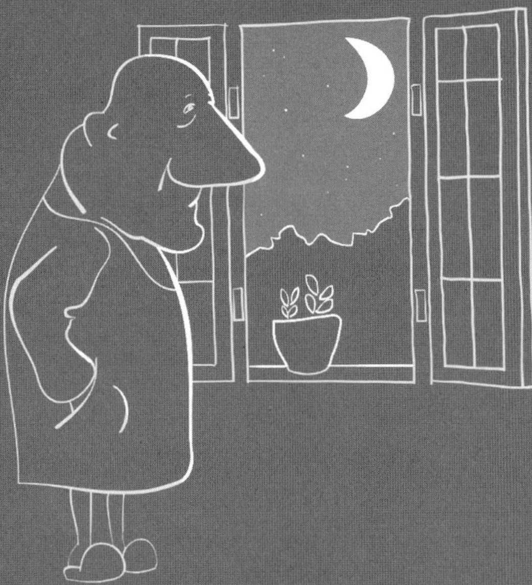

Stephanie A. Silberman 저
김무경 역

The Insomnia Workbook

학지사

The Insomnia Workbook:
A Comprehensive Guide to Getting the Sleep You Need
by Stephanie A. Silberman, Ph.D., DABSM,

나에게 이 책을 쓰도록 용기를 주고 영감을 주었던 나의 남편
Frank Hull 박사에게 이 책을 바친다.
수면 의학에 관한 그의 열정과 헌신 그리고 전문성은
정말 존경할 만하다. 그리고 언제나 사랑과 키스와 포옹을 준
나의 아들 Elliot에게도 이 책을 바친다.

역자 서문

완벽주의와 정서적 억압을 일종의 미덕으로 삼을 정도로 '참고 열심히 살아가는 것' 이 중요한 가치로 여겨지는 한국 사회에서 불면증은 사실 매우 흔한 질병 중의 하나이다. 성공에 대한 열망과 유교적 문화가 교묘히 조합된 우리의 삶 속에서 불면증은 그로부터 비롯된 팽팽한 긴장감이 낳은 그림자로도 볼 수 있을 것이다.

불면증은 단지 흔할 뿐만 아니라, 증상이 심하고 만성화될수록 한 개인에게 미치는 병폐가 매우 크다 할 수 있다. 그러나 우리나라에서 실질적으로 이를 전문적으로 치료하는 기관 자체가 드물뿐더러 그 역사 또한 길지 않다. 따라서 불면증으로 고통받는 많은 환자들이 민간요법의 힘을 빌리거나, 정확한 진단과정 없이 습관적으로 약물을 사용함으로써 수면 관련 약물 중독에 이르고, 그 가운데에 어떤 이들은 자살 유혹마저 느끼기도 한다.

잠을 잔다는 것은 그저 누우면 잠이 오는 식의 단순한 과정이 아니다. 이에는 한 개인의 성격, 성장과정, 생활습관, 수면환경, 신체적 질병, 직업적 특성, 스트레스, 대인관계, 가족 구성원의 생활 습관 등을 포함한 다양한 요소가 영향을 미친다. 즉, 잠을 잘 자도록 한다는 것, 불면증을 치료한다는 것은 단순히 어느 하나만을 바꾼다고 쉽게 해결되는 간단한 문제가 아닌 것이다.

따라서 불면증을 치료하기 위해서는 종합적이고 다각적인 접근이 필수적이라 할 수 있고, 이는 바로 불면증 인지행동치료를 통해 가능하다. 불면증 인지행동치료는 장기간의 심리치료나 약물치료에 비하면 비용 대비 효과 면에서 어떠한 치료 방법보다도 효과적이라 할 수 있다. 그러나 이러한 사실에 대해 대부분의 일반인들은 인식하지 못하고 있고, 치료 전문가들조차도 최근에 이르러서야 인지행동치료의 중요성을 깨닫기 시작했다. 그러한 측면에서 이 책은 불면증을 치료하는 데에 있어서 다루어야 할 다양한 측면에 대해 심도 있게 논의함으로써 불면증 치료의 중심적인 틀을 잡을 수 있도록 도와주는 동시에 전반적인 수면에 대해 쉽고 자세하며 통합적인 정보를 제공해 주고 있다. 따라서 이 책은 수면에 대해 알고 싶어 하는 모든 이들에게 도움이 될 것으로 생각되고, 그중에서도 특히나 수면 전문 병원에 방문하기 힘든 상황에 놓여 있거나 병원에 방문할 정도로 증상이 심하지는 않지만 간헐적이면서 지속적으로 고통받고 있는 이들에게 보다 과학적이고 체계적인 치료 방법을 제공해 줄 것이다.

이 책은 수면에 대해, 특히 불면증에 대해 궁금해하는 거의 모든 것들을 포함하고 있다고 하여도 과언이 아닐 정도로 광범위하고 세밀한 정보들을 일반 독자의 입장에서 쉽게 다루어 풀어 쓰고 있고, 지금 당장 실천할 수 있도록 체계적으로 정리하고 있다. 즉, 전문적인 정보를 담고 있으면서도 이를 따름으로써 오늘 바로 생활 속에서 변화를 경험할 수 있도록 도움을 줄 수 있는 실용서이기도 하다. 따라서 불면증으로 인해 고통받고 있거나 그러한 사람과 함께 생활하고 있는 사람, 그리고 그들에게 도움을 주고자 하는 전문가들 모두에게 이 책은 든든한 조언자가 되어 줄 것이고, 불면증이라는 질병에 대한 무지에서 오는 막연한 두려움과 불안으로부터 해방시켜 줄 것이다. 독자들이 앎을 통해 얻을 수 있는 자유로움을 이 책을 통해 몸소 경험해 보길 마음속

깊이 기원해 본다. 앎이 실천으로 이어지게 될 때에 그 순간 놀라운 변화가 시작될 것이다.

이 책을 번역하는 과정은 개인적으로 수면 전문 병원에서의 다년간의 경험들을 정리하고 통합할 수 있는 기회가 되어 주었고, 그와 같은 과정을 통해 미흡하나마 이 책을 필요로 하는 이들과 함께 이를 나눌 수 있게 되어 매우 기쁜 마음이다.

마지막으로 늘 마음속 따뜻한 빛이 되어 준 사랑하는 가족들과 이 책의 출간을 허락해 주시고 지원해 주신 학지사 김진환 사장님께 감사의 마음을 전하고 싶다.

2014년 7월

김무경

감사의 글

이 과제를 마칠 수 있도록 함께 있어 주고 지지해 주고 용기를 북돋워 준 가족과 친구들에게 감사를 전한다.

처음부터 이 책의 가치를 믿어 주고 결실을 맺도록 도와준 New Harbinger Publications의 편집자인 Jess O'Brien에게 감사를 전한다. Jeess Beebe와 Jasmine Star는 최종 원고가 탄생하기까지 훌륭한 피드백을 주었다.

나에게 교육, 근면, 선함, 그리고 타인에 대한 공감이 무엇인지를 보여 주신 나의 부모님, Myron과 Teresa Silberman 박사에게 특별한 감사의 마음을 전하고 싶다.

Stephanie A. Silverman

서문

거의 모든 사람들이 걱정, 급박한 일정, 또는 아픈 아이로 인해 때때로 잠을 설친 경험이 있을 것이다. 그렇지만 성인 인구 중 적어도 10퍼센트의 사람들에게 불면증은 만성적이고 고통스러운 문제로 남아 있게 된다. 이는 또한 모든 수면 장애 중에 가장 흔한 것이기도 하다. 비록 수면 문제를 사소한 것으로 치부하거나 희화화하는 경향이 있기는 하지만, 만성적인 수면 문제는 낮 동안의 피로, 정서 문제, 주의와 집중상의 문제를 낳고, 종종 단순한 과제조차도 성취하기 힘들게 만들기도 한다. 치료되지 않은 채 남겨진 불면증은 직장에서의 결근을 증가시키고 우울증 발병 가능성을 높인다.

불면증이 심각하게 다루어져야 한다는 데에 있어서는 아무런 의심의 여지가 없지만, 수면 문제들을 가진 사람들은 종종 문제를 다루기 위해 필요한 자원의 부족으로 인해 실망하게 된다. 물론, 우리는 다양한 수면제 광고가 넘쳐 나는 현실 속에서 살고 있기는 하다. 비록 수면제들이 특정 상황에서의 단기간 사용에 있어서는 효과적일 수 있을지 모르나, 장기적인 사용과 관련하여서는 습관화와 의존성의 위험을 초래할 수 있다. 그들이 어떻게 작용하는지 알지 못하고, 위험성이 없다는 것에 대한 증거 또한 없기 때문에, 알코올뿐만 아니라 처방전 없이 살 수 있는 약물이나 천연물질 역시 조심스럽게 사용되어야 할 것이다. 그렇다면 만성 불면증에 있어서 가능한 치료 방법으로는 어떤 것들이 남아 있을까?

이 워크북에서 Silberman 박사는 심리학적 그리고 행동적 원칙들에 기초하여 불면증을 극복하기 위한 효과적인 자조 프로그램에 대해 설득력 있게 기술하고 있다. 실제로 인지행동치료가 만성 불면증에 있어 효과적인 치료 방법이라는 데에는 확실한 과학적 증거들이 있다. 인지행동치료는 환자들에게 보다 안전하고 수용하기 쉬운 방법일 뿐만 아니라, 장기적인 효과 면에 있어서도 수면제보다 낫다. 그럼에도 불구하고, 건강관리 제공자들은 그동안 인지행동치료를 많이 활용하지 않았고, 그것을 필요로 하는 사람들도 쉽게 접하기 어려운 상황이었다. 수면 클리닉의 수가 과거 몇 년간 엄청나게 증가하였으나, 불행하게도 불면증 인지행동치료를 전문적으로 제공할 만한 수면 전문가들은 얼마 되지 않는다.

이 책은 전 세계적으로 불면증 관리에 있어서 효과적인 것으로 알려진 주요 치료적 요소들을 포함한 단계적 접근을 제공한다. 이러한 방법들은 좋지 않은 수면 습관들을 바꾸는 것에 중점을 둔 행동적 접근들, 종종 불면증의 악순환을 초래하는 도움이 되지 않는 신념과 사고 패턴들에 초점을 둔 심리학적 기법들, 그리고 건강한 수면 습관 유지를 위한 실용적인 정보들을 포함한다. 이완 기법과 그 밖의 스트레스 관리 기법들은 야간의 수면 문제들을 야기하는 건강하지 않은 라이프스타일과 주간의 스트레스 제공인자들에 대해 언급하고 있다. 이 책은 또한 수면제에 대한 효과적인 정보와 그것들의 복용을 중단하기 위한 실용적인 가이드라인을 제공한다. 수면 일지, 설문지와 체크리스트, 그리고 실용적인 과제들을 포함한 몇몇 자기평가 도구들이 이 책을 매우 쉽게 접근 가능하고 사용자에게 친숙한 정보원으로 만들어 주고 있다. 이 매뉴얼은 또한 정상 수면, 악몽, 몽유병, 야경증, 수면 관련 식이 장애, 생리 전 증후군, 임신 및 폐경과 관련된 여성의 수면 이슈들과 같은 여러 수면 장애들에 대해서도 다루고 있다.

이 책은 수면 문제들을 갖고 있는 모든 사람과 그들을 치료하는 치료자들에게 가치를 매길 수 없는 정보 제공의 원천이 되어 줄 것이다. 이 책은 자조(self-help) 매뉴얼로서 또는 치료 워크북으로도 사용될 수 있을 것이다. 이러한 실용적이고 증거에 기반한 매뉴얼은 불면증 그 자체, 혹은 불안 및 우울과 같은 다른 심리학적 상태나 만성 통증과 같은 다른 의학적 상태로 인한 불면증으로 고통받고 있는 수많은 사람들에게 이러한 문제에서 벗어날 수 있다는 희망을 제공해 줄 것이다.

Charles M. Morin

차례

들어가며

“나는 밤에 TV 앞에 앉아 있어요. 너무 피곤해서 겨우 눈을 뜨고 있을 정도지요. 그러나 내 머리를 베개에 갖다 대는 순간, 나는 완전히 깨어 버려요!” – 베렛

“나는 뭐가 잘못되었는지 모르겠어요. 나는 내가 낮 동안 그렇게 스트레스를 많이 받고 있다고 느끼지 않아요. 그렇지만 밤에 잠자리에 누우면 직장, 집, 아이들과 함께 해야 할 일들과 같이 내가 생각할 수 있는 수만 가지의 것들이 떠올라요 …. 내 마음은 멈출 줄을 모르는 것 같아요.” – 로리

“나는 처음에 잠이 드는 건 괜찮아요. 그렇지만 새벽 3시 또는 4시에 깨어나고선 다시 잠들 수가 없어요. 무엇이 나를 깨우는 건지는 모르겠어요. 어떨 때는 화장실에 가야 하지만, 그것 때문에 깨는 것 같지는 않아요. 나는 그저 침대에 누워, 시계를 뚫어지게 보고, 대체 나는 왜 바로 옆에 누워 푹 자고 있는 남편처럼 아침까지 쭉 이어서 자지 못하는가에 대해 궁금해하곤 해요.” – 수잔

“나는 잠자리에 들 때 별로 피곤하지가 않아요. 나는 무엇이 잘못되었는지 모르겠어요. 나는 쭉 7시간에서 8시간씩 자 왔고, 전혀 문제가 없었어요. 그러나 내 아들이

태어난 이후로, 잠드는 것과 잠든 상태를 유지하는 것 모두에 문제가 생겼어요. 낮 동안에 생산적으로 활동하기 위해서는 에너지가 필요한데, 점점 악화되어 가는 것만 같아요." - 베스

"내 아내는 내가 직업을 바꾼 후에 문제가 시작되었다고 하는데, 아마도 그녀 말이 맞는 것 같아요. 확실치는 않지만, 내가 아는 건 한밤중에 심장이 고동치고, 숨쉬기가 힘든 상태에서 깨어나고, 그러고 나서는 다시 잠들지 못하는 것 때문에 화가 난다는 것이에요. 나는 주치의와 전문가들에게 가 보았지만, 내 심장에는 아무런 문제가 없다는 말을 들었어요. 어떤 이유로 내가 이렇게 신경이 곤두서 있는지는 모르겠지만, 이걸 멈춰야만 해요!" - 데이브

"나는 당신이 알고 있는 거의 모든 수면제를 먹어 봤어요. 수면제는 처음에는 잘 작용하는 듯 했지만, 몇 주가 지나고 나면 다시 잠들기가 힘들어지면서 원점의 상태로 돌아갔어요. 한번 잠이 들더라도 한두 시간 후면 깨어 버리죠. 나한테 왜 이런 약들이 잘 듣지 않는거죠?" - 카렌

"나는 우울하지도, 불안하지도 않아요. 나는 내가 왜 잠을 못 자는지 이해할 수가 없어요. 나는 밤에 잠자리에 누우면 잠들기까지 대체 얼마나 걸릴지에 대해 생각하게 돼요. 다른 생각은 전혀 안 나는데, 시간만 째깍째깍 흘러가요." - 크리스

이러한 말들이 당신에게 익숙하게 들리는가? 그러나 이는 당신 혼자만의 문제가 아니다. 최근 연구에 따르면 미국인들 중 거의 1/3에 해당하는 사람들이 삶의 특정 시기에 불면증을 앓는다고 한다(Ohayon 2002). 비록 당신이 바로 그러한 사람들 중 한 명이라면 좌절감이 들기는 하겠지만, 자신감을 갖도록 하라. 약물과는 다른 효과적인 치료가 여기, 바로 이 책의 내용에 제시되어 있기 때문이다. 이 워크북은 당신의 적극적인 참여와 단계적 접근을 통해 당신이 스스로 불면증을 극복할 수 있도록 돕기 위해 만들어졌다. 당신이 이 책을 통독하고, 질문지들을 작성하고, 추천하는 기법과 활

동들을 충실히 실천하기만 한다면 반드시 '좋은 잠' 을 잘 수 있게 될 것이다.

불면증에는 다양한 유형이 있는데, 크게 잠들기 힘든 것, 잠을 유지하기 힘든 것, 그리고 지나치게 일찍 깨는 것으로 나눌 수 있다. 또한 지속되는 정도에 따라 며칠에서 몇 주가 지속되는 단기 불면증과 몇 달에서 몇 년 동안 지속되는 만성 불면증으로 나누어진다. 불면증의 심각성 또한 다양한데, 일주일에 한 번 또는 두 번 정도로 간혹 못 자는 수준에서 그런 날이 일주일에 다섯 번에서 일곱 번에 이르는 심각한 수준도 있다. 불면증은 매일 밤마다 한 번 또는 하룻밤에 여러 번 깨고 다시 잠들기 힘들거나, 또는 잠자리에 누워 30분 혹은 3시간 동안 잠자기 위해 노력하는 것을 의미할 수도 있다. 이렇게 불면증은 각 사람마다 다양한 형태로 나타난다. 만약 당신에게 불면증이 없다 할지라도, 자신의 수면에 완전히 만족하지 못하고 이를 좀 더 개선하고 싶은 마음이 있다면 당신 또한 이 책에서 도움을 받을 수 있을 것이다. 이 책에 제시되어 있는 기법들은 어느 누구든지 보다 깊은 수면을 취할 수 있도록 도와줄 것이다.

불면증을 극복하는 것이 하룻밤 만에 가능한 일은 아니다. 그러나 이 책에서 제시하는 제안과 안내를 충실히 따른다면 곧 잘 자기 시작할 것이다. 당신의 수면 문제의 근원이 무엇인가에 따라서 당신의 수면 패턴이 긍정적인 변화들을 보이기까지 며칠에서 몇 주가 걸릴 수도 있다. 가장 중요한 것은 초기 단계들에서 포기하지 않는 것이다. 당신의 마음과 몸을 약물, 허브, 또는 보조용품에 맡기기보다는 이 책에 나와 있는 인지행동치료 기법을 사용하여 불면증을 극복할 수 있는 기회를 가져 보도록 하라.

인지행동치료는 한 개인의 삶에서 특정한 패턴을 만들고 유지하게 하는 행동, 사고하는 방식, 그리고 역할에 초점을 둔 심리치료이다. 핵심적인 열쇠는 문제가 되는 행동과 생각을 확인하고 변화시키는 것이다. 이 책에 제시되어 있는 수면 프로그램은 행동적인 것과 인지적인 측면 모두를 포함하고 있다. 인지적 측면을 다루는 장들은 수면 문제에 기여하는 다양한 행동과 사고에 초점을 두고, 이들을 수정하거나 변화시키기 위한 기법들을 제공해 준다. 행동적 접근들은 수면 위생을 개선하는 것(4장), 이완기법의 연습(5장), 수면 일지의 사용(6장), 그리고 자극 조절과 수면 제한을 시행하는 것(7장)들을 포함한다. 주된 인지적 접근은 불안과 비합리적 사고의 조절(8장)에 관한 것이다. 9장은 낮 동안의 스트레스를 관리하고 건강한 라이프스타일을 유지하기 위한 행동적 그리고 인지적 기법들을 다룬다.

이 책의 구성

이 워크북은 불면증을 치료하기 위한 실천서이다. 당신이 살고 있는 지역에 수면 전문가가 없거나, 혹은 직접 전문가를 만날 시간이나 자원이 없을 수도 있을 것이다. 그러한 이유에서 이 워크북은 당신의 수면 문제의 특성을 알기 위한 첫 진찰과 평가에서부터 시작하여 당신의 수면을 개선시키기 위한 인지행동적 접근들과 다른 기법들에 대한 설명을 제시하고, 이를 통하여 불면증 수면 전문가와 함께 작업하는 경험을 재현해 보고자 한다. 그렇게 하기 위해 질문지들과 활동지들을 작성하는 것이 필요하다. 이들은 수면 전문가가 면대면 면담에서 사용하는 질문들 및 접근들과 동일하다. 이 워크북을 사용함으로써, 당신은 스스로 책임지고 수면 문제 개선을 위해 노력할 수 있게 될 것이다.

지금부터는 당신이 이 책을 어떻게 활용할지, 각 장별로 어떤 내용이 담겨 있는지 살펴보도록 하겠다. 1장은 전형적인 수면 패턴, 삶의 각 단계에 따른 수면, 수면 박탈에 따른 영향들에 관한 정보와 수면에 대한 일반적인 신화들에 대해 다루며 수면의 기초에 대해 논의한다. 2장은 일반적인 심리학적 그리고 의학적 원인들과 당신의 수면에 영향을 미칠 수 있는 다른 수면 장애들을 포함한 불면증의 여러 다른 종류들에 대해 기술한다. 여러 가지 수면제가 매우 광범위하게 사용되고 있지만 동시에 잠재적으로 위험 요소들 또한 갖고 있기 때문에, 3장은 처방전 없이 살 수 있는 약물들, 허브 치료제들, 그리고 처방전이 필요한 수면제를 포함한 불면증을 위한 약물치료에 대한 정보를 제공한다. 이에 있어서 수면제가 어떤 문제를 일으킬 수 있는지 그리고 수면제 복용을 언제 어떻게 안전하게 중단할 수 있는지에 대해 논의한다.

치료 부분은 4장에서부터 시작되는데, 수면 위생과 더불어 수면을 촉진하기 위한 행동 변화에 필요한 주요 방법들에 대해 정리되어 있다. 5장은 이완의 중요성을 강조하고 당신이 배우고 연습할 수 있는 특정 이완 기법들에 대해 기술한다. 6장은 수면 일지와 수면 데이터를 기록하고 사용하는 방법에 대하여 설명한다. 7장은 자극 조절과 수면 제한에 대해 설명한다. 이러한 기법들은 이 책에서 다루는 접근 중 핵심적인 부분이다. 8장에서는 당신의 수면을 악화시킬 수 있는 인지적 요인들로 주제를 바꿔, 당신의 수면을 방해할 만한 불안과 비합리적 사고 과정을 조절할 수 있는 방법에 대해 다룬다. 9장은 당신이 낮 동안의 스트레스를 조절하고 건강한 라이프스타일을 유지할 수 있도록 도와줄 것이다. 당신의 수면을 개선하도록 돕는 것은 당신의 전반적인 웰빙을 향상시키는 결과를 낳게 만들 것이다. 마지막 10장은 재발을 방지하는 방법에 대해 다루고, 가끔 찾아오는 잠 못 이루는 밤에 어떻게 대처해야 하는지에 대한 팁을 제공해 준다.

두 개의 남은 장들은 수면과 관련하여 흥미로운 다른 영역들에 대해 다룬다. 11장은 사건수면(parasomnia), 또는 수면 중의 비정상적 행동들에 대해 기술한다. 이들은 몽유병(sleepwalking), 야경증(sleep terror 혹은 night terror), 혼돈각성(confusional arousals), 수면 관련 섭식 장애(sleep-related eating disorder), 렘수면 행동 장애(REM sleep behavior disorder), 그리고 악몽 장애(nightmare disorder)이다. 12장은 생리 전 증후군(PMS), 임신, 그리고 폐경과 같이 여성의 수면에 영향을 미칠 수 있는 주제들에 대해 다룬다. 마지막으로, 유용한 웹사이트에 대한 정보와 이완 기법 연습용 CD들을 구입할 수 있는 방법도 소개하고 있다.

나는 누구인가 그리고 왜 이 책을 쓰는가

당신은 내가 불면증 워크북을 쓰기로 결심한 이유에 대해 궁금해할 수도 있다. 수면 분야에서 처음 일을 시작한 이후로, 나는 너무나 많은 사람들이 수면과 관련하여 어려움을 겪고 있다는 사실에 놀랐다. 어디를 가든 사람들은 나에게 수면에 대해 물어본다. 가장 빈번하게 받는 질문들에는 "하룻밤에 나에게 필요한 수면 시간은 얼마입니까?" "잠을 자려고 할 때 1시간씩 잠을 못 이루고 뒤척이는 이유는 무엇입니까?" "낮에 낮잠을 자는 게 나의 밤잠에 영향을 미칠까요?" "왜 나는 매일 밤 잠자리에 들기만 하면 완전히 잠이 깨어 버리는 느낌을 받게 되는 걸까요, 그리고 왜 나는 한밤중에 깨게 되는 걸까요?" 와 같은 것들이 있다.

불면증은 이렇듯 흔한 문제이기 때문에, 나는 이러한 질문들에 답하고 수면의 어려움에 대한 해결책을 제공하기 위하여 불면증에 관한 워크북 형식의 책을 쓰기로 결심하였다. 워크북 형식은 독자인 당신이 수동적으로 페이지들을 넘기기보다는, 적극적으로 학습에 참여하여 당신의 수면을 개선시키는 데에 도움이 되기 때문이다.

나는 면허가 있는 임상심리학자이고 공인된 수면 의학 전문가이지만, 동시에 일하는 엄마이고, 아내이며, 내가 속한 지역사회의 활동가이다. 나는 바쁜 일상을 사랑하는 사람이지만, 느리게 사는 것과 삶을 단순하게 즐기는 것의 중요성 또한 알고 있다. 나는 당신의 삶에서 '완벽한 균형(직업과 일상 활동에서 성취감을 느끼는 동시에 삶에서의 고요함과 평화로움을 함께 느끼는 것)' 을 성취하고 유지하는 것이 얼마나 힘든 것인가를 알고 있다. 이 책을 통해 나는 나의 경험과 전문분야를 활용하여 삶에서 가장 필수적이고 중요한 요소 중의 하나라 할 수 있는 수면(잠을 잘 자게 되면 우리는 행복감과 건강한 삶을 유지할 수 있다)을 잘 취할 수 있도록 이끌어 줌으로써 사람들을 돕고자 한다.

01

수면의 기초

수면의 평가와 치료로 들어가기에 앞서 수면의 기초적인 과정에 대해 이해하는 것은 중요하다. 즉, '정상 수면이란 무엇인가?'에 대해 알아보는 것으로 이 책을 시작해 볼 터인데, 이는 수면 단계들(sleep stages)과 수면 구조(sleep architecture, 하룻밤의 수면 중 각기 다른 수면 단계들을 순환하는 것)에 대한 논의를 의미한다. 수면 구조란 각 수면 단계에서 보내는 시간의 양과 비율을 수량화하는 하나의 방법을 말한다. 이는 내적 · 외적 요소 모두에 따라 매일 밤 달라진다. 예를 들면, 코골이 또는 수면-호흡 장애는 내적 요소로서 수면의 구조에 영향을 미칠 수 있다. 음주, 특정 약물 복용, 또는 주위의 소음과 같은 외적 요소 또한 수면의 구조를 변화시킨다. 수면을 평가할 때에는, 하룻밤에 깨는 횟수, 깨어 있는 시간의 길이, 잠이 드는 데 걸리는 시간, 그리고 누워 있는 시간 중 실제로 잠을 자는 시간의 비율 등과 같은 다른 요인들에 대해서도 고려해야 한다.

수면 단계들과 수면 사이클

수면은 몇 개의 단계들로 나누어지며 각각의 단계는 특정한 뇌파와 관련되어 있다.

만약 잠을 잘 때의 뇌의 전기적 활동을 측정하기 위하여 누군가 당신의 머리에 전극을 설치하게 된다면, 당신의 뇌파의 빈도를 측정할 수 있고, 그 결과 당신이 어떤 수면 단계에 있는지 알 수 있다. 이러한 전기적 활동의 측정을 **뇌전도 측정**(electroencephalography), 또는 EEG라고 부르며, 수면의 다양한 단계들을 발견할 수 있게 해 준다. 다음에 이어지는 다양한 수면 단계들에 대한 논의는 수면 중의 정상적인 뇌파 활동이란 무엇인가에 대해 이해하는 데 도움이 될 것이다.

2007년 미국 수면의학 아카데미(the American Academy of Sleep Medicine)의 지침은 수면을 네 가지 단계로 정의하였다. 이에는 N1단계(stage N1), N2단계(stage N2), N3단계(stage N3), 그리고 R단계(stage R)가 있고(Iber et al. 2007), 첫 세 개의 단계들은 비렘수면(NREM)이다.

N1단계(stage N1)

N1단계(NREM1)는 이전에 1단계 수면으로 알려진 것으로서, 잠이 막 들자마자 발생하는 단계이다. 이는 가장 얕은 단계의 수면이고, 깨어 있음과 수면 사이의 변환 단계라 할 수 있다. 이 단계의 수면에서는 주변 환경에 대한 의식적 지각을 잃어 가기 시작함에 따라 느린 안구 운동이 일어나게 된다. 이 단계의 수면은 매우 얕기 때문에, 외부 자극에 의해 쉽게 깨어날 수 있다. 그리고 근육의 경련이나 갑작스러운 움직임을 경험할 수 있다. 젊은 성인은 평균적으로 N1단계의 수면에 많은 시간을 쓰지 않는다. 보통 총 수면 시간 중 10퍼센트 미만의 시간이 이에 해당된다.

N2단계(stage N2)

다음은 N2단계(NREM2)이고, 이전에는 2단계 수면으로 불렸다. 이 단계의 수면은 N1단계보다 약간 더 깊은 수면이고, EEG상에서 수면 방추(sleep spindle)와 K-복합파(K-complex)로 특징지어진다. **수면 방추**는 N2 수면 단계 동안 나타나는 12~16헤르츠 파형의 갑작스러운 출현을 지칭한다. **K-복합파**는 N2 수면 동안 비주기적으로 나타나는 짧은 고전압의 파형이지만, 수면 중 주변 환경의 청각적 자극에 의한 반응으로서도 발생할 수 있다. 이 단계 동안에 외부 환경에 대한 의식적 지각은 사라지고 근육 활동은 감소한다. 당신의 연령에 따라 다르지만, 사람들은 평균적으로 총 수면 시간 중 35~55퍼센트를 N2단계 수면으로 보낸다(Bowman and Mohsenin 2003). 다른 말로 하자면, 당신의 수면 시간 중 대부분이 N2단계 수면에 해당된다는 것이다.

N3단계(stage N3)

다음은 N3단계 수면으로서, 이는 이전에 3단계와 4단계 수면으로 불렸던 것이다. 그리고 N3단계 수면은 EEG상에서 서파 활동 또는 델타파로 정의된다. 서파 수면은 수면 사이클에 있어서 회복 효과가 가장 높은 수면 단계로 알려져 있다. 이는 또한 수면의 가장 깊은 단계로서 자고 있는 사람을 깨우기에 가장 힘든 시간이기도 하다. 대부분의 서파 수면은 하룻밤의 총 수면 시간 중 전반 1/3에 해당하는 시기에 나타나고, 이후의 수면에서는 매우 적게 혹은 전혀 나타나지 않기도 한다. 당신이 잠들었다가 전화를 받거나 짧은 대화를 나누는 모습을 다른 가족이 목격했는데 당신 자신은 그러한 것들을 전혀 기억하지 못했던 경우가 있을 것이다. 당신이 서파 수면 중에 깨어났다면, 아침에 이를 거의 또는 전혀 기억하지 못할 것이다. 젊은 성인들은 그들의 수면 중 13~23퍼센트를 서파 수면으로 보내지만, 나이가 들게 되면 이것이 5~18퍼센트로 감소한다(Bowman and Mohsenin 2003). 비록 일부 수면 연구자들은 이것이 수면 평가의 방법상의 문제로 인해 노인에게서 서파 수면이 과소평가되었기 때문이라고 주장하기도 하나, 이러한 감소는 사실상 단지 노화로 인한 것일 수도 있다. 몽유병, 잠꼬대, 수면 공포(야경증), 그리고 야뇨증과 같은 수면 장애들은 보통 서파 수면 중에 일어난다. 혼돈 각성(confusional arousals)은 수면으로부터 각성 중에 또는 그 후에 심각한 혼돈을 보이는 것으로서, 일반적으로 서파 수면 동안에 발생한다. (이러한 수면 장애들은 대부분 사건수면[parasomnias]으로 알려진 것들로서, 11장에서 논의된다.)

R단계(stage R)

다음은 R단계 수면으로, 이는 렘(REM)수면으로도 알려져 있다. 렘은 빠른 안구운동으로 특징지어지고, 대부분의 사람들은 이때에 꿈을 꾼다고 생각한다. 꿈의 상당 부분이 렘수면 단계에서 나타나기는 하지만, 사실상 꿈은 다른 수면 단계들에서도 발생할 수 있다. 렘수면은 당신의 뇌가 가장 활동적인 시기이고, 신체의 호흡, 심장박동률, 그리고 체온 조절과 같은 특정 신체적 반응들은 서파 수면 때와는 다른 양상을 보인다. 서파 수면보다 훨씬 얕은 잠이라 할 수 있는 렘수면 동안에는 쉽게 깰 수 있다. 렘수면에서 곧바로 깨어나게 되면, 어떠한 꿈을 꾸었는지 기억해 낼 가능성이 높다. 젊은 성인의 경우 수면 중 20~25퍼센트, 노인은 15~20퍼센트의 시간을 렘수면 단계에서 보낸다(Bowman and Mohsenin 2003). 렘수면 동안에 당신의 근육은 마비 수준에 가깝게 이완된다. 그러나 어떤 사람들은 렘수면 행동 장애(RBD)라고 불리는 수면 장애를 갖고 있는데, 이는 렘수면 중의 근육 마비에 문제가 생겨 꿈을 꾸는 중에 움직이게 되는 것을 말한다. 그러나 이는 정상적인 수면에서는 일어나지 않는다.

수면 사이클

앞에서 기술한 것과 같이 수면 중 각기 다른 단계들을 거쳐 나아가는 것을 수면 사이클(sleep cycle)이라 한다. 일반적인 경우, 사람은 하룻밤 몇 개의 수면 사이클들을 거치게 되는데, 밤중에 완전히 깨어나거나 수면 무호흡증과 같은 수면 장애로 인해 빈번하게 각성이 일어나는 경우가 아니면 N1단계를 다시 거쳐 가지는 않는다. 각각의 사이클은 일반적으로 90~110분 정도 지속된다. 당신이 얼마나 오래 잠을 자느냐에 따라, 하룻밤에 4번 또는 5번의 수면 사이클을 보인다.

생의 주기에 따른 수면의 변화

수면의 변화는 유아기와 아동기 동안에 두드러지고 성인기 동안에는 비교적 안정된 채로 남아 있게 된다. 유아와 어린 아동들이 하루 동안 잠을 자는 시간은 매우 긴 편이며, 청소년기 혹은 초기 성인기에 이르면서 천천히 감소한다. 비슷하게 신생아들, 어린 아동들, 좀 더 나이 든 아동들, 그리고 청소년들 또는 성인들 간의 수면 구조에 있어서도 큰 차이를 보인다. 예를 들면, 아동들은 성인들에 비해 서파 수면으로 훨씬 더 많은 시간을 보내는 경향이 있다. 유아들과 매우 어린 아동들은 아직 뇌가 충분히 발달되어 있지 않기 때문에, 그들의 뇌파는 성인들의 것과는 달라 보인다. 대략 3세에서 성인기까지의 렘수면의 비율은 수면 주기 중 20~25퍼센트로 비슷한 수준을 유지한다. 그러나 대부분의 성인들에게서 렘수면은 50세 이후부터 줄어들게 된다. 그리고 아동기에서는 정상적으로 간주되는 일부 수면 행동들이 성인들에게서는 문제를 일으킬 수도 있다. 이에는 몽유병, 수면 공포, 그리고 혼돈 각성과 같은 것들이 있고 11장(사건수면)에서 논의될 것이다.

유아기와 아동기

모유나 젖병을 빨 때에만 잠드는 아기들은 스스로 잠들기가 더욱 어렵다. 만약 부모의 팔에 안기거나 수유를 하는 동안에만 잠을 자는 버릇이 있다면, 다른 상황에서는 잠들려고 하지 않을 것이다. 그러나 아기들은 스스로 잠드는 연습을 할 필요가 있다. 한번 스스로 할 수 있다는 것을 배우고 나면, 잠자는 시간에 모두가 훨씬 편해질 것이다.

이는 억지로라도 일정한 시간에 자게 해야 하는 아동들에게도 똑같이 적용된다. 아동들은 '우유나 물 한 잔만 더' '잠자리에서 이야기 한 편만 더' '이불에 뉘어 주기 한 번만 더' 또는 '안아 주고 뽀뽀 해 주기 한 번만 더' 를 요구한다. 비록 당신이 자녀가 빨리 잠들게 하려면 이러한 요구들을 들어주는 편이 나을 거라고 믿고 있는지 모르겠지만, 이는 상황을 더욱 악화시킬 뿐이다. 아동들은 하루 일과에 있어 제한이 필요하고, 수면 문제에 있어서는 더욱더 그러하다. 그러한 제한이 없을 경우, 아동들은 더욱더 많은 요구를 하게 될 것이다. 이러한 요구들을 들어주는 것은 당신의 자녀로 하여금 수면 문제를 발달시킬 만한 기반을 마련해 주는 것이고, 특정한 상황에서만 잠들 수 있다는 신념을 갖게 만들 수 있다.

어떤 아동들은 잠자는 시간에 대한 공포를 갖고 있다. 그들은 자신이 깨어났을 때에 당신이 옆에 없을까 봐 걱정하거나, 혹은 옷장 또는 침대 밑에 괴물이 숨어 있을까 봐 무서워할 수도 있다. 아동들은 또한 그들이 자는 동안에 뭔가 재미있는 것을 놓칠지도 모른다는 생각에 불쾌해할 수도 있다. 자녀에게 모든 사람은 잠을 자야 하고, 수면은 삶에서 중요한 부분이라는 사실을 확인시켜 줄 필요가 있다. 당신의 자녀에게 어린 아동을 위한 좋은 수면 위생(4장에 소개된다)에 대해 가르쳐 주고 키가 크고 강해지고 낮 동안 좋은 기분을 느끼기 위해서는 잠을 잘 필요가 있다는 것을 강조해 주어야 한다. 아동들은 예(관찰, 시범)를 통해서 배운다. 따라서 당신이 잠을 자기 위해 준비하는 것을 본다면, 자녀들 스스로도 그렇게 하기를 원하게 될 수 있다. 당신과 자녀가 같은 시간에 잠들지는 않는다 할지라도, 함께 이를 닦고, 불빛을 줄이고, 한 가족으로서 다 같이 잠을 잘 준비를 함으로써, 수면을 위한 분위기를 조성할 수 있을 것이다.

청소년과 초기 성인기

매우 다양한 요인들이 십대와 초기 성인기의 수면에 영향을 미칠 수 있다. 이 연령대의 사람들은 파티에 가기 위해, 친구들과 어울리기 위해, 숙제를 하기 위해, 또는 다양한 다른 이유들로 인해 종종 늦게까지 깨어 있는다. 늦게 잠자리에 가고 아침에 일어나기 힘들어하는 것이 그들에게는 흔한 일이다. 너무 일찍 시작하는 학교는 십대들(그리고 일부 대학생들)로 하여금 낮이나 특히 오전 시간에 심한 피로감을 느끼도록 만들 수 있다. 그들은 주말에 매우 오랫동안 잠을 자는데, 이는 그들의 신체가 더 많은 수면량을 필요로 한다는 것을 보여 주는 것이다.

비현실적으로 들릴지 모르나, 이 연령대에서는 규칙적인 수면 스케줄을 유지하는 것이 중요하다. 비록 그들이 더 늦게 잠자리에 들고 더 늦게 일어나는 자연적인 경향성을 갖고 있다 할지라도, 오전에는 학업 또는 직업상의 요구들이 있게 마련이고, 늦게까지 깨어 있는 것(그리고 늦게 일어나는 것)은 수면 위상 지연 증후군(delayed sleep phase syndrome)을 유발할 수도 있기 때문이다. (이 장애는 2장에서 논의되고, 4장에서는 치료적인 제안들이 제공된다.)

육아

비록 새로운 아기의 탄생이 기쁜 일이기는 하나, 이는 동시에 심각한 수면 부족의 시작을 알리는 것이기도 하다. 신생아들은 종종 밤 시간에 깨어나고, 때로는 매 시간 혹은 2시간마다 깨어난다. 만약 당신이 행운아라면 당신의 아기가 한 번에 3~4시간 정도로 비교적 길게 자는 경우에 해당되겠지만, 처음부터 그럴 거라고 기대하지는 말기 바란다. 아기들은 보통 모유나 우유를 먹기 위해 깨어나는데, 두 경우 모두 부모나 양육자의 적극적인 관여를 필요로 한다. 어머니들에게 있어 수유는 당신과 아기 사이에 일어나는 아름답고 특별한 시간이지만, 동시에 탈진되는 시간이기도 하다. 사람들은 종종 아기가 낮잠을 잘 때에 엄마도 함께 낮잠을 자야 한다고 말하나, 실제로 그렇게 하기는 매우 어렵다. 그리고 부모 모두에게 있어 부모로서의 끊임없는 일과 책임은 샤워를 하거나 혼자 낮잠 잘 시간조차도 내기 힘들게 한다. 그러나 당신 자신을 돌보는 것은 중요한 일이므로, 당신이 매우 피곤할 때에 할 수만 있다면 낮잠을 자는 것도 나쁘지 않은 생각이다.

당신의 아기가 밤 시간에 한 번에 전보다 길게 잠을 자게 되었다 할지라도, 기껏해야 아직 5~6시간 정도일 것이다. 당신이 아기와 정확히 같은 시간에 잠을 자러 가지 않는 이상, 여전히 매일 밤 소중한 수면 시간들을 놓치고 있는 것이다. 또한 밤 시간에 아기를 확인해야 하거나, 혹시라도 아기가 밤새 아프기라도 한다면 부모들은 더욱 잠을 자기가 힘들어지게 될 것이다.

수면 공포(sleep terrors)는 어린 아이들에게 있어서는 매우 흔하게 나타나는 것이다.

무서운 이미지로 인해 놀랄 경우 소름끼치는 비명을 지르게 되는데, 아동은 종종 다음 날 아침에 이에 대해 전혀 기억해 내지 못한다. 이로 인해 당신의 수면이 방해받을 수 있는데, 아동을 안정시키는 것뿐만 아니라, 그처럼 속상한 일을 겪은 후 당신 자신이 다시 잠이 드는 것 또한 힘들 수 있기 때문이다. 만약 당신의 자녀가 야간에 다른 사건수면, 즉 몽유병 또는 혼돈 각성 등을 경험하고 있다면, 이 또한 당신의 수면을 방해할 수 있다. (11장에 사건수면에 대한 보다 많은 내용이 있다.) 어떤 아동들은 그들의 이불을 적시기도 한다. 만약 이러한 경우라면, 한밤중에 이불을 갈고, 아동이 깨끗한 잠옷으로 갈아입도록 도와주는 등의 일들을 하고 있는 당신 자신을 발견하게 될지도 모른다. 이 모든 것들은 당신의 수면량이 줄어들게 된다는 것을 의미한다.

수면과 노화

2장에서 배우게 되겠지만, 불면증은 기저에 있는 의학적 또는 심리적 장애와 관련되어 있을 수 있고, 나이가 들어 감에 따라 의학적 문제들과 그로 인한 약물 복용은 보다 흔해지게 된다. 당신이 몇 살이건 상관없이, 당신의 수면 문제들에 의학적 문제 또는 약물로 인한 부작용이 관련되어 있는지를 파악하는 것은 중요한데, 당신이 55세 이상이라면 더욱더 그러하다.

은퇴와 같은 라이프스타일의 변화들도 수면 문제의 증가를 가져올 수 있다. 만약 당신이 직장과 가정에서 많은 의무와 책임감을 가지고 일정한 하루 일과를 소화해 왔다면, 당신에게는 은퇴가 이완되고 평화로운 시간을 약속해 줄 것처럼 보일 수 있다. 그러나 일정한 일과가 없을 때에 일부 은퇴자들은 낮잠을 자고, 주로 앉아서 지내고 (예를 들면, 아마도 많은 시간 동안 TV를 보게 될 것이다), 규칙적인 취침과 기상 시간을 유지하지 않게 된다. 이러한 변화는 모두 수면 문제의 원인이 된다. 그리고 은퇴는 한정된 수입으로 생활하기, 지루함과 비생산적인 느낌, 그리고 다른 사회 계층으로의 이동 및 사회 지지 체계의 상실과 관련한 불안감을 다루어야 하는 등 특정 스트레스를 불러일으킬 수 있다.

노화와 관련하여 특히 어려운 주제는 친구들, 특히 당신의 배우자와 같이 사랑하는 사람들이 건강 문제를 갖게 되고, 결국엔 죽게 되는 것을 지켜봐야 한다는 것이다. 많은 사람들이 나이가 든다는 것은 우울하다고 하는데, 젊었을 때와 비교했을 때에 낮 활동이 제한되는 등 특히 건강 관련 문제에 대해 불평한다. 어떤 이들에게 은퇴란 여행할 수 있는 자유, 새로운 활동에의 시도, 그리고 가족 구성원들과 좀 더 많은 시간을 보낼 수 있게 되는 등의 즐거운 의미가 될 수도 있으나, 다른 이들에겐 잠 못 이루는 밤들을 야기하는, 일생 중 가장 많은 스트레스에 시달리는 시기가 될 수도 있다.

수면 결핍

이제 당신은 수면 요구, 수면 구조, 그리고 특정한 수면 관련 행동들에 대해 이해할 수 있을 것이다. 지금부터는 충분한 수면을 취하지 않게 될 경우 당신의 신체에는 어떠한 문제가 나타나게 되는지에 대해 이야기해 보도록 하겠다.

미국 질병통제와 예방 센터(CDC)는 2008년 4월 미국 성인들 중 10퍼센트가 매일 밤 충분한 수면을 취하지 못하고 있다는 연구 결과를 발표하였다. 사실상, 연구대상자들 중 무려 38퍼센트나 되는 사람들이 한 달 중 7일 혹은 그 이상의 날들 동안 충분한 수면을 취하지 못하고 있다고 보고하였다. 그리고 이 연구에서는 5천만~7천만 명의 미국 성인들이 수면 장애, 라이프스타일, 또는 직업 관련 요인으로 인하여 만성적인 수면 부족을 겪고 있다는 결론을 내렸다(Atkins 2008). 그러나 모두가 비슷한 이유로 인해 수면 결핍 또는 수면 부족 문제를 겪는 것은 아니다. 예를 들면, 당신의 정서에 문제가 생기고, 이것이 우울과 불안 증상을 가져올 수도 있다. 다음 장에서는 수면 결핍, 우울, 또는 불안과 관련한 정서 장애들의 증상들에 대해 알아볼 것이다. 그러나 현재로서는, 문제가 있는 혹은 불충분한 수면은 당신의 정서와 전반적인 정신건강에 매우 큰 영향을 미칠 수 있다는 사실을 인식하는 것이 중요하다.

수면 결핍은 뇌에 어떤 영향을 미치는가

정서상의 변화와 함께, 어떤 이들에게 있어서는 만성 수면 결핍이 기억 문제를 일으키기도 한다. 많은 연구들이 수면이 인지 기능에서 중요한 역할을 한다고 밝혀 왔다. 예를 들면, 수면 결핍은 주의와 집중과 같은 인지적 기술들과 반응 시간과 시각-운동 협응과 같이 정신 과정들에 의해 영향을 받는 운동 기능의 유의미한 저하를 가져올 수 있다(Kahol et al. 2008). 또한, 학생들에게 있어서 학업 수행은 수면 부족으로 인해 부정적인 영향을 받는다. 학습과 정보 보유 능력은 충분한 수면을 취하지 않을 경우 저하되기 때문이다(Curcio, Ferrara, and De Gennaro 2006; Gibson et al. 2006). 이는 당신이 학습 또는 직업 장면에서 발표 또는 다른 중요한 이벤트를 준비할 때에 충분한 수면이 필요하다는 것을 의미한다. 충분한 휴식을 취했다고 느낄 때에, 보다 명확하게 생각하고 보다 많은 에너지를 갖게 될 것이다.

졸음운전: 당신은 위험에 처해 있는가

충분한 수면을 취하지 않는 것과 관련한 또 다른 중요한 주제는 운전과 관련한 것이다. 이러한 주제를 다루는 언론 보도가 증가하고 있는데, 이는 졸음운전의 결과가 치명적일 수 있기 때문이다. 당신이 멈춤 신호 또는 빨간불 앞에서 한 번이라도 눈을 감고 있다면, 당신은 운전하기에 너무 졸린 것이다. 이러한 몇 초간의 수면(마이크로 수면이라고 불리운다)이 사고를 일으킬 수 있다. 만약 당신이 운전을 할 때에 졸음을 느낀다면, 안전한 장소에 차를 세우고 낮잠을 자거나 누군가에게 연락하여 데리러 와 달라고 요청해야 한다. 하루 중 사람들이 졸음을 느끼는 전형적인 시간대는 늦은 오후나 늦은 밤 시간이다. 이는 자연스러운 생물학적 리듬에 의한 결과로서, 이때에 우리는 졸음을 느끼게 된다.

졸음운전은 운전 중에 잠을 자는 것뿐만 아니라 증가된 반응 시간과 주의상의 문제들 때문에 문제가 되기도 한다. 사실상, 불면증과 같이 만성 수면 문제들을 갖고 있는 사람들을 대상으로 수행 테스트를 실시해 보면, 느려진 반응 시간 및 주의력 손상과 같은 문제를 확인할 수 있다(Edinger et al. 2008).

수면 부족은 당신의 체중에 영향을 미칠 수 있다

체중 증가와 관련해서는 어떠한가? 불충분한 수면이 체중 감소를 어렵게 하거나 체중을 증가시키기조차 할 수 있을까? 과거 몇 년간의 연구를 살펴보면 이것이 실제로 가능하고 이러한 과정에는 렙틴(leptin)과 그렐린(ghrelin)이라는 두 가지 호르몬이 관여함을 알 수 있다(Crispim et al. 2007; Copinschi 2005; Gangwisch et al. 2005). 렙틴은 당신의 뇌에 신호를 보내 당신이 충분한 식사를 하였고 위가 가득 찼음을 알게 함으로써 당신의 식욕을 조절한다. 그러나 당신이 충분한 수면을 취하지 않을 경우, 렙틴 수준은 감소하고, 당신은 과식하기 쉬운 상태가 된다.

이와 반대로, 그렐린은 당신의 식욕을 자극한다. 그렐린의 수준은 충분한 수면을 취하지 못하였을 경우 증가하고, 더 자주 배고픔을 느끼게 한다. 물론, 체중 증가에는 다이어트, 운동 및 다른 활동들, 그리고 특정 의학적 조건들을 포함한 많은 요인들이 영향을 미친다. 그러나 만성 수면 결핍은 사람들이 체중을 줄이거나 이상적인 체중을 유지하는 것을 어렵게 만드는 것으로 보인다. 비만이 수면 무호흡증을 포함한 다양한 의학적 조건들의 위험 인자이기 때문에, 충분한 수면을 취하느냐의 여부가 당신의 체중, 더 나아가 당신의 전반적인 신체에 영향을 미칠 수 있다는 것을 인식하는 것이 중요하다.

불면과 관련된 의학적 상태들

만성 수면 부족과 관련되는 다른 신체적 문제들에는 고혈압(높은 혈액 압력), 심장 질환, 당뇨, 그리고 뇌졸중이 있다. 예를 들면, 짧아진 수면 시간은 체중 또는 체질량 지수에 미치는 영향과는 독립적으로, 글루코스 대사를 손상시키고 당뇨의 위험을 증가시킨다. 만성 수면 부족은 체중 증가를 초래하고 인슐린 저항을 일으킬 수 있는데, 이는 당뇨병 위험을 높이는 원인이 된다(Knutson et al. 2007). 연구자들은 또한 만성적으로 감소된 수면 시간이 고혈압의 위험을 증가시킬 수 있음을 밝혀내 왔다(Cappuccio et al. 2007; Gangwisch et al. 2006). 이와 비슷하게, 최근의 연구들은 수면 장애가 심장 질환과 뇌졸중의 위험을 증가시킨다고 제안하는데(Irwin et al. 2008), 이는 특히 수면 무호흡증을 갖고 있는 사람들에게 더욱 문제가 된다(Grigg-Damberger 2006).

특정한 의학적 상태의 위험을 증가시키는 것에 더하여, 당신이 적게 잘수록 당신은 과도한 알코올 섭취, 흡연, 부족한 운동, 그리고 해로운 음식 선택하기와 같이 장기적으로 건강에 해로운 영향을 미치는 습관을 갖게 될 가능성이 높아지게 된다. 이는 당신이 만성적으로 적게 자게 될 경우, 스트레스를 효율적으로 다루지 못하게 되고, 대처 기술 또한 감소하게 되기 때문이다. 다른 말로 하자면, 스트레스를 받을 경우, 수면 결핍은 산책 또는 온욕 즐기기 대신 맥주잔을 잡게 하거나, 정크푸드를 먹게 하거나, 담배를 피우게 할 것이라는 것을 의미한다.

당신이 얼마나 졸린지 파악하기

불면증을 갖고 있는 사람들 중 일부는 낮 동안 심한 졸음을 느끼는 반면, 다른 이들은 에너지의 고갈과 피로감만을 느낀다. 당신이 낮 동안 얼마나 졸린지를 알아내기 위하여, 다음 내용에 제시되어 있는 엡워스 졸음 척도(Epworth Sleepiness Scale) 질문지를 채워 넣어 보도록 하자. 이 척도는 다양하고 일반적인 하루 일과 활동 중에 당신이 통상적으로 느끼는 졸음의 정도를 측정하도록 도와줄 것이다. 이 설문지는 전 세계의 수면 센터에서 흔히 사용되는 것으로서, 1991년에 호주 멜버른 엡워스 병원의 Murray W. Johns에 의하여 만들어졌다(Johns 1991).

엡워스 졸음 척도(Epworth Sleepiness Scale)

이름: ____________________ 날짜: ____________________

연령: ____________________ 성별: ____________________

다음과 같은 상황에서 당신은 피곤한 느낌과는 다르게, 졸거나 잠들 것 같은 느낌이 얼마나 드는가? 최근의 생활을 기준으로 답하도록 한다. 최근에 이러한 활동을 하지 않았다 할지라도, 그렇게 하는 것이 당신에게 어떠할지 생각해 보기 바란다. 다음에 제시되는 척도를 사용하여 각 상황에 걸쳐 가장 적절한 숫자를 선택하도록 하라.

0=전혀 졸리지 않다

1=약간 졸리다

2=중간 정도로 졸리다

3=매우 졸리다

할 수 있는 한 모든 질문에 답을 하는 것이 중요하다.

상황	졸릴 가능성
앉아서 책을 읽을 때	
TV를 볼 때	
극장이나 회의석상과 같은 공공장소에서 가만히 앉아 있을 때	
1시간 정도 계속 버스나 택시를 타고 있을 때	
오후 휴식시간에 편안히 누워 있을 때	
앉아서 누군가에게 말을 하고 있을 때	
점심 식사 후 조용히 앉아 있을 때	
차를 타고 운전하고 가다가 교통체증으로 몇 분간 멈추어 있을 때	

엡워스 척도 채점하기

1~6 사이의 점수는 당신이 낮 동안 졸리지 않다는 것을 의미한다. 7 또는 8점은 보통 범위 안의 점수이다. 9 또는 그 이상의 점수는 낮 동안 당신이 꽤 졸리다는 것을 의미하므로 왜 그러한지에 대한 원인 파악이 필요하다. 18 또는 그 이상의 점수는 당신이 매우 졸리고, 졸릴 때에는 운전을 하지 않는다든가 기계를 작동하지 않는 등 미리 주의를 하는 것이 필요하다는 것을 의미한다.

당신은 지치고 피곤한가 아니면 수면 부족 상태인가

엡워스 졸음 척도를 통해 스스로에 대해 평가해 보았듯이, 졸린 것과 피곤한 느낌에는 차이가 있다. 불면증을 가진 사람들 중 많은 이들은 그들 자신이 낮 동안 피곤함을 느끼지만, 낮잠은 잘 수 없다고 기술한다. 피곤함은 신체적 또는 정신적으로 마모되거나 고갈된 느낌을 말하지만, 졸린 느낌은 깨어 있거나 기민함을 유지하기가 힘든 것을 의미한다. 물론, 졸음과 피곤함을 동시에 느낄 수도 있다. 대부분의 불면증 환자들은 낮 동안 피곤하지만 졸리지는 않는다. 다음 장에서는 졸음의 원인이 될 수 있는 다른 수면 장애들에 대해 살펴볼 것이다.

만성적인 수면 부족은 직장과 다른 활동들에서의 수행을 저하시키고 둔한 느낌 또는 쉽게 산만해지는 느낌을 갖게 만들 것이다. 이는 당신의 신체적 건강에도 영향을 미칠 수 있는데, 많은 질병들이 수면 부족으로 인해 악화되기 때문이다. 내가 이와 같이 좋지 않은 수면으로 인한 잠재적 문제들을 당신에게 상기시키는 이유는, 바로 지금 당장 변화를 위한 노력이 필요하기 때문이다.

아마도 당신은 '대체 나한테 필요한 수면 시간이 얼마라는 거야?' 하고 궁금해할지도 모른다. 이 질문에 대한 명확한 답은 존재하지 않는다. 적절한 수면 시간은 사람마다 다르다. 따라서 당신은 자신의 수면량을 친구들, 이웃들, 가족들, 또는 그 밖의 의미 있는 타인들과 비교해서는 안 된다. 당신의 에너지 수준이 과도한 카페인 섭취 없이도 하루 종일 충분하게 유지된다면, 당신은 아마도 밤 시간 동안 충분한 수면을 취하고 있을 것이다. 그와 달리, 자주 혹은 가끔이라도 피곤함을 느낀다면, 당신의 수면은 부족한 상태일 것이다.

수면 문제로 인한 영향 측정하기

이 연습문제는 당신의 수면 문제와 수면 부족의 결과가 어떻게 당신의 삶에 영향을 미칠 수 있는지 평가하는 데에 도움을 줄 것이다.

____ 네	____ 아니요	당신은 불면으로 인해 직장에 나가지 못하고 집에 있어 본 적이 있는가?
____ 네	____ 아니요	당신은 불면으로 인해 사회적 상황을 피한 적이 있는가?
____ 네	____ 아니요	당신은 불면으로 인해 업무 수행에 문제가 생긴 적이 있는가?
____ 네	____ 아니요	당신은 수면 문제와 관련하여 약 처방 또는 의사 진료 등의 전통적인 치료를 받기 위해 시간과 돈을 사용한 적이 있는가?
____ 네	____ 아니요	당신은 수면 문제에 있어 침, 한약, 아로마 요법 등의 비전통적인 치료를 받기 위해 시간과 돈을 사용한 적이 있는가?
____ 네	____ 아니요	당신은 잠을 설치고 난 다음 날 운전하는 도중 잠이 들거나 심한 졸음을 느껴 본 적이 있는가?
____ 네	____ 아니요	당신은 잠을 설치고 난 다음 날 주의력과 집중력이 더욱 저하된다고 느끼는가?
____ 네	____ 아니요	당신은 당신의 수면 문제가 가족, 친구들 또는 의미 있는 타인들과의 관계에 영향을 미친다고 생각하는가?
____ 네	____ 아니요	당신은 하루 중 운동할 때에 심한 피곤함을 느끼는가?
____ 네	____ 아니요	당신은 하루 중 종종 피곤하고 둔해진 느낌이 드는가?
____ 네	____ 아니요	당신은 최근에 몸무게가 늘었거나 평소보다 더 많이 먹게 되는가?
____ 네	____ 아니요	당신은 당신의 수면에 대해 과도하게 걱정하는가?
____ 네	____ 아니요	당신은 잠을 설치고 난 다음 날 짜증이 나거나 슬픈 느낌이 드는가?

한두 개의 질문에 '네' 라고 답하였다면, 당신의 수면 문제가 당신의 삶에 영향을 미치기 시작했으므로 그러한 문제들에 대해 다루어야 한다는 것을 의미한다. 만약 셋 또는 네 개의 질문에 '네' 라고 답하였다면, 당신은 이미 불면증으로 인해 어느 정도의 대가를 치르고 있는 것이다. 만약 다섯 개 이상의 질문에 '네' 라고 답하였다면, 수면 문제는 당신의 삶에 매우 심각한 영향을 미치고 있고, 이 문제를 해결하는 것이 매우 시급하다고 볼 수 있겠다. 다행히도, 이 워크북에 나와 있는 내용, 연습문제들, 그리고 자조 기술들을 통하여, 당신은 좀 더 나은 수면을 취하게 될 것이다.

쇼트 슬리퍼와 롱 슬리퍼

이른바 쇼트 슬리퍼(short sleeper)라고 불리는 사람들은 일반적인 사람들에 비해 훨씬 적은 양의 수면만으로도 충분하다고 느낄 뿐 아니라 낮 동안 잘 기능한다. 이와 반대의 유형인 롱 슬리퍼(long sleeper)들은 충분히 잤다고 느끼기 위해 대단히 긴 수면 시간을 필요로 한다. 수면 장애의 국제적 분류(International Classification of Sleep Disorders)에 의하면, 쇼트 슬리퍼들은 낮 동안의 눈에 띄는 기능 저하 없이 보통 하룻밤 5시간 또는 그보다 적은 시간을 잔다(American Academy of Sleep Medicine [AASM] 2005). 쇼트 슬리퍼들에게 있어서 수면에 대한 요구의 감소는 자연스러운 현상이다. 이는 적극적인 수면 제한이나 회피, 또는 자극제 복용에 의한 것이 아니다.

롱 슬리퍼들은 다음 날 상쾌한 느낌을 갖기 위해서 일반적으로 하룻밤에 열 시간 또는 그 이상의 수면 시간을 필요로 한다. 롱 슬리퍼들이 그들이 필요로 하는 만큼 잠을 자지 못하였을 경우, 일반적으로 낮 동안 졸음을 느낀다. 이렇게 많은 시간을 자는 패턴은 보통 아동기 때 시작되지만 사회적, 직업적, 그리고 환경적인 요인들로 인해 그들이 필요로 하는 만큼 많은 잠을 자기는 힘들게 된다. 이렇게 될 경우, 비록 밤에 8시간을 잤다 할지라도 낮 동안 졸음 또는 기능 저하를 경험하게 된다.

하룻밤에 필요로 하는 수면 시간은 매일 밤 약간씩 달라질 수 있다. 예를 들면, 당신이 아플 경우, 침울함과 피로에서 벗어나 원기를 회복하려면 더 많은 수면이 필요해질 것이다. 만약 당신이 규칙적으로 운동을 하고 있다면, 충분한 휴식을 취하기 위해 매일 밤 좀 더 많이 자게 될 것이다. 수면량이 자연스럽게 줄어드는 경우도 있는데, 예를 들어 큰 행사를 앞두고 있다면 그에 대해 준비하면서 흥분하기 때문에 활력이 넘친다고 느낄 수 있다. 4장에서는 당신에게 필요한 적절한 수면 시간을 찾는 법에 대해 알려 줄 것이다. 7장에 나오는 수면 제한 기법들 또한 이와 관련하여 도움이 될 것이다.

수면에 대한 미신 타파하기

지금까지 수면의 기초들에 대해 배웠다. 다음으로 당신의 수면 문제에 기여할 수 있는 수면에 대한 흔한 미신들에 대해 살펴보도록 하자.

미신 1: 잠자리에 오래 누워 있을수록 잠들 확률이 높아질 것이다.

실제로는 그 반대이다. 잠을 자지 않은 채 잠자리에 오래 누워 있을수록, 마음과 신체는 잠자리와 각성 상태를 관련짓게(연합하게) 되고, 결국에는 더욱 잠들기 힘들게 될 것이다. 그렇게 함으로써 사실상 매일 밤 잠을 자러 갈 때에 편안하고 졸린 느낌을 갖기보다는, 잠자는 장소(침실)를 좋은 잠을 잘 수 없는 공간으로 인식하도록 조건화시키고 있는 것이다. 이는 그저 심한 좌절감만을 불러일으킨다.

미신 2: 건강해지기 위해서는 매일 밤 적어도 8시간은 자야 한다.

이것이 진실이 아님에도 불구하고 당신이 이렇게 믿고 있는 데에는 이유가 있다. 방송 매체는 종종 연구 자료를 잘못 해석하거나, 또는 연구 결과 중 오직 한 가지만을 보도하기도 한다. 매우 다양한 요인들이 건강에 영향을 미친다. 따라서 건강상태 악화의 원인을 오직 충분치 못한 잠에서만 찾는 것은 의학적으로 적절하지 않다. 비록 나 자신 또한 '충분한 잠을 자는 것' 의 중요성을 강조하기는 하지만, 신체적으로나 정신적으로 건강하기 위해 매일 밤 모두가 반드시 정해진 시간만큼 자야 한다는 '황금률' 은 없다. 언급한 바와 같이 매일 밤 필요한 수면 시간은 사람들마다 제각각 다르다. 당신이 충분히 자고 있는지를 알 수 있는 최고의 단서는 낮 동안 당신이 어떻게 느끼고 있고 일을 얼마나 잘 수행할 수 있느냐에 달려 있다.

나는 한 43세의 건강한 여성이 나에게 "나는 20세 이후로 매일 밤 6시간 정도씩 잠을 잤고, 매우 좋은 컨디션을 유지해 왔어요. 나는 낮 동안 넘치는 에너지를 느끼고, 힘든 직업도 잘 수행하고 있어요. 그러나 최근에 매일 밤 적어도 8시간은 자야 한다는 자료를 읽게 되면서 혹시 잠이 부족하기 때문에 건강이 나빠지게 되면 어떻게 하나 하는 걱정이 들기 시작하였어요."라고 했던 것을 기억한다. 이에 대한 반응으로 그녀는 잠이 오기를 기대하며 밤에 더 많은 시간을 침대에서 보내기 시작하였으나, 그러한 결과는 일어나지 않았다. 운 좋게도 그녀는 만성 수면 문제로 발전할 수 있는 나쁜 수면 습관이 조건화되기 이전에 나를 찾아왔다. 오직 교육만으로도 그녀는 자신이 실제로는 수면 문제를 갖고 있지 않았다는 것을 깨닫고 한층 나아진 기분으로 진료실을 떠날 수 있었다.

미신 3: 주간에 낮잠을 조금 자는 것은 나의 밤 수면에 영향을 미치지 않을 것이다.

이것은 맞지 않다. 앞에서 언급한 바와 같이, 모든 사람은 수면 요구량이 제각각 다르다. 수면은 단지 하룻밤이 아닌, 24시간 주기에 걸쳐 축적된다. 따라서 만약 당신이 다음 날 충분히 쉬었다는 느낌을 갖기 위해 7시간의 수면 시간을 필요로 한다면, 주간에 1시간 정도의 낮잠을 자는 것은 그날 밤 필요로 하는 잠의 양을 6시간으로 줄어들게 할 수 있다.

잠드는 것과 유지하는 것 모두가 힘든 경우라면 주간에 낮잠을 자지 않는 것이 중요한데, 이는 야간 수면 문제들을 악화시킬 뿐이기 때문이다. 잠이 드는 것은 당신이 얼마나 졸린지 그리고 취침 시간 이전에 몇 시간 동안 깨어 있었는지에 따라 결정된다. 만약 당신이 주간에 낮잠을 잔다면, 이는 이러한 요소들 모두에 영향을 미칠 수 있다. 잠이 드는 것은 또한 사회적 단서들과 당신의 일주기 리듬(내적으로 형성되었으나 외적 요소들의 영향도 받을 수 있는 신체적, 생화학적, 그리고 행동적 과정들의 대략적인 24시간 주기)에 의해서도 영향을 받는다.

미신 4: 불면증은 불안하고 우울한 사람들에게만 발생한다.

이는 사실이 아니다. 분명 우울 또는 불안으로 인해 불면증이 유발되는 경우도 있지만, 여기에는 수많은 다른 요인들 또한 작용할 수 있다. 나는 이후의 다른 장들에서 이 주제에 대해 매우 자세하게 다룰 것이다. 그러나 이 장에서는 불면증이 의학적 문제, 그 밖의 수면 장애, 약물에 의한 부작용, 나쁜 수면 위생, 그리고 우울이나 불안 외의 다른 정신과적 장애에 의해서도 발생할 수 있다는 사실만 밝혀 두고자 한다. 또한 불면증은 그 사람이 갖고 있는 유일한 증상 또는 문제일 수도 있다. 비록 과거에 수면 전문가들과 의사들은 불면증이 항상 다른 무언가의 증상으로서만 존재한다고 배워 왔지만, 새로운 연구 결과들은 항상 그렇지는 않다는 것을 지적하고 있다(Edinger et al. 2008; Richardson 2007; Mai and Buysse 2008). 다른 말로 하자면, 때론 정신과적 또는 의학적 장애들과 관련이 없이, 불면증이 단독적으로도 발생할 수 있다는 것이다.

미신 5: 밤에 잠자기 전의 몇 잔의 술은 더 나은 잠을 선사할 것이다.

이는 사실이 아니다. 비록 술을 마시면 처음에 어지럽게 느껴지면서 보다 쉽게 잠이 드는 것처럼 느껴질 수 있으나, 실제로는 당신의 수면 구조를 분열시키고 보다 얕은 잠을 자게 만든다. 당신은 잠의 후반부에 뒤척이거나, 화장실에 더 자주 가게 될 것이다. 핵심은 알코올은 좋은 수면 보조제가 아니므로 이런 식으로 사용되어서는 안 된다는 것이다.

미신 6: 침대에서 TV를 보는 것은 밤에 잠드는 데에 도움을 줄 것이다.

이는 사실이 아니다. 사실상, TV를 보게 되면 당신의 마음은 활성화되고, 당신이 보고 있는 것에 주의를 기울이게 된다. 당신은 청각과 시각 자극 모두를 경험하게 되고, 둘 중 어떤 것도 양질의 수면에 도움이 안 된다. 비록 과거에 당신이 잠자리에서 TV를 보는 것과 관련해서 문제가 없었다 할지라도, 당신이 수면을 개선하기 위해 이 책을 선택하였다면, 침대에 누워서가 아니라 다른 방에 앉아 TV를 보아야 한다.

미신 7: 만약 평일에 충분한 수면을 취하지 못하였다면, 나는 이를 항상 주말에 보충할 수 있다.

성장기, 특히 십대 또는 대학생일 때에 이러한 생각을 했었던 것을 기억하는가? 불행하게도, 이는 전혀 사실이 아니다. 비록 당신이 주말에 더 많은 시간 동안 잘 수 있고 그런 날에 더 나은 기분을 갖게 된다 할지라도, 이것이 평일에 결핍된 수면으로부터 당신을 보호해 주지는 않는다. 충분한 수면을 취하지 않아 평일 낮에 기능이 떨어질 경우, 주말에 더 많은 잠을 자는 것은 오직 당신의 일시적인 기분만 호전시킬 뿐이다. 잃어버린 잠에 대한 보충은 존재하지 않는다. 한 번 사라지게 되면, 이는 영원히 사라진 것이다. 당신이 밤늦게까지 불을 밝힌 채 일하고, 추가 작업을 하거나 늦게까지 깨어 있고 난 후 다른 시간에 잃어버린 수면을 재확보하기를 기대할 수는 없다. 이는 그런 식으로 해결되는 것이 아니다. 그러나 이로 인해 낙담할 필요는 없는데, 왜냐하면 이 책을 통해 당신은 앞으로 보다 나은 잠을 잘 수 있을 것이기 때문이다. (물론 라이프스타일에 있어서 확실한 변화가 필요할 것이다.)

나는 뉴욕에서 음악가였던 한 환자를 만났던 것을 기억한다. 그는 삼십대였고, 바(bar)와 클럽에서 밤늦게까지 활동하였으며, 종종 새벽 4시 또는 5시까지도 잠자리에 들지 않는 생활 패턴을 갖고 있었다. 그는 기상 전에 몇 시간 밖에 자지 못하였고 낮 동안에는 세금 지불, 심부름, 그리고 친구 만나기 등의 일들을 처리해야만 했다. 하루 일과를 마친 후에 부족한 잠을 보충하려고 하였으나, 그러한 일은 일어나지 않았다. 그는 부족한 잠으로 인해 항상 피곤했다. 그는 음악가로서 계속 활동하기를 원하였으나 찾을 수 있는 직업은 야간에 하는 것 외에는 없었기 때문에, 우리는 그가 비번인 날에도 취침 시간과 기상 시간을 바꾸지 않고 하루에 적어도 7시간은 수면을 취할 수 있도록 수면 스케줄을 고안하였다. 그는 새로운 스케줄로 인해 훨씬 더 나은 기분을 느꼈고 자신이 사랑하는 일을 계속 할 수 있게 되었다.

여기에서 핵심은, 미래에 잃어버린 수면을 되찾을 수 있다는 생각으로 현재의 수면을 마음대로 줄여서는 안 된다는 것이다. 비록 누구나 가끔 하루나 이틀 정도는 불충분한 수면을 취할 수는 있으나, 이것이 절대 규칙적인 습관이 되어서는 안 된다. 이전에 언급한 바와 같이, 만성적인 수면 결핍의 의학적 결과들은 위험할 수도 있다.

요약

지금까지 수면에 관한 기본적인 내용들에 대하여 살펴보았다. 이제 당신은 불면증과 더불어 좋은 수면과 나쁜 수면 각각에 기여하는 요인들에 대해 검증할 준비가 되었다. 그러한 지식을 손에 넣게 되는 순간 당신은 당신이 원하는 바로 그 수면을 취하기 위해 필요한 보다 나은 방법을 갖게 될 것이다.

02

불면증이란 무엇인가

지금 당신은 스스로에게 '왜 나는 항상 피곤한데, 누우면 잠이 오지 않을까?' 하고 질문하고 있을지 모른다. 이는 바로 당신이 자신을 '잠을 이루지 못하는 것' 에 조건화(학습)시켰기 때문이다(이 책의 후반부에 기술할 현상). 당신은 과거의 특정한 시기에 스트레스나 당신 삶에서의 어떠한 변화(새로운 직업, 단기간의 투병 등등)로 인해 며칠씩 잠 못 드는 밤들을 경험하였을 것이다. 당신은 비슷한 문제를 가진 다른 사람들을 알고 있었을 것이고, 그들은 당신에게 걱정할 필요가 없고 곧 예전처럼 숙면을 취할 수 있을 거라고 말했을 것이다.

그러나 만약 상황이 나아지지 않는다면, 아니면 사실상 상황이 더 악화된다면? 시간이 지나면 애초에 당신을 밤늦게까지 깨어 있게 했던 원인이 새로운 직업이든, 그 밖의 무엇이든 더 이상 스트레스를 주지 않게 되지만, 당신은 여전히 잠을 이루지 못하고 있을 것이다. 그리고 더 안 좋은 것은, 당신에게 이미 나쁜 수면 습관이 생겨 버렸다는 것이다. 당신은 밤 시간에 보다 많은 시간을 침대에 누워 있게 되지만 그럴수록 더욱더 잠을 못 자게 될 것이다. 당신은 깊은 수면을 간절하게 바라며 매일 밤 조금이라도 일찍 잠자리에 들려고 노력할 것이다. 그러나 그것이 효과가 있었다면, 당신은 아마도 지금 이 책을 읽지 않고 있을 것이다. 당신의 수면은 점점 더 악화될 것이고 어떤 날에는 그저 누워서 영원처럼 느껴지는 시간 동안 엎치락뒤치락하며, 해가 뜨기 전에 단 몇 시간만이라도 잠을 잘 수 있기를 바라고 있을 것이다.

불면증 개론

당신의 수면을 개선시키기 위한 프로젝트를 시작하기에 앞서, 불면증에는 다양한 하위 유형과 전형적인 증상들이 있다는 것을 이해하는 것이 중요하다. 불면증은 다양하게 정의되어 왔는데, 먼저 미국 수면 의학회(American Academy of Sleep Medicine)의 '수면 장애의 국제적 분류(International Classification of Sleep Disorders)' 에서 제시한 진단 기준에 대해 살펴보도록 하자. 이를 보면, 불면증은 "잠을 잘 수 있는 충분한 시간과 기회가 있음에도 불구하고 수면 개시, 유지, 공고화, 또는 질에 문제가 있고, 특정 형태의 낮 기능 손상을 가져오는 것" 으로 정의된다(AASM 2005, 1). 불면증을 가진 대부분의 사람들은 잠들기 힘들거나(수면 개시 불면증), 잠을 유지하기 힘든 문제(수면 유지 불면증)를 갖고 있다. 만약 당신에게 불면증이 있다면, 당신은 낮 동안의 기능에도 문제를 갖고 있을 것이다. 예를 들면, 당신은 짜증을 자주 내거나 성질이 급하거나 전반적으로 기분이 좋지 않을 것이다. 그 밖의 문제로는 느릿느릿 움직이고, 지치거나 피곤하고, 주의와 집중력이 감소되는 것 등이 있다. 그리고 더 나쁜 것은, 낮 동안에 피곤함을 느꼈다 할지라도, 밤에 잘 자지 못하거나 정말 필요하다고 느낄 때에 낮잠을 잘 수 없다는 것이다.

일시적이거나 갑작스러운 불면증

일시적이거나 갑작스러운 불면증은 단기 수면 문제이다. 이는 매우 흔하고 보통은 사랑하는 사람과의 사별, 새로운 도시로의 이주, 직업 변화, 또는 의미 있는 사람과의 결별과 같이 스트레스가 많은 시기 동안 발생한다. 결혼 계획 짜기, 대학 졸업, 또는 자녀의 입학일과 같이 즐거워 보이는 사건들조차 스트레스를 일으키고 불면증을 유발할 수 있다.

일시적인 불면증은 또한 단기간의 투병, 시차 또는 교대근무에 의한 정상적인 수면 스케줄의 붕괴, 빛이나 소음 또는 온도 변화와 같은 환경적인 요인들, 감기나 알러지, 천식, 고혈압 등을 치료하기 위한 약물, 그리고 일시적인 신체적 또는 정서적 불편감 또는 통증에 의해서도 발생할 수 있다. 대부분의 일시적인 불면증은 며칠 또는 몇 주가 지나가면 사라지고 장기적인 고통을 유발하지 않는다. 그러나 경우에 따라서는 단기 불면증도 이를 다루기 위해 특정 기술들을 개발해야 할 만큼 파괴적인 것이 될 수도 있다. 아마도 다음번에 일시적인 불면증을 겪을 때에는 당신의 기능에 손상을 줄 수 있을 만큼 만성화된 문제들에 대해 걱정하게 될지도 모른다. 이 워크북은 장기 또는 만성 불면증을 갖고 있는 사람들만을 위한 것이 아니다. 이는 당신이 일시적인 불면증을 갖고 있을 때에 더 잘 잘 수 있도록 도와줄 뿐만 아니라, 단기 불면증이 만성화된 장기적 문제로 발전하는 것을 예방하는 데에도 도움을 줄 것이다.

조건화된 또는 학습된 불면증

단기적이고 일반적으로 확인할 수 있는 스트레스에 의해 유발된 일시적인 불면증과는 달리 조건화된 불면증의 경우, 처음에 당신의 수면을 방해했던 스트레스 상황이 이미 오래전 일이 되어 버렸음에도 불구하고 당신은 여전히 잠들기 힘들거나 잠을 유지하기 힘들거나 혹은 둘 다의 문제를 갖고 있을 수 있다. 이러한 종류의 문제는 빨리 중단시키는 것이 중요하다. 기다리면 기다릴수록, 당신의 불면증은 더욱 악화될 것이다. 불면증이 일주일에 적어도 3일 밤 이상 반복되고 이것이 한 달 혹은 그 이상 지속될 때에 만성이라고 여겨진다. (기술적으로, 이러한 종류의 불면증은 정신생리성 불면증이라고 일컫는다. 이에 대해서는 이 장의 마지막 부분에서 좀 더 다루도록 하겠다.)

만약 당신이 조건화된 불면증을 갖고 있다면, 당신은 당신의 수면 문제들에 대해 생각하는 데에 많은 시간을 소모하고 있을 터인데, 이것은 잠을 자려고 할 때에 굉장한 긴장감을 유발한다. 그래서 잠을 자러 가기 위한 준비를 하게 될 때면, 당신은 실제로 더욱 기민해지고 정신이 번쩍 들면서 마음을 잠재우기가 힘들어질 것이다. 이와 같이 잠자리에서의 증가된 각성 수준은 실제로 조건화된 신체적 각성을 일으키며 잠들기 어렵게 만든다. 달리 말하자면, 정신생리성 불면증을 갖고 있는 사람들은 실제로 '잘못된 수면 과정'을 학습한 것과 다름없다. 이는 낮 동안의 기능 손상을 이끌어낼 수 있다. 해결의 열쇠는 이것이 당신의 삶에서 일어나고 있거나 문제를 일으키고 있다는 것을 깨닫는 즉시 최대한 빨리 이러한 패턴을 중단시키는 것이다.

만약 당신이 만성 불면증의 증상들을 갖고 있다면 당신의 사회적 그리고 직업적 삶 또한 영향을 받게 되는데, 특히 당신이 낮 동안에 부족한 잠에 대해 걱정하면 할수록 이러한 영향은 더욱 심각해질 것이다. 어떤 이들은 친구들과의 야간의 외출은 그들의 불면증을 악화시킬 뿐이라는 생각으로 사회활동을 제한하기 시작할 것이다. 또 다른 이들은 업무상 수행능력이 손상되었다고 느낀다. 이러한 주제들은 당신의 전체 삶의 질에 엄청난 영향을 미칠 수 있다. 그리고 수면 부족은 두통, 증가된 근육통, 그리고 소화 문제와 같은 신체 증상들을 일으킬 수 있다. 그러나 걱정하지 말기를! 이 워크북이 당신의 불면증이 단기적 문제이건 장기적 문제이건 간에 이를 극복할 수 있도록 도와줄 것이기 때문이다.

불면증의 하위 유형들

수면 장애의 국제적 분류(AASM 2005)에 따르면 불면증은 다음과 같은 하위 유형들로 나누어진다.

- 적응성 불면증(급성 불면증)
- 정신생리성 불면증
- 역설적 불면증
- 특발성 불면증
- 정신장애로 인한 불면증
- 부적절한 수면 위생
- 아동기의 행동 관련 불면증

- 약물 또는 물질로 인한 불면증
- 의학적 상태로 인한 불면증
- 물질 또는 알려진 신체적 조건에 의하지 않은 불면증, 상세불명(비생물학적 불면증, 별도의 지정이 없는)
- 신체적(생물학적) 불면증, 상세불명

당신은 수면 전문가들이 수면 문제들을 이렇게 다양한 방법으로 분류하고 있는지 아마도 몰랐을 것이다!

만약 지금까지 당신이 갖고 있는 수면 문제의 의학적 원인에 관심을 기울이지 않았고 자신이 불면증을 갖고 있을지도 모른다고만 막연히 생각해 왔다면, 당신의 불면증의 기저에 있는 가능한 원인들을 평가하고 정확한 진단을 내려 줄 수 있는 전문의를 찾아가는 것이 중요하다. 이를 통하여 다른 질병들과 의학적 부작용 등을 제외시킬 수 있기 때문이다. 그러나 의사가 당신에게 수면제를 추천하여 줄지도 모른다. 만약 그러한 일이 발생한다면, 당신은 약물들 없이도 수면을 개선시킬 수 있다는 점을 기억하도록 하라. 그렇게 해야 하는 데에는 분명 합당한 이유가 있고, 3장에서 이에 대해 자세히 다루어 볼 것이다.

불면증은 얼마나 흔한 질병인가

만약 당신이 이 책을 읽고 있다면, 당신 자신이나 혹은 당신이 사랑하는 사람이 수면 문제를 경험하고 있을 가능성이 높을 것이다. 불행하게도, 통계결과는 불면증이 매우 흔한 문제임을 알려 준다. 미국 국립보건원(National Institutes of Health 2005)에 따르면 전체 미국인의 10퍼센트에 해당하는 사람들이 야간 수면에서의 문제와 손상된 낮 기능으로 인해 불면증 진단을 받을 수 있고, 30퍼센트에 이르는 사람들이 수면에 문제가 있는 것으로 보고되었다. 이는 3천만~9천만 명의 미국인들이 야간 수면에서 문제를 갖고 있다는 것을 의미한다. (이 책의 집필 목적을 고려했을 때, '불면증' 이라는 용어는 낮 기능 손상이 있는 경우나 없는 경우나 상관없이 보다 일반적인 의미로 사용될 것이다.) 불면증의 유병률은 미국을 포함한 전 세계의 산업화된 국가들에서 높게 나타나는데, 일부 연구들에 의하면 전체 인구의 35퍼센트가 불면증을 갖고 있다고 한다(Sateia et al. 2000). 국제 수면 재단(National Sleep Foundation)의 2002 미국 수면 여론조사에 의하면, 미국 성인의 58퍼센트가 일주일 또는 그 이상의 기간 동안 수면 문제를 겪은 적이 있는 것으로 나타났다. 그리고 불면증은 노년층 인구 중 48퍼센트 정도가 경험하는 가장 흔한 수면 장애인 것으로 밝혀졌다. 일부 연구들에서는 건강한 노인들 중 12~25퍼센트(Morin, Colecchi, et al. 1999), 또 다른 연구들에서는 일반 노년 인구 중 57퍼센트에 이르는 많은 이들이 만성 불면증을 갖고 있다고 밝히기도 하였다(Foley et al. 1995). 정신과적 또는 의학적 질병을 갖고 있는 사람들의 경우에는 이러한 수치가 더 높아지기도 한다.

2007 미국 수면 여론조사에서 국제 수면 재단은 여성에 대한 연구에 집중하였다. 2007년의 조사 결과에 따르면, 여성들 중 대략 67퍼센트가 지난 한 달 동안 일주일에 적어도 며칠은 수면 문제를 겪었고, 46퍼센트는 매일 밤 또는 거의 매일 밤 수면 문제를 겪은 것으로 나타났다. 여성들 중 거의 반에 해당되는 사람들이 지난 한 달 동안 일주일에 며칠 정도는 밤중에 많은 시간을 깨어 있었고 보통 상쾌하지 않은 기분으로 잠에서 깬다고 하였다. 대략 1/3의 여성들이 아침에 너무 일찍 잠에서 깨고 다시 잠들기 힘들다고 하였다. 임신한 여성과 최근에 출산한 여성들은 그 밖의 여성들에 비하여 일주일에 적어도 며칠 정도는 수면 문제를 겪을 가능성이 더 높은 것으로 나타났다.

이처럼 질 낮은 수면이 공중 건강에 미치는 영향은 심각하다. 불면증과 관련한 대략적인 비용은 연간 925억~1,075억 달러에 이른다(Stoller 1994). 이와 같이 높은 비용은 보다 잦은 의사 방문, 결근, 처방된 약물과 처방전 없이 살 수 있는 약물의 사용, 그리고 다양한 다른 수면 관련 치료 방법 사용의 증가에 기인한다. 위에서 언급한 바와 같이, 불면증은 삶의 질, 사회적 기능, 그리고 직업 수행에도 부정적인 영향을 미칠 수 있다. 그리고 불면증 환자의 가족 구성원, 친구들, 그리고 보호자들에게 피해를 입힐 수도 있다. 연구들은 불면증의 유병률과 결과가 실제로는 과소평가되었는데 그 이유가 수면 관련 문제에 대한 건강관리 전문가들의 지식이 부족하기 때문이라고 지적하였다(Sateia et al. 2000).

정신생리성 불면증

치료를 받으려 하는 사람들에게서 가장 흔하게 나타나는 불면증 유형은 정신생리성 불면증(앞에서 짧게 언급한 '조건화된 또는 학습된 불면증')이다. 정신생리성 불면증 진단을 받기 위해서는 적어도 한 달간은 잠이 들거나 잠든 상태를 유지하는 데 어려움을 겪어야 하고, 이와 같은 수면 문제가 그 밖의 의학적, 정신적, 신경학적 장애나 그 밖의 수면 장애, 약물 및 물질 사용으로 인해 발생한 것이 아니어야 한다. 만약 정신생리성 불면증을 갖고 있다면, 당신의 수면 문제에는 조건화된 요소가 있을 것이다. 시간이 흐름에 따라, 당신은 수면 시간이 다가오거나 침대에 누워 있을 때 각성 상태가 고조되고, 그로 인해 잠을 자려 하면 할수록 더 각성되는 느낌을 받게 될 것이다! 정신생리성 불면증을 갖고 있는 이들은 그들 자신을 종종 한밤중에도 꺼지지 않는 뇌를 갖고 있는 것 같다고 표현한다.

이러한 말들이 당신에게 친숙하게 들리는가? 당신은 침대에 누운 채로 내일 해야 할 일이나 문젯거리들에 대해 생각하거나, 아니면 '오늘 밤 잠을 제대로 못 자면 어떻게 하지?'와 같은 걱정에 빠져 있지는 않는가? 만약 그렇다면 당신은 정신생리성 불면증을 갖고 있을 가능성이 높다.

정신생리성 불면증의 정의

정신생리성 불면증을 좀 더 깊이 이해하기 위하여, 수면의학 및 정신과 분야에서 제안한 진단 기준을 살펴보자. 수면 장애의 국제적 분류(AASM 2005)에 의하면 정신생리성 불면증으로 진단되기 위해서는, 다음 증상들 중 한 개 이상의 증상을 나타내야 한다.

- 수면에 지나치게 신경 쓰고, 매우 불안해한다.
- 원하는 취침 시간 또는 계획된 낮잠 시간에 잠드는 것은 힘들지만, 지루하거나 단조로운 활동(영화관람 또는 지루한 강연 시간과 같이)을 할 때와 같이 잠들려고 의도하지 않은 상황에서는 잠드는 데에 전혀 어려움이 없다.
- 집보다도 집이 아닌 장소(호텔 또는 친구의 집과 같은)에서 더 잘 잔다.
- 취침 시간에 복잡하거나 침투적인 사고를 경험하거나 생각을 멈출 수 없거나 마음을 정지시킬 수 없다는 느낌을 갖는다.
- 취침 시간에 이완되거나 잠들 수 있을 정도로 충분히 안정된 느낌을 갖기가 힘들다.

정신생리성 불면증에 대한 정의는 수면 의학 연구가들과 전문가들에 의해 만들어졌다. 이에 더하여 정신과 영역에서의 불면증에 대한 분류체계도 존재하는데, 『정신장애의 진단 및 통계 메뉴얼(*Diagnostic and Statistical Manual of Mental Disorders*)』은 불면증을 네 가지 영역으로 나누고 있다(American Psychiatric Association 1994).

- 일차성 불면증
- 다른 정신과 장애와 관련된 수면 장애
- 일반적 의학적 상태로 인한 수면 장애
- 물질로 유발된 수면 장애

이들 중 첫 번째인 일차성 불면증은 정신생리성 불면증과 거의 동일한 것이다. 이는 '잠의 개시 또는 유지에서 어려움을 보이거나, 수면 후에도 원기가 회복되지 않는 등 수면과 관련된 불만들이 적어도 한 달 이상 지속되고 사회적, 직업적 또는 다른 중요한 기능 영역에서 유의미한 고통 또는 손상을 유발하는 것' 으로 요약될 수 있다(American Psychiatric Association 1994, 553). 정신생리성 불면증과 마찬가지로, 일차성 불면증에 대한 진단을 내리기 위해서는 수면 문제가 다른 수면 장애, 정신적 질병, 또는 특정 물질로 인한 영향들로 인한 것이 아니어야 한다. 『정신장애의 진단 및 통계 매뉴얼』에 제시되어 있는 다른 불면증 유형들은 모두 함께 이차성 불면증으로 묶일 수 있다. 그것들은 다른 문제들, 예를 들면 통증, 특정 약물들, 건강 문제(우울증, 속쓰림, 천식, 암, 또는 류머티스 관절염과 같은), 또는 약물과 알코올과 같은 물질들로 인해 유발된 것이라 할 수 있다.

요약해 보면, '불면증' 이라는 용어는 잠의 개시와 유지에 어려움이 있거나, 아침에 지나치게 일찍 깨는 것을 말한다. 만약 당신이 이러한 문제들 중 한 가지라도 갖고 있다면, 수면과 관련한 어려움들로 인해 좌절감을 느낄 것이다.

이차성 불면증

많은 세월 동안 불면증은 다른 질병에 수반되는 증상으로 간주되었을 뿐 그 자체가 독립적인 질환으로 진단되지는 않았다. 비록 지금에 이르러서는 불면증이 온전히 단독적으로 발생할 수 있다는 증거들이 일부 있기는 하지만, 일단 불면증을 하나의 증상으로 보는 시각을 취해 보도록 하자. 이것이 무엇을 의미하는가 하면, 불면증은 많은 다른 요인들로 인해 발생할 수 있고 이를 해결하기 위해서는 그러한 문제의 근원을 밝혀내야 한다는 것이다. 이를 위해서 이후의 내용들에서 이차성 불면증의 가장 흔한 원인들 중 일부(우울, 불안, 의학적 상태들, 약물들, 그리고 다른 수면 장애들)에 대해 논의할 것이고, 이는 당신의 수면 문제에 있어 이들이 미치는 영향을 밝히는 데에 도움을 줄 수 있을 것이다.

우울과 불면증

모든 연령대에서 불면증은 우울 또는 불안과 관련될 수 있다. 연구들에 따르면 불면증을 갖고 있는 성인들 중 14~20퍼센트가 주요 우울증의 증상들을 함께 보인다고 한다(Benca 2000). 여러 수면 검사실의 평가에 따르면, 우울증을 가진 사람들 대부부분은 그렇지 않은 사람들의 수면 구조와는 다른 양상을 보인다. 예를 들면, 증가된 렘수면 활동과 총 수면 시간 중 렘수면 비율의 전반적인 상승을 보인다. 다시 말해서, 우울한 사람들은 그렇지 않은 사람들에 비하여 총 수면 시간과 렘수면 시간 동안 빠른 안구 운동(rapid eye movements)을 더 많이 보인다는 것이다. 이에 따른 결과로서, 우울한 사람들은 전형적으로 수면 중 델타파와 같이 회복적인 서파 수면이 줄어들게 된다. 그들은 또한 우울하지 않은 사람들에 비하여 첫 번째 렘수면에 보다 빠르게 진입한다. 많은 항우울제들이 실제로 렘수면을 억제한다는 것은 주목할 만한 일이다. 사실상, 수면 박탈이 실제로 우울 증상의 개선을 이끈다는 연구가 있기는 하나, 이것이 적절하거나 장기적인 해결책이라 볼 수는 없다(Benca 2000).

수면 박탈과 우울 증상의 비교

양질의 수면을 취하지 못하게 되면 정서상의 변화가 나타날 수도 있다. 당신은 다른 사람들을 더 짜증스럽고 날카롭게 대하고 있는 스스로의 모습을 알아채게 될 수도 있다. 아마도 당신은 예전과 달리 더 이상 편안하고 침착한 모습을 보일 수 없음을 느끼게 되었을 것이다. 좋은 잠을 자지 못하게 되면 모든 것이 당신을 귀찮게 하는 것처럼 보일 수 있다. 이것은 이상한 현상이 아니다. 짜증스러움 또는 성마름은 수면이 박탈된 사람들에게 매우 흔하게 나타나는 증상이다. 질 낮은 수면으로 인한 다른 증상들에는 감소된 동기, 주의력과 집중력 저하, 전에는 즐거웠던 일들에 대한 감소된 욕구, 그리고 과거에 즐거웠던 일들에서 흥미를 느끼지 못하는 것 등이 있다. 여기에서 마지막 증상은 무쾌감증이라 불리는데, 이는 보통 우울증과 관련된다. 사실상, 위에 언급한 증상들 모두가 우울증의 증상이 될 수 있다. 우울증의 다른 증상들에는 슬픔, 절망, 죄책감, 성욕의 감소, 그리고 우는 행동의 증가가 포함된다. 전형적인 경우에서라면 이러한 증상들은 불면증과는 관련이 없다. 그러나 만약 당신이 이들 중 한 가지라도 경험하고 있다면, 반드시 의사와 함께 그러한 증상들에 대해 논의하여야 한다.

우울증 체크리스트

당신이 우울한지 아닌지 평가하기 위하여, 최근 2주간의 느낌을 기준으로 하여, 아래의 리스트를 읽어 보고 당신이 경험하고 있는 증상들을 체크해 보라.

_______ 대부분의 날들 동안 슬프거나 우울한 느낌이 든다.
_______ 이전보다 더 자주 운다.
_______ 식성에 변화가 있다.
_______ 에너지(기운)가 감소되었다.
_______ 보통 때보다 더 짜증이 난다.
_______ 주의력과 집중력이 저하되었다.
_______ 많은 시간 동안 슬프거나 불행한 느낌이 든다.
_______ 뭔가 하려는 동기가 감소된 것을 느낀다.
_______ 이전보다 활동들을 덜 즐긴다.
_______ 이전보다 죄책감을 더 많이 느낀다.
_______ 미래에 희망이 없다고 느낀다.
_______ 보통 때보다 당신 스스로가 더 싫다고 느낀다.
_______ 활동들 또는 다른 사람들에 대한 관심을 잃었다.
_______ 보통 때보다 더 피곤함을 느낀다.
_______ 보통 때보다 결정을 내리는 것이 더 힘들어졌다.
_______ 자살에 대해 생각한다.

이들 중 적어도 5가지 항목에 체크를 하였다면, 당신은 유의미한 우울 증상을 갖고 있다고 할 수 있다. 만약 자살에 대한 생각을 갖고 있다고 응답하였다면, 즉시 전문적인 도움을 받는 것이 중요하다.

우울증과 불면증 중 어떤 것이 먼저 나타나는가

많은 사람들이 "나의 우울증이 불면증을 유발한 건가요? 아니면 나의 형편없는 잠이 우울증을 유발한 건가요?"라며 궁금해한다. 이는 답하기 어려운 질문이고, 종종 수면 전문가조차도 당황해하며 무엇을 먼저 치료해야 할지 골몰하게 만드는 문제이다. 그러니 우리가 함께 이 문제를 해결해 보도록 하자.

우선, 이전 과제에서의 체크리스트로 돌아가 보자. 각 증상들을 체크한 후, 그 증상이 시작된 시기를 최대한 유추해서 적어 보라. 아마도 정확한 날짜는 기억나지 않겠지만, 가능한 한 기억을 되살려 보라. 우울 증상 다음에 날짜들을 기록한 후, 체크리스트를 다시 한 번 보라. 대부분의 증상들이 비슷한 시기에 시작되었는가? 만약 그렇다면, 대부분의 증상들을 처음 경험하기 시작한 시기가 언제인가? 날짜 또는 날짜들을 아래에 적어 보라(예를 들면, '4월 15일과 25일 사이' 또는 '4월 15일경').

____

이제 수면에 처음 문제가 생기기 시작한 시기가 언제였는지 생각해 보라. 그게 언제였었나? 대략적인 날짜를 적어 보라.

____

우울증과 불면증 중에 어떤 것이 먼저 나타났었나?

____

우울증과 불면증 중에 어떤 것이 먼저 발생했었는지 알아낼 수 있는가? 불면증이 시작되기 이전에 우울 증상 중 대부분이 먼저 나타났다면, 아마도 우울증이 당신의 수면 문제를 일으켰을 것이다. 과거에 우울증 에피소드를 겪은 적이 있는가? 만약 그렇다면, 그 에피소드들이 항상 질 낮은 잠과 관련되어 있었나? 종종 불면증은 우울증의 첫 번째 신호가 되거나 도움을 구하기로 결심하게 되는 계기가 될 수 있다. 만약 당신이 우울증과 관련하여 전문가의 도움을 구한 적이 없다면, 나는 당신이 반드시 그렇게 하기를 강하게 권고하고 싶다. 우울증에는 다양한 양상이 있고, 당신은 이를 억지로 견딜 필요가 없다.

비록 형편없는 잠이 우울증으로 인해 유발된 것이라 할지라도, 우울증을 가진 사람들은 또한 불면증을 독립적이고 개별화된 문제로도 경험할 수 있다. 만약 당신이 우울증의 어떠한 다른 증상들 없이 독립적으로 수면 문제를 경험했던 시기가 일정하게 있었던 걸로 기억한다면, 당신의 불면증은 우울증으로 인한 것이 아닐 것이다. 다행히도 이 워크북은 양쪽의 경우 모두에 도움이 될 것이다. 당신이 우울증 또는 불안 장애로 고통을 받고 있다 할지라도, 불면증을 단독적으로 분리해서 다룸으로써 호전되는 측면이 분명히 있다. 그러나 여전히 당신의 우울증이 불면증을 유발하는 것인지 아니면 당신의 불면증이 우울증을 유발하는 것인지를 분명히 하는 것은 중요하기 때문에, 우울증 또는 불안 장애의 증상들을 무시해서는 안 된다.

『정신장애의 진단 및 통계 매뉴얼』(American Psychiatric Association 1994)에 따르면, 주요 우울장애로 진단하기 위해서는 적어도 다섯 가지 우울 증상이 있어야 한다. 그리고 우울한 정서, 일상적인 흥미 상실, 혹은 특정 활동에서 느끼는 즐거움의 상실 중 최소한 한 가지 증상이 포함되어야 한다. 만약 당신이 정말 우울 증상을 갖고 있다는 생각이 든다면, 당신의 우울증이 불면증의 원인인지 아니면 당신의 불면증이 우울증의 원인인지를 밝히는 것과 같이, 원인과 결과를 분리해서 생각하는 것이 중요하다.

어떻게 당신의 불면증과 우울증이 관련되는지 이해하기

만약 당신이 우울증과 관련한 문제를 갖고 있다면, 당신의 불면증이 일차성 불면증(정신생리성 불면증)인지 아니면 우울증으로 인한 이차성 불면증인지 밝혀 보도록 하자.

1. 당신은 어떤 것을 먼저 경험하였는가, 불면증인가 아니면 우울증인가?

___

2. 당신의 우울증이 시작되고 얼마나(며칠, 몇 주, 몇 달) 있다가 불면증이 시작되었는가, 또는 당신에게 불면 증상이 시작되고 난 후 얼마나 지나서 우울 증상이 있다고 느꼈는가?

____

3. 당신의 우울증이 호전되면 불면증도 좋아지는 것 같은가?

____

4. 당신의 우울증이 악화되면 불면증도 나빠지는 것 같은가?

____

5. 당신의 불면증에 영향을 미치는 다른 요인들에는 무엇이 있는가?(예, 친구, 가족 또는 배우자와의 언쟁, 독감 또는 감기와 같은 단기간의 질병, 재정 상태와 관련된 걱정, 아픈 자녀가 있는 것, 하룻밤 자고 오는 여행 등) 여기에 그와 같은 요인들을 적어 보고, 이들 중 어떠한 것이라도 당신의 우울증과 관련이 되는 것은 없는지 생각해 보라.

____

____

____

____

____

____

이러한 질문들에 대한 당신의 답변들이 무엇을 의미하는지 한번 살펴보도록 하자.

질문 1과 같은 경우, 우울 증상을 먼저 겪었다고 기억한다면, 당신의 불면증은 아마도 우울증과 관련이 있을 것이다. 그러나 불면증이 먼저 나타났다고 기억한다고 해서 반대편 결론(불면증이 당신의 우울증의 원인이라는)으로 직행해서는 안 된다. 언급한 바와 같이, 종종 불면증은 우울증의 첫 번째 증상으로 나타나기도 한다. 많은 경우, 불면증은 조기 각성으로 시작되는 우울증 에피소드와 관련된다. 그러나 만약 불면증이 악화되어 우울증과 상관없이 당신의 삶에 영향을 미치게 되면, 잠들 때의 어려움 또한 생기게 된다. 다음 질문은 무엇이 먼저 발생했는지를 보다 명확하게 하여 줄 것이다.

질문 2에 대한 답변은 당신의 문제에 대한 유용한 정보를 제공해 줄 것이다. 만약 당신에게 불면증이 있다는 것을 알아차리자마자 곧 우울감을 느끼기 시작하였다면(며칠 또는 몇 주 안에), 당신에게 이미 우울증이 잠재되어 있었고, 그것이 수면을 통해 처음으로 표출된 것으로 보는 것이 적절할 것이다. 이는 특이한 경우가 아니다. 그러나 불면증이 시작된 후 상당 시간(몇 달 또는 그 이상)이 지나고 나서 우울증의 다른 증상들이 시작되었다면, 당신의 불면증이 우울증을 유발하는 원인이었거나 또는 이 둘 사이에 관련이 없는 것일 수도 있다.

이와 마찬가지로, 우울증의 증상들을 경험하자마자 불면증이 시작되었다면 당신의 불면증은 우울증으로 인한 결과일 것이다. 그러나 당신의 불면증이 몇 달 후에 시작되었다면, 이 둘은 독립적인 문제일 수 있다. 만약 불면증이 우울증과는 독립적인 문제로 보인다면, 당신에게는 수면 전문가의 도움이 필요할 것이다. 많은 사람들이 우울 증상이 사라지고 몇 년이 흐른 뒤 불면 증상만으로도 전문가의 도움을 구한다.

질문 3과 4는 당신의 우울증의 심각성이 불면증의 심각성과 관련이 있는지에 대한 것이다. 이러한 질문들에 둘 다 '네' 라고 답하였다면, 당신의 우울증은 불면증의 원인이라 할 수 있다. 우울증을 포함하여 어떠한 정신적 질병이든 호전과 악화가 일어나는데, 이것이 당신의 수면에 어떠한 영향을 미치는지 자각할 필요가 있다. 우울증이 당신의 수면에 미치는 영향력에 대해 충분히 이해하는 것은 증상에 대한 자각 능력과 대처 행동을 향상시켜 예방적 차원에서 도움을 줄 것이다. 예를 들면, 좋은 수면 위생을 확립하고(4장을 보라) 이 책에서 배우게 될 유용한 인지행동적 기술들을 활용할 수 있을 것이다. 그렇게 함으로써, 당신의 불면증이 우울증과 상관없이 그 자체로서 중대한 문제가 될 만큼 악화되지 않도록 할 수 있을 것이다.

마지막으로, 우울증 이외에 당신의 불면증에 영향을 줄 만한 요인들에 대해 묻고 있는 질문 5에 대한 당신의 답변을 보도록 하자. 많은 요인들이 당신의 수면에 영향을 미칠 수 있기 때문에 이는 매우 중요하다. 우울증과 관련 없는 요인들이 있다면, 그와 같은 주제들에 대해 언급할 필요가 있다. 예를 들면, 아기 우는 소리 또는 함께 자는 사람의 코고는 소리와 같이 시끄러운 소리들을 포함한 환경적인 요인들이 관련될 수 있다. 또는 당신의 불면증은 과도한 걱정과 불안과 같은 심리적인 요인들, 통증, 야간의 호흡 문제들, 또는 위장장애와 같은 의학적인 문제들, 약물의 부작용 등으로 인해 악화될 수도 있다. 당신의 질 낮은 수면에 기여할 만한 모든 잠재적인 요소들을 기억하려 노력해 보고, 다른 것들이 생각난다면 앞의 리스트에 추가하도록 하라. 그것을 끝내고 나서도 당신의 우울 증상이 가장 큰 요인으로서 작용하는 것 같다면, 아마도 그것이 가장 먼저 다루어야 할 문제일 것이다.

불안과 불면증

불안과 우울이 서로 관련되는 것과 같이, 불면증은 종종 불안과도 관련된다. 불안은 우리가 가끔, 특히 불안한 상황에서 느끼게 되는 정상적인 정서이다. 사실상, 걱정스러운 또는 긴장된 느낌은 많은 종류의 어려운 상황들에 대한 자연스러운 반응이다. 그러나 만약 당신이 대부분의 시간 동안 불안함을 느끼고 스트레스가 많아 보이지 않는 상황에서도 그러하다면, 불안은 당신의 삶에서 심각한 고통을 초래할 것이다. 만약 그러하다면, 당신의 불안을 조절하는 방법을 배울 필요가 있다. 깊은 호흡, 이완 훈련, 그리고 안내된 심상법과 같은 행동적 기법들은 모두 유용할 수 있다. 인지적 재구조화는 주어진 상황을 어떻게 다르게 바라보고 다양한 상황에서 당신의 사고와 반응을 어떻게 전환해야 하는지 알려 주고, 불안을 조절하는 데에도 유용하게 사용될 수 있다.

불안 체크리스트

당신에게 불안이 문제가 되는지 아닌지를 확인해 보도록 하자. 아래에 적혀 있는 증상들 중 어떤 것이든 당신이 경험한 것이 있다면 표시해 보라.

______ 짧아진 호흡 또는 숨쉬기 어려움
______ 심장의 두근거림 또는 빠른 심장박동
______ 과도한 두려움(죽음, 최악의 상황 발생, 등등)
______ 이완하기 어려움
______ 어지러움
______ 대부분의 시간 동안 긴장된 느낌
______ 복잡한 생각들
______ 통제할 수 없는, 강박적인 사고들
______ 질식하는 듯한 느낌
______ 메스꺼움
______ 가만히 있기 어려움
______ 공황상태의 느낌
______ 의식적 또는 강박적 행동들(손 씻기와 같은)
______ 자주 또는 대부분의 시간 동안 두려움을 느낌
______ 외상적인 사건들에 대해 자주 생각하거나 회상하는 것
______ 빈번한 악몽들
______ 손의 떨림
______ 빈번한 소화불량
______ 뜨거운 또는 차가운 땀
______ 발 또는 손의 저림 또는 무감각
______ 자주 긴장된 또는 과민한 느낌

이러한 증상들 중 세 개 또는 그 이상의 증상들을 자주 경험하고 그것들이 당신의 수면

또는 알려진 의학적 상태와 항상 관련이 있는 것이 아니라면, 당신은 불안 장애를 갖고 있을 수 있다. 이러한 증상들이 당신의 삶에서 심각한 고통을 유발하고 사회적, 직업적, 그리고 전반적인 영역에 걸쳐 당신의 능력 발휘에 영향을 미치는가? 만약 그러하다면 당신의 수면 문제와 함께 추가적으로 불안과 관련한 치료를 받아야 한다. 인지행동치료는 불안 장애에 매우 효과적이고, 특정한 약물들 또한 유용하게 사용될 수 있다. 그러나 당신에게 불안 장애가 있다 할지라도, 당신의 불면증을 치료하는 것은 여전히 매우 중요한 일이다.

당신은 하루 종일 불안한가 아니면 오직 밤에만 불안한가?

당신은 아마도 많은 시간 동안 당신의 수면 문제에 대하여 걱정할 것이다. 취침 시간이 하루 중 불안함을 느끼는 유일한 시간인가, 아니면 다른 시간에도 불안함을 느끼는가? 당신의 삶에 불안이 얼마나 많은 영향을 미치는지 살펴보도록 하자.

1. 얼마나 자주 불안을 느끼는가?
   _____ 매일, 거의 하루 종일 _____ 오직 밤에만 _____ 하루 중 가끔
   _____ 일주일에 두서너 번 _____ 일주일에 한 번 또는 그 이하

2. 하루 중 언제 불안을 느끼는가?
   _____ 오직 밤에만 _____ 밤과 낮 모두

3. 주간에 무엇에 관하여 걱정하는가? (해당되는 것을 모두 체크하라)
   _____ 금전 _____ 가족 _____ 건강 _____ 직장
   _____ 대인관계 _____ 수면 _____ 기타

4. 당신에게는 이완하는 것이 힘든 일인가? _____ 네 _____ 아니요

질문 1과 2는 얼마나 자주 그리고 하루 중 언제 일반적으로 불안을 느끼는지에 대해

묻고 있다. 만약 당신이 양 질문 모두에 '오직 밤에만' 이라고 답하였다면, 당신의 불안은 일차적으로 수면에 집중되어 있는 것으로 볼 수 있다. 그러나 많은 사람들이 자기가 오직 밤에만 불안함을 느낀다고 믿고 있는 것과 달리, 이에 대해 대화를 나누고 생각을 하기 시작하면, 하루 중 낮에도 긴장이나 불안함을 느끼고 있다는 사실을 깨닫게 된다. 거의 매일, 하루 중 대부분의 시간 동안 불안함을 느낀다면, 당신은 아마도 수면 문제와는 별개로 불안 장애를 갖고 있을 것이다. 이러한 경우에는, 당신의 불안과 관련하여 개별적이고 전문적인 도움을 구해야 한다. 만약 당신이 주간에 가끔 또는 덜 자주 불안을 경험한다면, 이것이 당신의 삶에 얼마나 영향을 미치는지 생각해 보도록 하라. 만약 이것이 당신의 삶의 질을 손상시키고 있다면, 당신에게 필요한 도움을 받아야만 한다.

질문 3은 당신의 불안의 대상에 관한 것이다. 불안이 오직 잠에 대한 것인가? 어떠한 사람들은 수면만이 그들의 유일한 걱정거리라면서 사실상 매우 많은 시간 동안 계속해서 그에 대해 걱정한다. 이는 아마도 당신의 불안이 오직 당신의 잠에 집중되어 있기 때문일 것이다. 그러나 낮 동안 무언가 다른 문제들에 대해서도 자주 걱정하고 있다면, 당신의 수면 문제를 일으키고 유지시키는 데에 있어서 불안의 역할은 더욱 커지게 될 것이다. 비록 낮에는 자신이 별로 걱정하지 않고 있다고 느낄지라도, 밤이 되면 여전히 침대에 누워 다음 날 해야 할 일, 직장 또는 가족 문제들, 또는 단지 그날 밤 몇 시간이나 잘 수 있을지에 대해 걱정하고 있을 것이다. 만약 당신이 정신생리성 불면증을 갖고 있다면, 야간에 보다 불쾌하고 걱정스러운 생각을 하고 있을 것이고 이는 잠드는 것을 방해할 것이다.

질문 4는 당신이 이완하는 데에 어려움을 갖고 있는지 묻고 있다. 만약 그렇다고 답하였다면, 그러한 문제가 오직 밤에만 해당되는가 아니면 하루 종일 그러한가? 만약 야간에만 이완하기 힘들다면, 특히 잠자리에 들 때에만 그러하다면, 당신 스스로가 침대에서 이완되기보다는 각성되고 깨어 있는 느낌을 갖도록 조건화시켰기 때문일 것이다. 그러나 만약 항상 이완하는 데에 어려움을 갖고 있다면, 당신은 기저에 있는 불안으로 인하여 악화된 수면 문제를 갖고 있으며 자주 긴장을 느끼는 사람일 것이다.

불안이 당신의 질 낮은 수면의 원인이 되건 그렇지 않건 간에, 불면을 유지시키는 데에 있어서 중요한 역할을 할 것이다. 불안과 불면증은 깊은 관련이 있을 때가 많다. 우리의 목표는 그러한 관련성을 없애는 것이다. 수면에 대해 달리 생각하는 법을 배우고 수면을 촉진하는 활동을 함으로써, 당신은 수면의 질과 양을 향상시킬 수 있을 것이다.

불면증을 일으키는 의학적 질병들

수면에 영향을 미칠 수 있는 의학적 문제는 다양하다. 만약 당신에게 어떠한 의학적 문제가 있다면, 당신의 수면을 방해할 수 있는 잠재적인 신체적 문제들이 있는지 없는지 판단해 줄 전문적인 의사를 만나 볼 필요가 있다. 불면증을 일으킬 수 있는 의학적 질병들에는 갑상선기능항진증, 치매, 암의 특정 유형들, 그리고 에이즈(AIDS)가 포함된다. 알레르기, 천식, 그리고 만성적인 울혈 또는 기침 또한 수면 문제를 초래할 수 있다. 그리고 약물(심지어 흔한 감기약조차도)은 불면증을 악화시킬 수 있다. 만성적인 통증, 관절염, 편두통, 또는 섬유근육통 환자들은 잠들기 어려울 때가 많은데, 그러한 경우에는 충분한 통증 조절이 중요한 첫 번째 과정이라 할 수 있다. 만약 한밤중에 자다가 깰 정도로 고통이 심하다면, 적절한 치료를 위하여 통증 전문가를 만날 필요가 있다.

여러 가지 위장 장애도 중요한 문제이다. 위식도 역류(GERD)로 알려진 위산역류는 밤중에 똑바로 눕는 것을 어렵게 만들 수 있다. 어떤 이들은 약물치료로 좋아지기도 하나, 다른 이들은 음식 또는 잠자는 자세를 변화시킴으로써 도움을 얻기도 한다. 만약 당신이 위산역류를 앓고 있다면, 카페인과 매운 음식 섭취를 제한하는 것이 바람직하다. 그리고 밤에 과식하거나 식사 후 누워 있는 습관을 버리는 것이 좋다. 불면증에 영향을 미치는 그 밖의 위장 장애로는 과민성 대장 증후군과 위궤양이 있다. 과민성 대장 증후군은 심한 복부 통증을 유발할 수 있고, 이로 인해 잠들기 힘들어 질 수 있다. 이러한 상태는 한밤중에 자주 화장실에 가게 만들 수도 있다. 한편 야뇨증(밤중에 소변보기)은 잦은 각성을 일으킬 수 있는데, 남성의 경우에 야뇨증은 전립선 비대증과 밀접한 관련이 있는 반면, 여성의 야뇨증은 골반저근의 약화로 인한 스트레스성 요실금과 관련이 있을 때가 많다. 스트레스성 요실금은 케겔 운동 또는 약물 복용으로 개선시킬 수 있다. 만약 그러한 접근이 실패한다면, 수술을 하는 방법도 있다.

불면증과 의학적 문제의 관련성 평가하기

잠들거나 수면을 유지하기 어렵게 만드는 원인이 될 수 있는 다음의 의학적 질병들 또는 증상들을 읽어 보고 당신이 갖고 있는 것들을 체크해 보도록 하라.

_______ 위산역류
_______ 알레르기
_______ 관절염
_______ 천식
_______ 암
_______ 만성 울혈 또는 기침
_______ 만성 피로 증후군
_______ 만성 또는 심각한 통증
_______ 치매
_______ 섬유근육통
_______ 빈번한 두통
_______ 심장병
_______ 에이즈
_______ 고혈압
_______ 갑상선기능항진증
_______ 과민성 대장 증후군
_______ 편두통 또는 만성 두통
_______ 전립선 문제들
_______ 숨 가쁨
_______ 빈뇨

만약 당신이 이 리스트 중 어떤 증상 또는 질병에 체크를 하였다면, 그것이 당신이 겪고 있는 불면증의 원인은 아닌지에 관하여 의사의 자문을 구해야 한다. 많은 경우, 잠재되어 있는 질병 또는 증상들을 치료하는 것이 다시 숙면을 취하기 위해 필요한 모든 것이 되기도 한다. 조기에 의학적 질병을 치료함으로써 장기적인 합병증을 예방할 수도 있다.

불면증을 일으키는 약물들

처방전이 필요한 혹은 필요 없는 약물 중 상당수가 수면 문제를 일으킬 수 있다. 허브 보충제들(herbal supplements) 또한 당신의 수면에 영향을 미칠 수 있다. 왜냐하면 어떤 약초들은 다양한 성분을 함유한 복잡한 물질이기도 하고, 또한 약물들에 비하여 연구가 덜 되어 있기에 인체에 어떠한 영향을 미치는지 잘 모르기 때문이다. 그뿐만 아니라 미국 식품의약국(FDA)에 의해 규제가 되지 않아 이들의 품질과 성분들을 확신할 수 없다. (수면에 있어서 흔히 사용하는 보충제들에 대해서는 불면증의 약물치료에 대한 내용이 있는 3장에서 다룰 예정이다.)

불면증과 약물의 관련성 평가하기

이 과제는 약물이 당신의 수면 문제에 미치는 영향에 대한 평가를 도와줄 것이다. 다음은 수면을 방해할 수 있는 흔한 약물들을 나열한 것이다. 비록 이 리스트가 모든 약물들을 포함하고 있는 것은 아니지만, 다양한 건강 문제에 가장 흔하게 처방되는 약물들을 포함하고 있다. 수면 검사실에서 연구되어 온 약물인 경우 그것이 미치는 영향에 대한 객관적인 증거가 있다. 그러나 그 밖의 약물의 영향은 그로 인해 수면상의 부작용을 겪은 환자들의 보고에 기초하여 추정하게 된다. 중요한 것은 어떤 이들에게는 이러한 약물에 의한 부작용으로서 불면증이 생길 수 있는 반면, 다른 많은 이들은 같은 약물을 복용하여도 아무런 수면 문제가 발생하지 않을 수도 있다는 것이다. 그럼에도 불구하고 당신이 복용하고 있는 약물을 포함하여 약물이 수면에 미치는 부작용에 대해 자세히 살펴볼 필요가 있다.

아래에 약물들의 상품명과 일반명(괄호안)을 함께 제시하였다. 당신이 정기적으로 복용하고 있는 약물들을 체크해 보라.

항우울제

_______ 프로작Prozac(플록세틴fluoxetine)
_______ 팍실Paxil(파록세틴paroxetine)
_______ 졸로프트Zoloft(설트랄린sertraline)
_______ 루복스Luvox(플루복사민fluvoxamine)
_______ 셀렉사Celexa(시탈로프람citalopram)
_______ 이팩사Effexor(벤라팍신venlafaxine)
_______ 웰부트린Wellbutrin 또는 자이반Zyban(브프로피온bupropion)
_______ 렉사프로Lexapro(에시탈로프람escitalopram)
_______ 심발타Cymbalta(듀로세틴duloxetine)

고혈압 약물

_______ 인데랄Inderal(프로프라노롤propranolol)
_______ 토프롤-엑스엘Toprol-XL(메토프로롤metoprolol)
_______ 로프레서Lopressor(메토프로롤metoprolol)
_______ 테놀민Tenormin(아테노롤atenolol)
_______ 알도메트Aldomet(메틸도파methyldopa)
_______ 할모닐Harmonyl(레설핀reserpine)
_______ 코레그Coreg(카베디롤carvedilol)
_______ 놀모다인Normodyne 또는 트란데이트Trandate(라베타롤Labetalol)
_______ 코자Cozaar(로자탄losartan)
_______ 아프레졸린Apresoline(하이드랄라진hydralazine)

콜레스테롤 약물

______ 조코Zocor(심바스타틴simvastatin)

______ 메바코Mevacor(로바스타틴lovastatin)

______ 퀘스트란Questran(콜레스티라민cholestyramine)

______ 콜레스티드Colestid(콜레스티폴colestipol)

항부정맥 약물

______ 멕시틸Mexitil(멕시레틴mexiletine)

______ 탬보코Tambocor(플레카이니드flecainide)

______ 코다론Cordarone(아미오다론amiodarone)

______ 카디젬Cardizem(딜티아젬diltiazem)

코르티코스테로이드

______ 스테라프레드Sterapred(프레드니손prednisone)

______ 코티졸Cortisol

______ 데카드론Decadron(데사메타존dexamethasone)

기관지확장제

______ 테오-더Theo-Dur(테오필린theophylline 또는 디메틸산틴dimethylxanthine)

______ 벤토린Ventolin 또는 프로벤틸Proventil(알부테롤albuterol)

______ 프리매틴 미스트Primatene Mist(에피네프린epinephrine)

파킨슨병 약물(이들 중 일부는 하지불안 증후군에 사용)

______ 시네메트Sinemet(칼비도파-레보도파carbidopa-levodopa)

______ 레보도파Levodopa 또는 엘-도파L-dopa

______ 엘데프릴Eldepryl(세레질린selegiline 또는 엘-데프레닐L-deprenyl)

______ 시메트렐Symmetrel(아만타딘amantadine)

______ 미라펙스Mirapex(프라미펙솔pramipexole)

항간질 약물

_______ 펠바톨Felbatol(펠바메이트felbamate)

_______ 라믹탈Lamictal(라모트리진Lamotrigine)

충혈완화제

_______ 수도에페드린Pseudoephedrine

_______ 페닐프로파놀라민Phenylpropanolamine

_______ 페닐레프린Phenylephrine

흥분제

_______ 데소신Desoxyn(메타암페타민methamphetamine)

_______ 리탈린Ritalin(메틸페니데이트methylphenidate)

_______ 데세드린Dexedrine 또는 덱스트로스타트Dextrostat (덱스트로암페타민dextroamphetamine)

_______ 프로비질Provigil(모다피닐modafinil)

_______ 사일러트Cylert(페몰린pemoline)

천식 약물(앞의 기관지확장제와 코르티코스테로이드 참조)

갑상선 약물

_______ 신타이로이드Synthroid, 레보드로이드Levothroid, 레복실Levoxyl, 또는 유니타이로이드Unithroid(레보타이록신levothyroxine)

불면증을 일으킬 수 있는 다른 수면 장애들

하지불안 증후군, 주기적 사지 운동 장애, 고통스러운 야간 다리 경련, 일주기 리듬 장애, 시차증, 교대근무 장애, 기면증, 폐쇄성 수면 무호흡증, 중추성 수면 무호흡증, 질 나쁜 수면 위생, 그리고 환경적 수면 장애를 포함한 특정 수면 장애들 또한 불면증을 일으킬 수 있다. 비록 몽유병, 야경증, 혼돈 각성, 수면 관련 섭식 장애, 렘수면 행동 장애, 그리고 악몽 장애와 같은 사건수면들의 경우, 보통 불면증을 일으키지는 않지만, 야간에 상당한 문제를 일으킬 수 있고, 이는 주간의 기능에도 영향을 미칠 수 있다. 이러한 수면 장애들 각각의 특징들을 살펴봄으로써 이들 중 어떠한 것이 당신의 수면에 영향을 미칠 수 있는지 알 수 있게 될 것이다.

하지불안 증후군

하지불안 증후군(restless legs syndrome, RLS)은 저녁이나 취침 시간에 다리에서 벌레가 기어가는 듯한 느낌이 드는 것을 말한다. 이는 불편하면서 톡톡 쏘며 아린 듯한 느낌과 비슷하다. 일반적으로 다리를 주무르거나 움직이면 불편감이 줄어들지만, 다시 다리를 움직일 필요를 느끼기 전까지 서서히 증가한다. 이 경우 야간에 보통 20~60초 간격으로 다리를 움직이게 되는데, 이는 수면 개시 불면증을 일으킬 수 있다. 몇몇 항우울제와 더불어 카페인과 니코틴이 RLS 증상을 악화시킬 수 있다. RLS 증상을 악화시킬 수 있는 약물로는 선택적 세로토닌 재흡수 억제제(SSRIs), 모노아민 산화효소 억제제(MAOIs), 그리고 삼환계 항우울제(TCAs)와 같은 것들이 있다.

만약 야간에 당신의 다리에서 벌레가 기어가는 듯한 느낌이 들고, 그때에 당신이 다리를 문지르거나 움직이거나 자리에서 일어나게 될 경우 불편한 느낌이 사라진다면, 당신은 하지불안 증후군을 갖고 있을 수 있다. 하지불안 증후군의 치료 방법에는 약물적인 것과 비약물적인 것이 있다. 비약물적 접근에는 잠자기 1시간 전쯤에 뜨거운 물에 몸 담그기, 낮 동안의 적당한 다리 운동, 그리고 니코틴 또는 카페인 사용 안 하기 같은 것들이 있다. 이러한 노력을 해 보았는데도 당신의 증상에 도움이 되지 않는다면, 하지불안 증후군에 대해 지식을 갖고 있는 전문의에게 자문을 구하도록 하라.

주기적 사지 운동 장애

주기적 사지 운동 장애는 수면 중에 나타나는 비정상적인 사지 운동들을 말한다. 이는 일반적으로 기억되지 않는 짧은 각성들과 관련될 수도 있고 그렇지 않을 수도 있다. 이 장애를 갖고 있는 많은 사람들은 수면 중 사지의 움직임에 대해 지각하지 못하지만, 수면 중 잦은 각성으로 인해 낮 동안 과도한 졸음과 피로감을 경험한다. 주기적 사지 운동 장애는 종종 수면 유지를 어렵게 만들 수 있다. 하지불안 증후군과 마찬가지로 증상은 카페인, 니코틴, 그리고 특정 항우울제로 인해 악화될 수 있다. 약물치료가 가능하다.

고통스러운 야간 다리 경련

야간 다리 경련은 밤중에 갑작스럽게 다리에 조임 또는 쥐가 나는 것인데, 보통 종아리 근육에 나타나지만 발 또는 넓적다리에 생기기도 한다. 경련은 고통스럽고 몇 초에서 수 분간 지속되기도 한다. 이는 일반적으로 잠이 들거나 깰 때에 나타나므로 입면 불면증을 일으킬 수 있다. 만약 수면 중에 나타날 경우, 고통으로 인해 깨어나는 등 수면 유지 불면증이 발생할 수도 있다. 지나치게 많은 운동을 하거나 특정 근육을 너무 많이 사용할 경우 이와 같은 경련을 초래할 수 있다. 임신한 여성 중 상당수가 고통스러운 야간 다리 경련을 경험하는데, 이는 칼슘 또는 마그네슘의 결핍과 관련이 있다. 야간 다리 경련을 예방하기 위해서는 낮 동안 충분한 물을 마시고, 잠자러 가기 전에 다리(특히 종아리)를 쭉 뻗는 운동을 하도록 한다. 칼륨, 칼슘, 그리고 마그네슘을 좀 더 많이 섭취하는 것도 도움이 될 것이다. 야간에 다리 경련이 발생할 때, 다리를 쭉 뻗거나 마사지를 하게 되면 고통에서 해방될 수 있을 것이다.

전진성 수면 위상 장애

전진성 수면 위상 장애는 종종 종달새형(early bird) 수면 장애로 불리는데, 이는 일주기 리듬 장애로서, 원하는 시간까지 깨어 있을 수 없거나 수면을 유지할 수 없는 것을 말한다. 이러한 장애를 가진 사람은 초저녁에 일찍 잠들고, 자신이 원하는 시간보다 일찍 깨어나 다시 잠들지 못한다. 예를 들면, 저녁 8시에 잠들고 새벽 4시에 깨어나는 경우가 전진성 수면 위상 장애에 해당한다. 이 증후군은 노년기에 보다 흔하지만 어떠한 연령대에서도 발생할 수 있다. 지나치게 일찍 일어나는 것이 싫기 때문에 이들은 깨었다가도 누워서 다시 잠들려고 노력한다. 그리고 이것이 수면 유지 불면증을 유발할 수 있다.

지연성 수면 위상 장애

지연성 수면 위상 장애는 종종 올빼미형(night owl) 수면 장애로 불리는데, 이는 일주기 리듬 장애로서, 전진성 수면 위상 장애와는 반대의 패턴을 보인다. 이에 해당하는 사람은 늦은 시간까지 잠을 이루기 힘들고 아침에 원하는 시간에 깨어나기도 어렵다. 지연성 수면 위상 장애를 가진 사람들이 일반적으로 호소하는 문제로는 원하는 시간에 깨어나기가 극도로 힘들다는 것, 그리고 수면 개시 불면증 등이 있다. 이러한 사람들은 대체로 한 번 잠들면 중간에 깨어나지는 않는다. 지연성 수면 위상 장애는 청소년들과 대학생들에게 보다 흔하게 나타나고, 전진성 수면 위상 장애는 어떠한 연령대에서도 발생할 수 있다. 만약 어떤 학생이 아침 강의를 들을 때나 시험을 볼 때에 주간 졸음을 경험한다면 이로 인해 학업 수행에 영향을 미치게될 것이다.

시차증

시차증은 일주기 리듬 문제로서 표준시간대(time zones)가 다른 지역 간의 여행으로 인하여 수면이 와해되고 주간 각성도가 손상되는 것을 말한다. 기본적으로 이는 당신의 일주기 시계와 당신이 여행한 곳의 표준시간대 사이에 나타나는 수면-각성 패턴의 불협화음 때문에 발생한다. 불과 며칠 안에 신체가 새로운 표준시간대에 일주기 리듬을 적응시키기 때문에 이러한 상태는 일시적일 뿐이다. 당신은 장기간의 여행 후 며칠 동안 잠 못 이루는 밤을 겪으며 짜증을 느낄 수도 있으나, 그러한 문제는 일반적으로 하루 또는 이틀 정도만 지나면 해결되기 마련이다. 승무원이거나 사업상 자주 여행을 다니는 사람의 경우에는 나쁜 수면 위생, 수면에 대한 부정적이거나 또는 불안한 생각, 그리고 수면에 대한 증가된 좌절감으로 인해 일시적인 시차증이 만성적인 정신생리성 불면증으로 악화되기도 한다.

얼마나 문제가 심각한지 그리고 얼마나 지속될지는 일반적으로 당신이 지나온 표준시간대의 개수와 여행의 방향에 따라 다르다. 동쪽으로의 여행은 일주기 리듬과 수면-각성 시간을 앞당기게 하기 때문에 일반적으로 서쪽으로의 여행보다 적응이 어렵다. 장시간의 대륙 간 여행 후의 졸음은 감소된 수면으로 인한 것뿐만 아니라 시차증에 의한 것이기도 하다. 경험적으로 보았을 때에, 동쪽으로 여행할 경우 2시간의 시차에 적응하는 데에 하루 정도의 시간이, 서쪽으로 여행할 경우 3시간의 시차에 적응하는 데에 하루 정도의 시간이 필요하다. 예를 들면, 만약 당신이 봄에 뉴욕에서 제네바(동쪽)로 여행을 한다면, 6시간의 시차가 존재하므로 새로운 스케줄에 적응하기 위해서는 사흘 정도의 시간이 필요할 것이다. 그러나 제네바에서 뉴욕(서쪽)으로 돌아갈 때에는 적응하는 데에 이틀 정도만이 필요할 것이다.

교대근무 장애

교대근무 장애는 당신이 야간 교대근무, 순환 교대근무, 매일 오전 교대근무, 또는 분할 교대근무를 할 때에 발생할 수 있다. 이는 교대근무자가 낮에 잠을 자려 하는 등 일반적으로 잠을 자지 않는 시간대에 잠을 자려 노력할 때에 나타날 수 있다. 이로 인해 근무 시간에 과도한 졸음을 경험할 수도 있는데, 그 이유는 그 시간대에 당신의 신체는 생물학적으로 수면에 대한 욕구를 갖고 있기 때문이다. 이러한 장애는 업무에 있어서 감소된 생산성과 수행, 감소된 각성도, 증가된 사고 그리고 가족 및 친구들과 다른 스케줄을 갖는 것과 관련된 스트레스로 인한 개인적인 문제들마저 낳을 수 있다. 교대근무 장애를 가진 사람들은 대부분의 사람들의 신체가 활성화되는 시간인 낮 시간에 잠을 자는 것을 힘들어한다. 소음, 빛, 또는 가사 활동으로 인하여 그들의 수면 환경은 아마 좋지 않을 것이다. 교대근무자들은 세금 처리, 쇼핑, 또는 학교로부터 자녀들을 데리고 오는 것과 같이 처리해야 할 일들로 인해 낮 동안 충분한 수면을 취하기 힘들 것이다. 이러한 모든 것들이 수면 박탈을 가져올 수 있다.

선진국의 근무자들 중 대략 20퍼센트의 사람들이 교대근무를 한다(Basner 2005). 비록 이들 중 대부분에게서는 교대근무 장애가 발생하지 않지만, 만약 발생한다면 심각한 문제가 될 수 있다. 교대근무 장애에 대해서는 환경적 치료가 특히 효과적일 수 있다. 예를 들면, 규칙적으로 비슷한 시간에 자고 깨는 수면 습관 유지하기, 취침 전 카페인과 니코틴을 제한하기, 그리고 잠자는 공간을 조용하고 어둡고 편안하게 유지시키기와 같이 단순하면서도 좋은 수면 위생 원칙을 따르는 것만으로도 큰 변화를 만들어 낼 수 있다.

기면증

기면증은 보기 드문 수면 장애로서 각성에서 렘수면 상태로의 비정상적인 빠른 전환과 관련이 있다. 이러한 전환은 야간뿐만 아니라 주간에도 일어날 수 있다. 주간의 수면 발작은 아무런 선행 신호 없이 갑작스럽게 일어나고, 아주 짧은 시간 동안 지속된다. 기면증을 가진 사람들은 낮 동안 과도한 졸음을 경험하고 공포, 폭소, 또는 깜짝 놀람과 같은 강한 정서에 의해 유발되는 갑작스러운 근육 긴장의 상실(탈력발작)을 보이기도 한다. 그 밖의 증상으로는 수면마비(잠이 들 때나 깨어날 때 움직일 수 없을 것 같은 느낌), 입면환각(잠들 때 실제로는 존재하지 않는 것들이 보이거나 들리는 것과 같은 매우 생생한 감각적 경험들), 그리고 숙면을 취하지 못하는 것 등이 있다. 기면증이 있는 사람들 가운데에 대략 50퍼센트가 수면 문제들을 보고하는데, 수면 유지 불면증은 특히 흔하게 나타나는 문제이다.

기면증 질문지

한참 일상 활동을 하던 중 갑자기 잠이 든다면 문제가 될 수 있다. 따라서 당신이 기면증을 앓고 있는지 아닌지를 아는 것은 중요하다. 다음 질문지만으로 당신이 확실히 기면증을 갖고 있는지를 판단할 수는 없겠지만, 적어도 그 가능성을 추정할 수는 있을 것이다.

____ 네	____ 아니요	당신은 웃기, 울기, 또는 공포와 같이 고조된 정서 상태일 때 근육 긴장의 상실을 경험하는가?
____ 네	____ 아니요	당신은 잠들거나 깰 때에, 수면마비를 경험하는가?
____ 네	____ 아니요	당신은 잠이 들 때나 깨어날 때에 그곳에 존재하지 않는 것들에 대해 보거나 소리를 들을 (시각적 또는 청각적 환각) 때가 있었는가?
____ 네	____ 아니요	당신은 빈번하게 생생한 꿈을 경험하는가?
____ 네	____ 아니요	당신은 통상적으로 짧은 낮잠을 잘 때에 꿈을 꾸는가?
____ 네	____ 아니요	당신은 갑작스럽게 통제할 수 없이 낮잠을 자고 싶은 욕구를 느끼는가?
____ 네	____ 아니요	당신은 아무런 사전 신호 없이 잠에 빠져들 때가 있는가?
____ 네	____ 아니요	당신은 짧은 시간 동안 낮잠을 자고 나면 개운함을 느끼지만 2~3시간 정도가 지나면 다시 졸음을 느끼는가? 그리고 이러한 패턴이 하루 중에 반복되는가?
____ 네	____ 아니요	당신은 주간에 과도하게 졸음을 느끼는가?

이러한 증상들은 기면증을 갖고 있는 사람들에게 흔하게 나타나지만, 그렇지 않은 사람들도 비슷한 경험을 할 수 있다. 기면증에 있어서 가장 특징적인 증상들은 탈력발작, 또는 고조된 정서 상태에서의 근육 긴장의 상실, 그리고 과도한 주간 졸음이다. 그러나 기면증을 가진 모든 이들이 탈력발작을 경험하는 것은 아니다. 그리고 과도한 주간 졸음이 기면증의 특징적인 증상이기는 하지만, 폐쇄성 수면 무호흡증과 주기적 사지 운동 장애와 같은 다른 수면 장애들도 이러한 증상을 일으킬 수 있다. 당신이 위의 증상들 중 한 가지 이상과 비슷한 증상을 갖고 있고, 자신이 기면증을 갖고 있을지도 모른다는 생각을 하고 있다면, 의사와 이에 대해 논의하고 확실한 진단을 받아야 한다. 기면증과 이러한 증상들을 일으킬 수 있는 다른 수면 장애들은 공인된 수면 검사실에서 당신의 수면 상태를 평가받은 후에 진단받을 수 있다.

폐쇄성 수면 무호흡증

폐쇄성 수면 무호흡증을 갖고 있는 사람들은 수면 중의 상기도 붕괴로 인한 상기도의 완전한 폐쇄(무호흡) 또는 부분적인 폐쇄(저호흡)의 반복적인 에피소드를 경험한다. (무호흡은 호흡의 정지를 뜻하고, 저호흡은 공기 흐름의 저하를 낳는 느리고 얕은 호흡을 의미한다.) 무호흡 또는 저호흡 에피소드는 일반적으로 10초 정도 지속되지만 이보다 훨씬 길게 나타나기도 한다. 이러한 호흡 문제들은 통상적으로 혈중 산소 농도를 저하시키는 요인이 된다. 코골이와 과도한 주간 졸음은 폐쇄성 수면 무호흡증의 가장 흔한 증상들이고 이러한 문제를 가진 일부 사람들은 자주 깨고 수면을 유지하는 데에 어려움을 갖고 있다. 폐쇄성 수면 무호흡증은 치료되지 않은 채 방치되면 심각한 결과를 야기할 수 있고 다른 의학적 문제들과도 관련될 수 있다.

폐쇄성 수면 무호흡증 환자에게 가장 흔하게 사용되는 치료법에는 지속적 양압기라는 것이 있다. 이는 마스크가 달려 있는 작은 휴대용 기계로서, 사람이 자고 있는 동안에 압력을 가한 공기를 불어넣어 줌으로써 호흡통로를 열린 상태로 유지시킬 수 있게 하여 주는 것이다. 다른 치료들도 가능하지만, 지속적 양압기가 폐쇄성 수면 무호흡증의 치료에 있어서는 기본 방침으로 간주된다. 수면 무호흡증의 일반적 원인으로는 과체중, 공기 통로의 해부학적 폐쇄(편도선이나 인두편도의 비대, 처진 목젖) 등이 있다. 어떤 사람들의 경우에는 똑바로 누워 자는 자세가 폐쇄성 수면 무호흡증을 더욱 악화시키기도 한다. 따라서 주로 똑바로 누운 자세를 취했을 때 무호흡 증상이 발생하는 경도 수준의 환자는 이러한 자세를 피하는 것이 바람직하다. 체중감량은 폐쇄성 수면 무호흡증을 일으킬 가능성을 줄이는 데에 있어 매우 중요한 과정이다. 그리고 폐쇄성 수면 무호흡증을 가진 사람들은 취침 전에 알코올과 이완제 섭취를 피하는 것이 좋다.

중추성 수면 무호흡증

중추성 수면 무호흡증은 호흡 활동의 결여로 인해 수면 중 반복적으로 호흡을 멈추게 되는 수면 장애이다. 폐쇄성 수면 무호흡증의 경우 상기도의 붕괴가 문제가 된다면, 중추성 수면 무호흡증의 원인은 뇌가 호흡을 조절하는 근육들에 적절한 신호를 보내지 못하는 데 있다. 간혹 무호흡 주기가 끝난 후 과호흡 또는 빠르고 깊은 호흡 주기로 전환되는 경우도 있다. 중추성 수면 무호흡증은 폐쇄성 수면 무호흡증에 비하여 훨씬 드물게 나타나고 보통 심부전 또는 신경계에 영향을 미치는 문제들과 관련된다. 그리고 일반적으로 약 4.6km 정도의 매우 높은 고도에서도 발생할 수 있다. 중추성 수면 무호흡증을 가진 사람들은 보통 수면 유지 불면증, 또는 수면 유지에 대한 어려움에 대해 불평한다. 종종 짧은 호흡을 동반한 중추성 수면 무호흡증과 관련한 갑작스러운 각성은 주간 졸음을 유발할 수 있다. 중추성 수면 무호흡증은 의학적 주의와 적절한 치료를 요구한다. 이는 기저 원인에 대한 치료, 보조 산소 사용 또는 자는 중의 양압기 착용, 또는 약물치료를 필요로 할 수 있다.

수면 무호흡증 질문지

폐쇄성 수면 무호흡증과 중추성 수면 무호흡증은 둘 다 많은 합병증을 유발할 수 있는 심각한 의학적 상태이다. 다음 질문지로 당신에게 무호흡증이 있는지를 판달할 수는 없겠지만, 적어도 그 가능성을 추정할 수는 있을 것이다.

____ 네	____ 아니요	당신은 코를 고는가?
____ 네	____ 아니요	만약 그렇다면, 당신의 코고는 소리는 다른 사람들을 깨울 정도로 시끄러운가?
____ 네	____ 아니요	당신은 똑바로 누워 잘 때에 코골이가 더 심해지는가?
____ 네	____ 아니요	당신 자신의 코골이 때문에 스스로 깬 적이 있는가?
____ 네	____ 아니요	당신이 수면 중에 숨을 멈추는 것을 알아차린 사람이 있는가?
____ 네	____ 아니요	당신은 자다가 숨을 헐떡거리며 깬 적이 있는가?
____ 네	____ 아니요	당신은 자는 중에 숨이 막히는 느낌을 경험해 본 적이 있는가?
____ 네	____ 아니요	당신은 수면 중에 자주 기침을 하는가?
____ 네	____ 아니요	당신은 낮 동안 졸음을 느끼는가?
____ 네	____ 아니요	당신은 밤중에 자다가 자주 깨는가?
____ 네	____ 아니요	만약 그렇다면, 그러고 나서 자주 화장실에 가고 싶은 욕구를 느끼는가?

이러한 질문들에 대해 어떤 항목에라도 '네'라고 응답하였다면, 특히 당신이 자는 중에 숨이 막히는 느낌을 받았다면, 이에 대해 의사에게 이야기하고 정확한 진단을 받아야만 한다. 공인된 수면 검사실에서 하룻밤 잠을 자면서 검사를 받음으로써 무호흡증이 있는지에 대한 판단이 가능해질 것이다.

부적절한 수면 위생

부족한 또는 부적절한 수면 위생은 도움이 안 되는 수면 습관으로서 잠들거나 수면 상태를 유지하는 것을 방해할 수 있다. 일반적인 예로 과도한 카페인 섭취, 잠자리에서 TV 보기 또는 책 읽기, 담배 피우기, 저녁 시간에 운동하기, 그리고 잠자기 직전에 불안을 유발하거나 정신적으로 자극이 되는 활동 하기가 있다. 만약 부족한 수면 위생이 문제라면, 이러한 습관들을 바꿈으로서 불면증이 해결될 것이다. 만성 불면증에 있어서 부족한 수면 위생이 주된 원인인 경우는 흔하지 않지만, 수면 위생은 개선이 용이하기 때문에 언급할 가치가 있다. 4장에서는 당신의 수면 위생을 개선시키는 데 필요한 정보와 도구를 제공해 줄 것이다.

환경적 수면 장애

환경적 수면 장애는 수면 환경의 문제로 인해 유발된 것이다. 이 장애의 일반적인 원인으로는 침실의 지나치게 밝은 불빛, 너무 덥거나 추운 침실 온도, 자면서 코를 골거나 뒤척이거나 발로 차는 침대 파트너, 교통, 이웃, 개 또는 우는 아기와 관련한 소음 등이 있다. 환경적 수면 장애는 수면 개시 불면증 또는 수면 유지 불면증 모두를 일으킬 수 있다. 일단 환경적 문제가 제거되면, 수면은 정상으로 돌아올 것이다.

사건수면

사건수면은 수면에 침투해 들어온 행동들로서, 한 수면 단계에서 다른 수면 단계로의 전환, 또는 수면과 각성 사이의 전환 중에 나타난다(Rothenberg 2000). 일반적으로 원하지 않는 행동들로서, 수면 중에 일어나거나 수면으로 인해 더욱 악화된다(Kuhn 2001). 11장에서는 가장 흔하게 나타나는 사건수면들에 대해 논의할 것이다. 만약 다음에 나오는 연습문제들이 당신이 사건수면을 갖고 있을지도 모른다는 것을 시사해 준다면, 이와 관련된 11장을 반드시 읽어 보기 바란다.

사건수면 질문지

이 질문지는 당신의 수면 문제에 사건수면이 영향을 미치는지 아닌지의 여부를 결정하는 데에 도움을 줄 것이다. 또 다른 경우로는, 수면 문제가 사건수면을 더욱 악화시킬 수도 있다. 양쪽의 경우 모두에게 있어 사건수면을 밝혀내고 이를 극복하는 과정을 밟는 것은 의미가 있다. 사건수면은 다양한 치료 방법으로 호전될 수 있고, 일부는 간단하게 일상생활의 변화만으로도 해결될 수 있다. 사건수면들과 그 치료법에 대한 더 많은 정보는 11장에 소개되어 있다.

____ 네	____ 아니요	1. 당신은 몽유병 증세를 보인 적이 있는가?
____ 네	____ 아니요	2. 당신은 자는 중에 깜짝 놀라 비명을 지르거나 침대에서 나올 정도로 무서운 이미지를 보지만, 아침에 일어나서는 이러한 이미지들이 기억나지 않은 적이 있는가? (이러한 에피소드는 꿈과 관련된 것이 아니어야 한다.)
____ 네	____ 아니요	3. 당신 자신은 기억하지 못하지만 다음 날 아침에 당신이 자던 중에 어떠한 행동(몽유병은 제외)을 했다는 말을 들은 적이 있는가? 그 당시에 당신의 사고가 혼란스럽거나 비논리적이었는가?
____ 네	____ 아니요	4. 당신은 자는 중에 음식을 먹고, 나중에 그랬던 것을 기억하지 못하는가?
____ 네	____ 아니요	5. 당신은 꿈을 꾸는 도중에 꿈처럼 행동한 적이 있는가?
____ 네	____ 아니요	6. 당신은 자주 악몽을 꾸는가?

이러한 질문들 중 한 개라도 그렇다고 대답하였다면, 그러한 증상과 관련하여 11장에 나와 있는 내용을 반드시 읽어 보기 바란다.

1. 몽유병
2. 야경증
3. 혼돈 각성
4. 수면 관련 식이 장애
5. 렘수면 행동 장애
6. 악몽 장애

불면증 질문지

당신의 불면증을 극복하기 위한 첫 번째 단계는 당신이 갖고 있는 특정 수면 문제들에 대해 더 잘 이해하는 것이다. 이를 위해 다음 질문들에 답해 보자.

1. 침대에 들어간 후 잠이 드는 데에 어려움이 있는가? _____ 네 _____ 아니요
   만약 그렇다면, 매일 밤 잠이 들기 위해 보통 얼마간의 시간이 필요한가?
   _____ 분 또는 시간
2. 잠이 든 후 한밤중에 자다가 깨는가? _____ 네 _____ 아니요
   만약 그렇다면, 매일 밤 보통 몇 번 정도 깨는가? _____ 번
   얼마나 오랫동안 깨어 있는가? _____ 분 또는 시간

3. 아침에 지나치게 일찍 잠에서 깨는가? _____ 네 _____ 아니요
   만약 그렇다면, 다시 잠드는 데에 어려움이 있는가? _____ 네 _____ 아니요

4. 보통 깨었을 때에 무엇을 하는가? (하고 있는 것을 모두 체크해 보라)
   _____ 침대에 누워 있기 _____ 화장실 사용 _____ TV 시청 _____ 시계 쳐다보기
   _____ 독서 _____ 문제들에 대해 걱정하기 _____ 일어나서 집 주변을 배회하기

5. 침대에서 책을 읽거나 TV를 보는가? _____ 네 _____ 아니요

6. 침대에서 전화 통화를 하거나 컴퓨터를 사용하는가? _____ 네 _____ 아니요

7. 매일 밤 평균적으로 몇 시간 정도 잠을 자는가? _____ 시간

8. 보통 잠자리에 드는 시간이 몇 시인가?
   평일: 오전/오후 _____ 시
   주말: 오전/오후 _____ 시

9. 보통 몇 시에 일어나는가?
   평일: 오전/오후 _____ 시
   주말: 오전/오후 _____ 시

10. 취침 또는 기상 시간이 매일 밤 또는 주말에서 평일로 넘어가는 시점에서 1시간 이상씩 변화가 있는가? _____ 네 _____ 아니요

11. 수면 문제로 인해 불편해하거나 걱정스러워하고 있는가?
    _____ 네 _____ 아니요

12. 침대에서 완전히 깨어 있는 느낌이 드는가? _____ 네 _____ 아니요

13. 침대에서 생각이 동분서주하는 느낌이 드는가? _____ 네 _____ 아니요

14. 밤에 잠을 자는 데에 도움을 받기 위해 어떠한 것이든 복용해 본 적이 있는가?
    _____ 네 _____ 아니요
    만약 그렇다면, 어떤 것을 복용하였는가? (해당되는 것에 모두 체크하시오.)
    _____ 베나드릴Benadryl, 타이레놀 피엠Tylenol PM, 유니솜Unisom, 이퀘이트Equate, 소

미넥스Sominex, 나이톨Nytol, 슬립-이지Sleep-Eze, 컴포즈Compoz, 그리고 심플리 슬립Simply Sleep과 같이 처방전 없이 구입 수 있는 약물들

_____ 엠비엔Ambien, 루네스타Lunesta, 소나타Sonata, 할시온Halcion, 달마인Dalmane, 로제렘Rozerem, 자낙스Xanax, 그리고 레스토릴Restoril과 같이 처방전이 있어야 구입할 수 있는 수면제

_____ 멜라토닌melatonin, 발레리안 루트valerian root, 카모마일chamomile, 캄 포르테Calms Forté, 시계풀passionflower, 그리고 홉hops과 같은 건강 또는 허브 보충제

_____ 알코올Alcohol 또는 마리화나marijuana(이완 작용을 위해)

질문 1, 2, 그리고 3은 당신이 잠드는 것 또는 수면을 유지하는 것, 또는 아침에 지나치게 일찍 깨는 것과 관련한 문제를 갖고 있는지 질문하고 있다. 만약 당신이 이러한 세 개의 질문들 중 어떠한 것에든 '네' 라고 답하였다면, 당신은 불면증상을 갖고 있다고 할 수 있다.

질문 4, 5, 6은 당신의 불면증을 더욱 악화시키는 요인들에 대해 질문하고 있다. 이러한 행동들은 이후 장들에서 언급될 것이다.

질문 7, 8, 9, 그리고 10은 당신의 총 수면 시간과 일반적인 수면 스케줄에 대해 묻고 있다. 낮 동안 쉰 것 같은 느낌이 들지 않을 정도로 충분한 수면을 취하지 못하였다면, 당신의 평균 수면 시간은 아마도 너무 짧을 것이다. 당신의 취침 및 기상 시간이 매일 밤 혹은 주말에서 평일로 바뀌는 시점에 따라 변화한다면, 당신의 수면 스케줄은 당신의 수면 문제에 영향을 미칠 수 있을 것이다.

질문 11, 12, 그리고 13은 불면증의 전형적인 증상들에 대해 질문하고 있다. 만약 이러한 질문들 중 어떠한 것에서든 '네' 라고 답하였다면, 이 워크북에 제시되어 있는 다양한 기술과 기법들을 통하여 더 나은 잠을 잘 수 있는 방법을 배움으로써 도움을 받을 수 있을 것이다.

질문 14는 당신이 불면증을 극복하기 위하여 일반의약품이나 처방된 약물을 복용하거나, 허브 보충제, 알코올, 또는 마리화나를 사용하였는지 질문하고 있다. 많은 사람들이 그들의 불면증을 극복하기 위하여 약물 또는 다른 물질을 복용해 본다. 그러나 이러한 접근에는 심각한 문제가 있다. 이 워크북은 약물이나 다른 물질에 의존하지 않는 대안적인 접근을 제공해 줄 것이다.

요약

이제 당신은 수면과 불면증에 대해 충분히 이해하게 되었고, 수면 문제를 초래할 수 있는 원인들에 대해 알게 되었다. 따라서 지금부터는 앞으로 나아가 그에 대한 해법을 찾아보도록 하자. 약물이 흔히 첫 번째 해결책이 될 수는 있겠지만, 가장 최선의 것은 아닐 것이다. 약물은 종종 불쾌한 부작용을 낳는 반면, 장기적인 해결책을 제공해 주지는 못한다. 4에서 10장에 걸쳐 기술되어 있는 인지행동적 접근은 수면 문제에 있어 보다 효율적이고 장기적인 해결책을 제공해 준다. 그러나 여러 가지 수면제가 광범위하게 처방되고 추천되고 있는 실정이기에, 당신도 이미 그것들을 시도해 봤거나 의사로부터 시도해 보라는 제안을 받았을 수도 있다. 따라서 인지행동치료적 접근으로 들어가기에 앞서 수면제에 대해 먼저 알아보려 하는데, 이는 당신이 약물을 사용해야 할지 말지를 판단하는 데에 있어 적절한 정보를 갖고 있도록 하기 위함이다.

03

불면증의 약물치료

수면을 위하여 일반의약품과 처방된 약물을 사용하는 것은 매우 흔한 일이다. 일반 성인 인구 중 5~12퍼센트가 불면증을 치료하기 위하여 약물을 사용한다(Belleville and Morin 2008). 국제 수면 재단(2007)은 여성들 중 29퍼센트가 일주일에 며칠 정도 특정 형태의 수면 보조제를 사용하고, 노년기에게는 사용자가 더 많이 늘어나며, 이들 중 10~30퍼센트에 이르는 사람들은 수면제를 사용한다고 밝혔다(Simon and Ludman 2006).

이러한 숫자들은 약물이 우리의 사회에 큰 영향을 미치고 있음을 시사한다. 제약회사들이 일반인들에게 직접적으로 광고를 하기 때문에, 당신은 TV 광고를 통해 특정 수면제를 복용한 후 숙면을 취할 수 있게 되는 모습을 많이 보았을 것이다. 그러나 만약 당신이 수면 문제를 해결하기 위하여 약물을 사용해 보았다면, 얼마나 오랫동안 약물을 복용해야 하는지에 대해 궁금해하였을 것이다. 죽을 때까지 계속 수면제를 복용하고 싶어 하는 사람은 많지 않을 것이다. 처음엔 수면제를 복용하는 것이 효과가 있었지만 시간이 지남에 따라 그 효과가 줄어드는 경우도 있다. 신체가 수면제에 대한 내성을 만들어 낼 수 있기 때문에, 사실상 그런 일은 매우 흔하다. 이에 더하여, 장기간 복용하였을 때의 금전적인 비용 또한 생각해 볼 만한 문제이다. 사람들이 수면제를 기피하는 이유는 그 밖에도 다양하다.

수면 보조제로 처방되는 약물 중 대부분은 진정-수면제(sedative-hypnotic drugs)에 포함되는 중추신경계 억제제들이다. 진정 효과 때문에 이러한 약물들은 근육 이완제, 항불안제, 그리고 수면 촉진제 등의 용도로 사용되어 왔다. 이러한 약물들을 처방받은 사람들 중 대부분이 주요 문제로서 수면 문제를 갖고 있기는 하지만, 이는 또한 고혈압, 우울, 불안, 심장병, 당뇨병, 울혈심부전증, 기도폐쇄, 기관지염, 부비동염, 편두통, 두통, 그리고 여러 가지 정신병적 장애 등의 질환으로 인한 수면 문제에도 처방된다(McCall, Fleischer, and Feldman 2001). 이는 다양한 의학적 상태들이 수면을 방해하거나 불안 및 긴장의 증가를 유발할 수 있기 때문이다. 다시 말해서, 당신은 매우 다양한 이유로 인하여 진정-수면제를 처방받을 수 있고, 그 이유들 중의 한 가지가 일차성 불면증이다. 만약 당신이 진정-수면제를 복용하고 있으나, 그걸 복용해야 하는 이유를 모르고 있다면, 왜 당신에게 이러한 약물이 처방되었는지 담당의에게 질문해 보도록 하라.

이 장의 나머지 부분에서는 불면증 치료를 위해 사용되는 처방 약물들, 일반의약품, 그리고 천연 허브 치료제의 다른 종류들에 대해 살펴볼 것이다. 그리고 수면 보조제로 사용되는 약물들의 잠재적 부작용, 약물 복용을 중단할 때 예상되는 상황, 그리고 약물 복용을 중단하는 기술에 대해 설명할 것이다.

처방전이 필요 없는 또는 일반의약품으로 분류되는 수면 보조제

당신의 동네 약국 또는 슈퍼마켓에 가 보면, 수면을 도와주기 위해 만들어진 다양한 종류의 일반의약품들을 발견할 수 있을 것이다. 일반적으로, 수면을 위한 일반의약품은 두 가지 종류로 분류되는데, 한 가지는 항히스타민제(보통 알러지, 감기, 또는 독감의 증상에 사용되는)이고, 다른 하나는 천연 허브 치료제 등의 보충제들이다.

항히스타민제

항히스타민제는 미국 식품의약국(FDA)에 의해 규제된다. 그들 중 다수가 처방전 없이 사용 가능하고, 수면 문제나 콧물, 가렵고 눈물 젖은 눈, 그리고 재채기와 같은 증상 때문에 이를 구입하는 데에 있어 의사의 처방전은 필요하지 않다. 일부 항히스타민제는 멀미를 예방하거나 덩굴 옻나무, 옻나무, 또는 벌레 물림과 쏘임으로 인한 가려움을 완화시켜 준다. 만약 당신이 항히스타민제를 처음으로 복용하게 된다면, 당신은 아마도 가장 흔한 부작용 중 하나인 어지럼증(왜 이것이 불면증에 흔하게 사용되고 있는지를 설명해 주는)을 경험하게 될 것이다.

오래된 항히스타민제들에는 디펜히드라민diphenhydramine(베나드릴Benadryl, 소미넥스Sominex, 나이톨Nytol, 타이레놀 피엠Tylenol PM, 에드빌 피엠Advil PM, 엑세드린 피엠Excedrin PM, 컴포즈Compoz, 유니솜Unisom, 이퀘이트Equate, 슬립-이지Sleep-Eze, 심플리 슬립Simply Sleep 등등), 독실아민doxylamine(알카-셀처 플러스 나이트 콜드 메디슨Alka-Seltzer Plus Night Cold Medicine 또는 나이퀼NyQuil), 디멘히드리네이트dimenhydrinate(드라마민 오리지널Dramamine Original), 클로르페니라민chlorpheniramine(싱글렛Singlet), 또는 브롬페니라민brompheniramine(로드레인 12시간Lodrane 12 Hour, 디메테인Dimetane, 또는 디메탑 콜드와 알러지Dimetapp Cold and Allergy)과 같은 성분이 함유되어 있다. 최근에 개발되어 일반의약품으로 사용되는 항히스타민제들에는 로라타딘loratadine(클라리틴Claritin 또는 알라버트Alavert) 또는 서티리진cetirizine(지르텍Zyrtec) 등이 함유되어 있다. 오래된 항히스타민제는 새로운 것에 비하여 당신을 더욱더 쉽게 졸리게 만든다. 미국에서 판매되고 미국 식품의약국(FDA)에 의해 규제되는 약물들은 주요 활성화(그리고 비활성화) 성분들이 포장지에 제시되어 있으므로 항히스타민제를 포함한 약물을 복용할 경우 이를 살펴볼 수 있다. 디펜히드라민diphenhydramine은 불면증에 가장 흔하게 사용되는 항히스타민제이지만, 이는 다른 약물들의 부작용을 더욱 악화시키는 것을 포함하여 여러 문제들을 갖고 있다(McCall 2004).

비록 항히스타민제를 처음 복용하였을 때에는 잠드는 데 도움이 될 수 있지만, 나중에 이에 대한 내성이 생기게 되면 더 이상 수면을 촉진하는 데 효과적이지 않게 될 것이다(Neubauer 2007). 그리고 이러한 약물들은 당신의 수면 시간보다 더 길게 이완 효과가 지속됨으로써 아침에 상당한 피로감을 느끼게 한다. 다른 잠재된 부작용들에는 입 마름, 흐릿한 시야, 요폐(urinary retention), 일어섰을 때에 멍한 느낌과 약간의 어지러움, 혼동, 변비, 빈맥, 증가된 식욕, 그리고 기억 문제 및 섬망과 같은 인지적 결함이 있다(Neubauer 2007; McCall 2004). 항히스타민제가 불면증 증상을 실제로 개선시킨다는 증거가 충분하지 않기 때문에, 수면 문제에 대한 일차적인 치료방법으로 추천되지 않는다(National Institute of Health 2005).

수면을 위한 보충제와 허브 치료제

수면을 위해 흔하게 사용되는 보충제에는 멜라토닌melatonin, 발레리안 루트valerian root(쥐오줌풀 뿌리), 그리고 카바kava가 있다. 그 밖의 인기 있는 허브 치료제로는 패션플라워passionflower, 스컬캡skullcap, 라벤더lavender, 카모마일camomile, 그리고 홉hops이 있다. 미국에서는 허브의 경우 효과나 안정성 측면에서 검증을 받을 필요가 없다. 그리고 이러한 것들이 미국 식품의약국(FDA)의 규제를 받지 않기 때문에 당신은 허브herbs와 허브 포뮬라herbal formulas의 순도, 농도, 또는 성분이나 가공 및 제조 과정이 어떻게 이루어졌는지에 대해 확신할 수 없다. 이는 허브 상품을 구입하였을 때에 당신이 생각하는 그것을 정말 샀는지에 대해 결코 알 수 없다는 것을 의미한다. 예를 들면, 소비자 단체가 천연 수면제인 발레리안 루트로 만들었다는 상품들을 검증한 결과, 17개 상품 중 4개는 발레리안 루트의 성분을 아예 함유하고 있지도 않았다. 다른 4개의 상품은 포장에 명시되어 있는 용량의 반 정도만 함유하고 있었고, 1개는 카드뮴(독성 금속)에 오염되어 있었다. 이러한 예는 당신을 겁주기 위한 것이라기보다는, 허브 상품들의 경우 그 품질이나 안정성이 규제되거나 검증되지 않기에 그로 인해 생길 수 있는 잠재적인 문제점들에 대해 있는 그대로 기술한 것뿐이다. 이러한 품질 관리상의 결함은 상품 안내문이나 성분표가 잘못 기재될 수도 있다는 것과 특정 허브 상품들은 위험할 수조차 있다는 것을 의미한다.

멜라토닌

멜라토닌melatonin은 뇌의 송과선(pineal gland)에서 자연적으로 생성되는 호르몬이며, 밤에 어두워지면 분비된다. 멜라토닌은 당신의 일주기 리듬의 수면-각성 주기 조절을 돕기 때문에, 멜라토닌 보충제 역시 일시적인 시차적응, 교대근무 장애, 그리고 지연된 수면 주기 증후군에 도움이 될 수 있다. 왜냐하면 일주기 리듬은 이러한 수면 장애들에 의해 영향을 받기 때문이다. 이는 수면 문제를 갖고 있는 맹인들에게도 도움이 될 수 있다. 그러나 아직까지 불면증에 대한 멜라토닌 보충제의 효과는 검증되지 않았다(Neubauer 2007; National Institutes of Health 2005; Park et al. 2007). 불면증에 대한 효용성 검증이 부족함에도 불구하고, 멜라토닌은 수면 보조제로서 널리 사용되고 있다. 미국의 경우, 전인구 중 5퍼센트의 사람들이 멜라토닌을 사용하고, 이들 중 28퍼센트에 가까운 사람들이 불면증 때문에 이를 복용한다(Bliwise and Ansari 2007).

멜라토닌이 인체 내에서 자연적으로 생성되기 때문에 그것을 수면제로 사용해도 좋을 거라고 생각할 수 있을 것이다. 그러나 멜라토닌 보충제를 복용하는 것이 마냥 좋다고만 볼 수는 없다. 사실상, 잠재되어 있는 부작용으로 인하여 일부 유럽 국가들에서는 처방전 없이는 멜라토닌을 사용할 수 없도록 규제하고 있다(Guardiola-Lemaitre 1997). 예를 들면, 멜라토닌은 고혈압 치료제를 복용하고 있는 사람들의 혈압과 심장박동률을 높이고(Lusardi, Piazza, and Fogari 2000), 건강한 사람들에게 있어서도 심장박동률을 변화시키는 등 혈관계 부작용을 일으킨다는 보고가 있어 왔다(Vandewalle et al. 2007). 일부 연구자들은 또한 장기적으로 멜라토닌을 투여할 경우 생식 기능이 저하될 수 있다는 우려를 나타내었으나, 이에 대한 증거는 아직까지 없다(Weaver 1997). 그리고 멜라토닌 보충제는 글루코스 내성과 인슐린 민감도에 영향을 미치고(Cagnacci et al. 2001), 이것이 당뇨병 전증을 유발할 수 있다는 증거도 있다. 만약 멜라토닌 투약에 대해 고민 중이라면, 멜라토닌이 불면증 치료에 있어 매우 효과적이라는 증거가 아직 충분하지 못하므로(일주기 리듬 장애가 아닌 이상), 이것의 위험성과 이점을 조심스럽게 가늠해 보아야 할 것이다.

발레리안 루트

또 다른 인기 있는 허브 치료제가 바로 발레리안 루트valerian root(쥐오줌풀 뿌리)이다. 멜라토닌과 마찬가지로 미국 식품의약국(FDA)에 의해 규제되지 않으므로, 발레리안 루트도 일반적으로 품질, 순도, 농도나 구성성분에 대해 표준화되거나 검증되지 않는다. 발레리안 루트의 활성화 성분은 알려지지 않았지만, 불안을 감소시키고 근육을 이완시킴과 동시에 약간의 졸음을 유발하는 효과가 있는 것으로 보인다. 이러한 작용에도 불구하고, 발레리안 루트가 불면증에 도움이 되거나 수면을 개선시키는 데에 있어 진정으로 효과가 있는지에 대한 확실한 증거는 부족하다. 미국 인구의 6퍼센트에 가까운 사람들이 발레리안 루트를 사용하고, 이들 중 30퍼센트의 사람들이 수면 보조제로 이를 복용한다(Bliwise and Ansari 2007).

멜라토닌과 함께 발레리안 루트에 있어서도 가능한 위험성에 대해 고려하는 것이 중요하다. 다양한 연구들이 허브와 그 밖의 식물성 보충제들이 심혈관계, 당뇨, 발작, 그리고 암과 같은 질병의 치료제뿐만 아니라 향정신성 약물들과도 상호작용할 수 있다는 것을 보여 주고 있다(Bliwise and Ansari 2007). 불면증에 대한 발레리안 루트의 효과는 논란의 여지가 있으나, 현재로서는 이것이 수면을 촉진하는지에 대한 증거가 불충분하고, 따라서 불면증을 위한 치료제로서 추천되지 않고 있다(National Institutes of Health 2005).

카바

미국에서 허브 또는 영양 보충제로 판매되는 카바kava는 흑후추와 같은 과에 속하는 식물의 섬유로부터 추출한 쓴맛을 내는 약초이다. 카바는 서태평양 지역에서 생산된다. 이 지역에서는 그 이완 효과 때문에 카바를 3천 년 이상의 세월 동안 기분전환용 음료로 사용해 왔다. 카바는 일반적으로 긴장, 불안, 그리고 스트레스에 사용되었지만, 그 작용기제는 현재까지도 알려지지 않았다(Boon and Wong 2003). 다시 한 번 말하지만, 미국 식품의약국(FDA)에 의해 규제되지 않으므로 그 농도, 효능, 그리고 품질이 제조자에 따라 상당한 차이를 보인다.

카바의 사용으로 인해 간부전, 간경변, 그리고 간염으로 인한 간독성(liver toxicity)

을 포함한 심각한 건강상의 문제들이 생길 수 있다는 보고가 있어 왔다(Lude et al. 2008; Fu et al. 2008). 그 밖의 잠재적 부작용으로는 건조하고 얇게 벗겨지는 노란 피부, 탈모, 청력손실, 거식증, 근육 약화와 협응 문제가 있다(Wooltorton 2002a, 2002b). 심각한 약물 상호작용과 신체의 다양한 메커니즘에 대한 영향력 때문에 만약 당신이 플라빅스Plavix(클로피도그렐clopidogrel) 또는 아스피린aspirin과 같은 항혈소판 약물들, 쿠마딘Coumadin(와파린warfarin)과 같은 항응고제, 또는 항정신병 약물들을 복용하고 있거나 파킨슨병을 앓고 있다면 카바는 추천할 만한 것이 못 된다(Wooltorton 2002b). 2002년에 미국 식품의약국(FDA)과 캐나다 보건부(Health Canada) 모두 이것의 안정성과 간독성에 대한 정보가 확실해지기 전까지는 카바 사용을 중단하라는 연방자문위원회의 경고를 발표하였다(Mills et al. 2004).

처방된 수면제들

최근 50년 동안 불면증을 위해 사용되는 약물은 새로운 것으로 대체되어 왔다. 새로운 약물들은 바비튜레이트barbiturates와 클로랄 하이드레이트chloral hydrate에 비하여 눈에 띄게 안전해졌다. 오래된 약물들의 안전성에 대한 염려와 잠재적인 남용문제 때문에, 제약회사들은 보다 위험성이 적은 대체물들을 개발하고 시험해 왔다.

앞에서 언급한 바와 같이, 처방된 수면제를 복용하는 사람들은 매우 많다. 보다 편안하고 평화로운 수면을 약속하는 약물에 대한 수많은 TV 광고의 유혹은 왜 사람들이 수면제 복용을 그 해결책으로서 생각하는지에 대해 이해할 수 있게 해 준다. 비록 이러한 광고들이 사람들로 하여금 불면증을 위해 수면제를 처방받아야 할 필요성에 대해 확신할 수 있게 유도하고 있을지는 모르나, 미국 수면 의학회에 따르면 수면 문제를 극복하기 위한 첫 번째 과정은 바로 비약물적 접근이어야 한다. 그에 대한 한 가지 이유는 대부분의 진정-수면제들이 의존성 문제를 낳을 수 있기 때문이다. 심리적 의존성은 약물을 복용해야만 잠을 잘 수 있다는 생각에서 비롯되고, 그로 인해 복용을 중단하는 것을 두려워하거나 원치 않게 된다. 신체적 의존성은 신체가 약물에 적응되어 실제로 정상적인 느낌을 갖기 위해서는 약물을 필요로 하게 되는 것을 말한다. 내성은 같은 효과를 얻기 위해서 더 많은 약물을 복용해야 할 필요를 느끼게 되는 것을 말한다.

진정-수면제들은 의존성을 일으킬 수 있기 때문에, 일반적으로는 광고와는 다르게 이러한 약물의 장기간 사용을 권장하지 않는다. 진실은, 이 책에서 배우게 될 불면증에 대한 비약물적 개입이 장기적인 측면에서 더 효과적이라는 것이다. 진정-수면제의 의존성을 극복하는 첫 번째 단계는 약물 없이 당신 스스로 잠드는 것을 배울 수 있다는 믿음을 갖는 것이다. 비록 내가 기술하게 될 여러 기법들 또한 당신의 노력을 필요로 하기는 하지만, 상당한 시간이 지난 후에는 잠을 자기 위하여 더 이상 약물을 필요로 하지 않게 될 수 있다는 데에 그 의미가 있다. 이러한 접근들은 당신의 수면 문제에 대한 근본 원인들을 다룸으로써 당신의 불면증을 극복하게 하여 주고, 반동성 불면증(rebound insomnia)과 같이, 수면제를 복용하지 않는 밤에 불면이 재발되는 것을 방지해 줄 것이다.

불면증을 치료하기 위하여 현재 처방되는 약물들에는 벤조디아제핀계benzodiazepine class 약물들, 비벤조디아제핀계nonbenzodiazepine class 약물들, 라멜테온ramelteon(로제렘Rozerem), 바비튜레이트barbiturates, 항우울제들antidepressants, 그리고 항정신병 약물들antipsychotics이 있다. 이들 중 일부만이 불면증을 위해 처방되는 약물로서 미국 식품의약국(FDA)에 의해 승인되었다. 그렇지 않은 다른 약물들은 다른 조건들 또는 질병들에 대하여 특정적으로 승인된 것으로, 불면증에 매우 흔하게 처방되나 사실상 이는 인가되지 않은 사용에 해당된다. 그러한 약물들은 어떤 이들에게는 수면제로서 매우 효과적일 수 있다. 처방된 수면제들의 다양한 종류들에 대해 논의한 후 가장 흔히 사용되는 수면제에 대해 요약한 표를 마지막에 제시하였다.

벤조디아제핀

대부분의 수면제들은 벤조디아제핀계(benzodiazepine class) 약물에 해당한다. 이러한 약물들 중 테마제팜temazepam(레스토릴Restoril), 플루라제팜flurazepam(달마인Dalmane),

에스타졸람estazolam(프로좀ProSom), 쿼제팜quazepam(도랄Doral), 그리고 트리아졸람triazolam(할시온Halcion)만이 불면증 치료제로서 미국 식품의약국(FDA)의 승인을 받은 것들이다. 불면증 치료에 있어 벤조디아제핀계 약물의 인가되지 않은 사용은 매우 흔한데, 클로나제팜clonazepam(클로노핀Klonopin), 디아제팜diazepam(발륨Valium), 알프라졸람alprazolam(자낙스Xanax), 그리고 로라제팜lorazepam(아티반Ativan)과 같은 약물들이 이에 해당된다. 다양한 벤조디아제핀계 약물들 간의 주요 차이는 혈류 흡수율, 신체 전반에 걸친 분포율, 그리고 약물이 얼마나 오랫동안 신체에 머무는지에 달려 있다. 만약 약물이 빠르게 흡수된다면 보다 빠르게 작용한다고 느낄 것이고, 이는 수면 개시 불면증 환자들에게 보다 효과적일 것이다. 만약 약물이 천천히 흡수된다면 효과가 천천히 작용한다고 느껴질 것이고, 이러한 형태의 벤조디아제핀계 약물들은 수면 유지 불면증 환자들에게 보다 많은 도움을 줄 수 있을 것이다.

특정 약물들은 다른 것들에 비해 당신의 신체에서 오랫동안 작용하는데, 이는 그러한 약물들의 반감기(신체에서 약물의 본래 농도의 반이 소멸되는 데 걸리는 시간의 양)에 달려 있다. 이에 대해 아는 것은 중요한데, 만약 약물이 긴 반감기를 가졌을 경우, 짧은 반감기를 가진 약물들에 비해 약물의 효과가 더 오랫동안 지속될 것이기 때문이다. 만약 약물이 긴 반감기를 가졌을 경우, 다음 날까지도 여전히 그 효과를 느낄 수 있다. 어지럽거나, 비틀거리거나, 또는 멍한 느낌이 들기 때문에 이것은 일반적으로 '숙취 효과' 라고 불린다. 또 다른 요인은 얼마나 오랫동안 약물이 당신에게 영향을 미치는가와 관련된 것인데, 이는 바로 신체에서 약물이 대사되는 또는 소멸되는 과정을 말한다. 어떤 약물들은 빠르게 대사되지만, 그들의 분해산물들이 당신이 애초에 복용한 약물의 것과 비슷한 효과를 가지고 있어, 약물 효과의 작용 시간이 연장될 수 있다.

벤조디아제핀계 약물들은 당신의 기억과 수행을 손상시키고, 낮 시간 동안 가라앉은 느낌과 우울한 기분을 갖게 만들 수도 있다(Spielman and Anderson 1999). 또한, 이들은 호흡 기능을 경감시킬 수 있어서, 만약 당신이 코를 골거나 수면 무호흡증과 같은 수면-호흡 장애를 갖고 있다면 권장되지 않는 약물들이다. 벤조디아제핀계 약물들은 원기를 회복시키는 N3 수면을 억제하고, N2 수면 단계의 방추(spindle) 활동을 증가시키는 등 수면 구조에 영향을 미칠 수 있다(Mendelson 2000).

벤조디아제핀계 약물들의 가장 큰 문제는 당신의 신체가 내성을 만들어 내어 그들에게 의존하게 된다는 것이다. 이러한 이유들로 인하여 미국에서는 이들이 마약단속국(Drug Enforcement Agency)에 의하여 '통제약물 IV군(schedule IV drugs)'으로 분류된다. 벤조디아제핀계 약물로 인한 금단현상에는 반동 불면증, 초조, 불안, 그리고 보다 심한 경우로는 경련이 있다. 이러한 약물들은 항불안성, 진정-수면성, 그리고 항경련성 성분들을 갖고 있으므로(Morin 1993), 만약 복용을 중단하면, 당신의 신체가 불안과 수면 문제의 증가, 그리고 경련에 이르는 반대 효과를 경험하게 된다. 당신은 단계적 감량과 같이, 세심한 의학적 감독과 기준하에서만 벤조디아제핀계 약물의 복용 중단을 시도해야 하고, 그러는 가운데에서도 금단현상에 대해 주의해야 한다.

비벤조디아제핀계 수면제들

비벤조디아제핀계(nonbenzodiazepine class) 약물들은 진정-수면제로서, 미국에서는 1990년대에 처음으로 사용되기 시작하였다. 이 계열의 첫 번째 약물은 졸피뎀zolpidem(앰비엔Ambien)이고, 잘레플론zaleplon(소나타Sonata) 그리고 에스조피클론eszopiclone(루네스타Lunesta)이 10년 후 정도에 생겨났다. 신체에서의 그들의 작용은 벤조디아제핀계의 것들과 비슷하지만, 그들은 보다 특정적으로서, 뇌에서 목표로 하는 신경전달물질이 보다 선택적이다. 이로부터 얻을 수 있는 이점은 이러한 새로운 약물들이 벤조디아제핀계 약물들보다 더 지속적으로 작용하고, 부작용은 감소되었으며, 사용을 중단하였을 때의 금단현상이 줄어들었고, 의존의 가능성이 더 낮다는 것이다(Neubauer 2007; Park et al. 2007). 그러나 일부 의존 또는 남용의 가능성은 여전히 있으므로, 이들 또한 벤조디아제핀계 약물들과 같이 통제약물 IV군으로 분류된다.

앰비엔

앰비엔Ambien(졸피뎀zolpidem)은 5 또는 10밀리그램 용량으로 처방되고, 빠르게 흡수되므로, 보다 빨리 효과를 나타낸다. 이것의 반감기는 1.5~2.4시간인데, 이는 약물을 복용하고 짧은 시간 안에 당신의 신체에서 약물의 농도가 반으로 줄어든다는 것을 의미한다. 다른 말로 하자면, 만약 취침시간에 10밀리그램의 앰비엔을 복용하였다면, 1.5~2.4시간 후에 당신의 혈액 속에는 5밀리그램의 약물만이 남아있게 된다는 것이다. 그 후로 1.5~2.4시간이 지나면, 농도가 다시 한 번 반으로 줄어들어 2.5밀리그램이 된다. 이러한 특성 때문에 앰비엔은 잠들기가 힘든 사람에게 보다 효과적이다. 앰비엔은 반감기 때문에 약물의 효과가 밤 사이에 깨는 것을 감소시킬 만큼 지속될 수도 있지만 그렇지 않을 수도 있다. 이에 수면유지 불면증 환자들에게 도움을 주기 위해 긴 시간 동안 약의 효과가 지속되는 앰비엔 CR^{Ambien CR}이 개발되었다. 이 형태의 약물은 천천히 용해되어 보다 긴 시간 동안 장관(intestinal tract)에 흡수된다. 앰비엔 CR은 6.25밀리그램 또는 12.5밀리그램 용량으로 처방된다. 벤조디아제핀계 약물과 달리, 앰비엔은 수면구조에 유의미한 영향을 미치는 것 같지 않다.

지난 몇 년간 많은 언론 매체에서는 다음 날 그러한 사건들에 대해 전혀 기억하지 못하는 '수면 중 운전'과 '수면 중 먹기'와 같은 앰비엔의 부작용들에 대해 보도하였다. 앰비엔 웹사이트와 약물의 제조 정보를 보면 이제 이러한 비정상적인 활동들이 앰비엔 사용 시에 일어날 수 있는 부작용으로 제시되어 있다. 비록 앰비엔과 관련한 문헌들에서 벤조디아제핀과 비교하여 남용의 가능성이 낮다고 보고하고 있기는 하지만, 앰비엔 또한 오용되고 남용될 수 있다는 것에 대해 주의할 필요가 있다. 낮게 처방된 약의 용량으로는 더 이상 효과를 볼 수 없기 때문에 매일 밤 앰비엔을 50 또는 60밀리그램씩 복용한다는 사람들이 있다. 이는 어떠한 진정-수면제든 조심스럽게 사용해야 한다는 것을 시사해 주는 사례이다. 만약 권장 용량보다 더 많은 양을 사용하거나, 혹은 더 높은 용량을 원하는 마음이 들기만 하더라도 언제든 전문적인 도움을 구해야 한다.

소나타

앰비엔과 같이 소나타Sonata(잘레플론zaleplon)는 수면 개시 불면증에 전형적으로 사용된다. 5밀리그램과 10밀리그램이 사용 가능한 용량이다. 소나타는 빠른 개시와 흡수율을 보이고 신체로부터 빠르게 소거된다. 반감기는 겨우 1시간 정도이다. 만약 당신이 수면 유지 불면증을 갖고 있다면, 소나타는 도움이 되지 않는데, 왜냐하면 이것의 효과가 금세 사라지기 때문이다. 다른 진정-수면제와 같이, 소나타를 밤마다 복용하는 것은 약물에 대한 심리적 · 신체적 의존을 야기할 수 있다.

루네스타

루네스타Lunesta(에스조피클론eszopiclone)는 1밀리그램, 2밀리그램, 그리고 3밀리그램으로 처방되는 약물로서, 소나타 또는 앰비엔보다 더 긴 반감기를 갖고 있다. 이 약물은 빠르게 흡수되고 5~7시간에 이르는 반감기를 갖고 있기 때문에 수면 개시 불면증과 수면 유지 불면증 모두에게 효과적일 수 있다. 그러나 반감기가 길다는 것은 낮 동안의 졸음 또는 숙취 효과를 일으키기 쉽다는 것을 의미한다. 비록 미국 식품의약국(FDA)이 장기간 사용을 승인하기는 하였으나, 의존성에 있어서는 다른 진정-수면제들과 같은 위험성을 갖고 있다. 그리고 비교적 새로운 약물인 루네스타의 장기간 사용에 대해서는 아직 광범위한 연구가 이루어지지 않고 있는 상태이다.

가장 일반적으로 보고된 루네스타의 부작용은 두통, 입안의 불쾌한 맛, 감염, 구토, 통증, 불쾌한 꿈, 목의 통증, 낮 동안의 졸음, 그리고 우울감이 포함된다(Brielmaier 2006; Lieberman 2007). 반동성 불면증 또한 발생할 수 있고, 특히 이것의 사용을 중단한 바로 다음 날 나타날 가능성이 높다(Lieberman 2007). 비슷한 약물로서, 조피클론zopiclone(이모반Imovane)이 캐나다와 유럽에서 판매된다. 이것은 에스조피클론(루네스타)의 이성질체(isomer)인데, 이성질체란 같은 화학 공식을 갖고 있으나 구조는 다른 것을 말한다. 연구들을 살펴보면 조피클론은 반동성 불면증, 불안, 가슴 두근거림, 증가된 심장박동수, 떨림, 그리고 경련과 같은 금단현상과 함께 의존성을 일으킬 수 있다(Cimolai 2007).

라멜테온

라멜테온ramelteon(로제렘Rozerem)은 수면 개시 불면증 환자를 돕기 위해 만들어진 것으로서, 미국 식품의약국(FDA)에 의하여 승인된 가장 새로운 진정-수면제이다. 이것은 일주기 리듬의 수면-각성 사이클의 조절과 관련되는 뇌 속의 두 가지 종류의 멜라토닌 수용기에 작용한다. 수용체들 중에 하나는 졸음을 조절하고, 다른 하나는 신체가 주간과 야간 사이에 전환되는 것을 도와주는 것으로 알려져 있다(Kato et al. 2005; Zammit et al. 2007). 라멜테온은 빠르게 흡수되고 1~2.6시간의 반감기를 갖는다. 이것은 멜라토닌 보충제보다 훨씬 선택적이고 강하게 작용한다. 한 대단위 연구에 따르면, 5주간의 사용 후에 반동성 불면증 또는 그 밖의 금단현상이 나타나지 않았다고 한다(Zammit et al. 2007). 라멜테온의 부작용에는 두통, 낮 동안의 졸음, 어지럼증, 그리고 피로감이 있다. 벤조디아제핀계와 비벤조디아제핀계 약물들과는 달리 남용의 잠재적인 가능성이 없기 때문에 라멜테온은 마약단속국에 의해 통제되지 않는 약물(nonscheduled drugs)로 분류된다. 사실상, 미국에서 판매되는 수면 보조제 중 현재 유일하게 임의적인 처방이 가능한 약물이다.

바비튜레이트

바비튜레이트계(barbiturates) 약물들은 중추신경계의 진정제로서 작용한다. 달리 말하면, 가라앉히는 일을 하는 것이다. 과거에 펜토바비탈pentobarbital(넴뷰탈Nembutal), 세코바비탈secobarbital(세코날Seconal), 아모바비탈amobarbital(아미탈Amytal), 그리고 튜이날Tuinal로 불린 세코바비탈-아모바비탈 혼합물secobarbital-amobarbital combination과 같은 바비튜레이트계 약물들은 매우 빈번하게 수면제로 사용되었다. 수면을 위해 처방된 바비튜레이트계 약물들은 빠르게 또는 중간 정도로 작용하는데, 이 말은 이들의 효과가 복용 후 15~40분 후에 발효되고, 5~6시간 지속될 수 있다는 것을 의미한다. 페노바비탈phenobarbital(루미날Luminal)과 메틸페노바비탈methylphenobarbital(메바랄Mebaral)과 같이 오랫동안 작용하는 바비튜레이트계 약물마저도 불면증에 사용되어 왔다. 이들은 1~2시간 내에 진정 효과를 일으키고, 그 효과가 12시간 이상 지속될 수 있기 때문이었다(Ray and Ksir 1993). 바비튜레이트계 약물들이 불면증을 위해서 더 이상 잘 사용되지 않는 데에는 몇 가지 이유들이 있다. 첫째, 이들 중 일부가 모르핀morphine, 아편opium, 그리고 메스암페타민methamphetamine과 함께 통제약물 II군(schedule II drugs)으로 분류되어 있을 정도로 매우 위험한 약물이기 때문이다. 즉, 이들은 단지 중독성이 높을 뿐만 아니라, 숙취, 낮 동안의 졸음, 그리고 한 알만 복용하여도 그다음 날 근육

조정력에 손상을 주는 등 보다 심한 부작용을 갖고 있기 때문이다. 내성, 심리적 의존성, 그리고 신체적 의존성이 이러한 약물들에게서 흔하게 나타나는 부작용이다. 그리고 바비튜레이트계 약물은 호흡을 억제하여 숨 쉬는 것을 멈추게 할 수도 있다. 지나치게 많은 용량을 복용하거나 술과 함께 먹을 경우 더욱 치명적일 수 있다(Schilit and Lisansky Gomberg 1991; Ray and Ksir 1993). 요약하자면, 바비튜레이트계 약물들은 불면증에 권장되지 않는다.

항우울제

일부 항우울제(antidepressants)는 진정 효과를 갖고 있고, 이 때문에 낮은 용량의 항우울제가 수면 보조제로 빈번하게 사용된다. 같은 사용량을 기준으로 항우울제가 벤조디아제핀계 약물 또는 다른 수면제들에 비하여 내성이 더 낮다. 불면증에 자주 사용되는 항우울제에는 독세핀doxepine(사인콴Sinequan), 아미트리프틸린amitriptyline(엘라빌Elavil), 미르타자핀mirtazapine(레메론Remeron), 네파조돈nefazodone(세르존Serzone), 그리고 트라조돈trazodone(데시렐Desyrel)이 있다. 낮 동안의 진정은 이러한 약물을 사용했을 때 흔하게 나타나는 문제이다(Hauri 1998). 그 밖의 부작용으로는 입 마름, 배뇨 문제, 가벼운 두통, 변비, 서 있을 때의 어지러움, 심장박동의 불규칙함, 그리고 발기부전 등이 있다. 그리고 특정 항우울제들은 하지불안 증후군 또는 주기적 사지 운동 장애의 증상들을 악화시키므로, 이와 같은 상태가 당신의 수면에 영향을 미치는 상황이라면 항우울제 사용은 특히나 좋지 않은 선택이 될 것이다.

수면을 위해 항우울제를 사용하는 것은 미국 식품의약국(FDA)으로부터 승인받지 않은 것으로 간주된다. 만약 당신이 불면증에 더하여 우울증 또한 갖고 있다면, 진정 효과가 좀 더 강한 항우울제가 도움이 될 것이다. 그러나 항우울제가 우울증을 앓고 있지 않은 사람의 경우에도 수면 개선 효과가 있는지에 대한 증거는 아직 부족하고, 그와 같은 경우에 항우울제를 사용하는 것은 논란의 여지가 있다(Holbrook 2004). 항우울제를 사용할 경우 심각한 부작용이 나타날 수 있으므로, 수면을 위해 항우울제를 사용할 때에는 득과 실을 잘 따져 보아야 할 것이다(National Institutes of Health 2005; Neubauer 2007).

항정신병 약물

항정신병 약물(antipsychotics)은 종종 조증, 심각한 불안 장애, 또는 정신병적 증상들과 같은 다른 정신과적 장애를 함께 갖고 있는 불면증 환자들에게 사용되었다(Park et al. 2007). 이러한 약물들은 두 가지 유형, 즉 전형적(typical)인 것과 예외적(atypical)인 것으로 분류된다. 진정 성분 때문에 사용되는 전형적인 항정신병 약물들에는 티오리다진thioridazine(멜라릴Mellaril)과 클로르프로마진chlopromazine(소라진Thorazine)이 있고, 수면을 위해 사용되는 비전형적인 항정신병 약물에는 쿠에티아핀quetiapine(쎄로켈Seroquel), 올란자핀olanzapine(자이프렉사Zyprexa), 클로자핀clozapine(클로자릴Clozaril), 그리고 리스페리돈risperidone(리스페달Risperdal)이 있다. 전형적인 신경이완제의 장기간 사용에 따른 부작용에는 지연성 운동 이상증이 포함되는데, 이는 반복적이고, 불수의적이며, 목적 없는 움직임을 보이는 것이 특징적이다. 전형적인 항정신병 약물들의 다른 부작용에는 입 마름, 근육의 경축 및 뻣뻣해짐, 진전(떨림), 그리고 몸무게 증가가 있다. 새로운 비전형적 항정신병 약물들은 최근 몇 년에 걸쳐 등장하였기 때문에 장기간 사용이 지연성 운동 이상증을 일으키는지에 대해서는 아직 불분명하다. 불안 및 초조와 함께 가만히 있을 수 없을 것 같은 느낌과 가만히 앉아 있거나 또는 움직임 없이 가만히 있을 수가 없는 것과 같은 부작용이 구형과 신형 항정신병 약물 모두에게서 나타났다. 낮은 혈압, 성기능 장애, 그리고 몸무게 증가는 비전형적 항정신병 약물들에서 나타나는 흔한 부작용이다. 그리고 비전형적 항정신병 약물 사용으로 인해 제2형 당뇨병의 위험이 증가되고, 노년기에서는 뇌졸중의 위험이 증가되는 것으로 보고되었다(Gardner, Baldessarini, and Waraich 2005). 대부분의 사람들은 정신병적 장애를 위해 항정신병 약물을 처방받고, 그와 같은 문제에는 이러한 약물이 매우 효과적으로 작용한다. 만약 당신이 그런 경우에 해당된다면, 이러한 약물들의 유용성은 그들의 위험성을 능가할 것이다.

다음에 제시되어 있는 표는 수면을 위해 흔하게 처방되는 약물들을 요약해 놓은 것이다. 바비튜레이트계 약물들과 항정신병 약물들은 다른 수면 보조제에 비하여 잠재적 위험성이 높으므로, 불면증 치료에 추천되지 않고 따라서 이 표에는 포함되지 않았다.

불면증에 흔하게 사용되는 약물들

일반 명칭	상품명	계열	용량 (밀리그램)	불면증 치료제로서 미국 식품의약국의 승인을 받았나?
알프라졸람alprazolam	자낙스Xanax	벤조디아제핀	0.25~0.5	아니요
클로나제팜clonazepam	클로노핀Klonopin	벤조디아제핀	0.5~2	아니요
디아제팜diazepam	발륨Valium	벤조디아제핀	2~10	아니요
에스타졸람estazolam	프로좀ProSom	벤조디아제핀	1~2	네
플루라제팜flurazepam	달마인Dalmane	벤조디아제핀	15~30	네
로라제팜lorazepam	아티반Ativan	벤조디아제핀	1~4	아니요
쿼제팜quazepam	도랄Doral	벤조디아제핀	7.5~15	네
테마제팜temazepam	레스토릴Restoril	벤조디아제핀	7.5~30	네
트리아졸람triazolam	할시온Halcion	벤조디아제핀	0.125~0.25	네
잘레플론zaleplon	소나타Sonata	비벤조디아제핀	5~10	네
에스조피클론eszopiclone	루네스타Lunesta	비벤조디아제핀	1~3	네
졸피뎀zolpidem	앰비엔Ambien	비벤조디아제핀	5~10	네
졸피뎀 이알zolpidem ER	앰비엔 CRAmbien CR	비벤조디아제핀	6.25~12.5	네
라멜테온ramelteon	로제렘Rozerem	선택적 멜라토닌 수용기 효현제	8	네
아미트립틸린amitriptyline	엘라빌Elavil	항우울제	10~25	아니요
독세핀doxepine	사인콴Sinequan	항우울제	10~70	아니요
미르타자핀mirtazapine	레메론Remeron	항우울제	15~30	아니요
네파조돈nefazodone	세르존Serzone	항우울제	100	아니요
트라조돈trazodone	데시렐Desyrel	항우울제	50~300	아니요

수면제로 인한 문제들

수면제들은 당신이 낮 동안 느끼고 행동하는 것에 영향을 미칠 수 있다. 즉, 당신의 기분에 부정적인 영향을 미치고 정상적인 작업 수행 능력을 손상시킬 수 있다. 그리고 수면 사이클과 당신의 수면의 질을 변화시킬 수도 있다. 진정-수면제들이 당신의 전반적인 삶에 영향을 미칠 수 있고 잠재적으로 문제를 일으킬 소지가 있다는 것을 아는 것은 약을 복용할지 말지 또는 이미 복용하고 있다면 복용을 계속할 것인지에 대해 제대로 된 정보를 기반으로 결정을 내릴 수 있게 하므로 중요하다.

주간 생활에 미치는 영향

수면제들은 당신의 낮 동안의 기능과 수행에 영향을 미칠 수 있고, 이는 긍정적인 방향의 것이 아니다. 일정량의 수면제가 다음 날 당신의 신체에 남아 있을 수 있기 때문에, 일부 잔존 영향들이 있을 수 있다. 연구들에 의하면 특정 진정-수면제들은 다음 날 단지 졸리고 피곤한 느낌뿐만 아니라 감소된 정신운동과 인지적 기능 또한 초래할 수 있다(Hindmarch et al. 2006). 다른 말로 하자면, 당신은 느려진 반응 시간, 손상된 협응 능력, 그리고 단기 기억상실증 또는 기억 문제 등을 경험할 수 있다(Millar et al. 2007). 이는 운전, 기계 작동 또는 운동을 피하거나, 만약 부득이 해야 할 때에는 약물로 인하여 어지러울 수 있으므로 주의를 해야 한다는 것을 의미한다. 수면제는 자동차 충돌을 포함한 사고의 위험을 증가시키기도 한다(Glass et al. 2005).

또한, 진정-수면제들은 어지럼증과 균형감 상실을 유발할 수 있으므로 더 자주 미끄러지거나 넘어질 수 있다(Leipzig, Cumming, and Tinetti 1999). 처방전 없이 구입할 수 있는 수면 보조제들조차도 다음 날 어지럼증과 피곤함을 유발할 수 있으므로 다양한 작업 수행 능력에 영향을 미칠 수 있다. 따라서 진정-수면제 복용으로 향상된 수면이 다음 날 당신의 기능을 개선시켜 줄 것이라는 믿음은 버려야 한다. 진정-수면제가 기능의 개선에 도움이 되지 않는다는 것을 보여 주는 여러 가지 증거가 있기 때문이다. 사실상, 약물들이 당신의 수면을 꼭 향상시켜 주는 것만도 아니다.

수면 중에 미치는 영향

수면제는 자는 중에도 문제를 일으킬 수 있다. 여러 가지 수면제는 보통 호흡을 저하시키는데, 당신이 코골이 또는 수면 무호흡증 또는 다른 호흡 관련 문제들을 갖고 있다면, 이는 문제가 될 수 있다. 만약 당신이 수면 무호흡증을 갖고 있다면, 진정-수면제 사용과 관련하여 매우 조심하여야 하는데, 질식 시키거나 또는 호흡을 더 길게 멈추게 하거나 자주 멈추게 하는 등 약물이 당신의 호흡을 악화시킬 수 있기 때문이다. 이는 다른 말로 하자면, 수면제가 당신의 심장과 폐의 오작동의 위험을 증가시킬 수 있다는 것이다(Spielman and Anderson 1999).

대부분의 진정-수면제들은 또한 다른 방향으로도 당신의 수면에 영향을 미친다. 그들은 당신의 수면의 구조를 바꾸고, 각 수면 단계에서 보내는 시간의 양을 변화시킨다. 예를 들어 벤조디아제핀계 약물들은 서파 수면, 즉 N3 수면 단계를 억제하거나 감소시키는 반면, N2 수면 단계를 증가시킨다. 서파 수면이 수면 사이클 중 가장 많은 휴식을 취할 수 있는 깊은 단계의 수면이기 때문에, 이를 덜 취하게 된다는 것은 전반적인 수면의 질과 더불어 다음 날 잠에서 깨어났을 때의 상쾌함의 정도에도 영향을 미칠 수 있다. 일부 진정-수면제들은 또한 수면 사이클의 또 다른 중요한 부분이라 할 수 있는 렘수면을 감소시킬 수 있다(Morin 1993). 앞에서 언급한 바와 같이, 새로운 비벤조디아제핀계 약물들은 수면 구조에 보다 적은 영향을 미치는 것으로 보인다.

수면제 복용을 언제 그리고 어떻게 중단할 것인가

수면제 복용의 중단과 관련한 결정은 매우 큰 사안이다. 비약물적 해결책들이 일반적으로 장기간에 걸쳐 보다 나은 결과들을 제공해 주기는 하지만, 이러한 기법들을 배우고 적용하는 것은 약물을 그저 단순히 복용하는 것보다 더 많은 시간을 들여야 하고, 당신의 굳은 결의가 필요한 일이기 때문이다. 그러나 당신이 수면제 복용 중단을 원하는 데에는 많은 이유들이 있을 것이다. 아마도 매일 밤 수면제를 복용하는 것에 지쳤거나 이러한 약물이 당신의 뇌와 신체에 미치는 영향에 대해 걱정하고 있을 수도 있다. 보다 잘 자기 위해서 남은 평생 동안 수면제를 복용해야 하는 것에 신물이 나도록 질렸거나, 약물 구입비용이 부담스럽게 느껴졌을지도 모른다. 아마도 약물에 의존

해야 한다는 생각 자체가 싫고, 그저 수면제의 도움 없이 당신 스스로 잠을 잘 수 있기를 원하는지도 모르겠다.

그렇지만 한편으로는 당신 나름대로 약물 복용이 가치 있다고 생각할 만한 이유들이 있을 것이다. 예를 들면, 만약 당신이 불면증을 동반한 심각한 비강 알러지를 갖고 있기 때문에 항히스타민제를 복용하고 있다면, 이러한 증상들을 치료하기 위하여 약물을 계속해서 복용하는 쪽으로 결정을 내릴 수 있을 것이다. 그리고 불면증과 관련 없이 불안 장애가 있고 당신의 불안 때문에 벤조디아제핀계 약물을 복용하고 있으며 그것이 당신에게 효과가 있다면, 계속해서 약물을 복용하길 원할 수 있을 것이다. 이러한 주제들에 대하여 의사와 상의하는 것은 좋은 생각이다. 몽유병과 야경증과 같은 일부 사건수면들(문제가 되는 수면 관련 장애들. 11장 참조) 또한 벤조디아제핀계 약물들로 치료가 된다. 만약 이러한 경우라면, 약물복용을 중단하게 되면 사건수면 증상들이 다시 나타날 수 있으므로, 이를 중단하는 것은 어려울 수 있다.

수면제 복용의 중단 여부와 시기를 결정하기 전에 이러한 요인들을 모두 세심하고 비중 있게 다룰 필요가 있다. 이 장의 나머지 부분에서는 당신이 당신에게 맞는 결정을 내리는 데에 필요한 정보들을 제공해 줄 것이다. 만약 중단하기로 결정을 내린다면, 적절한 중단 시기와 그러한 과정 중에 의학적 안내자 또는 감독자가 필요할지 여부를 결정해야 한다. 당신은 약물 없이 잠자는 것을 처음 시도한 날에 나타날 수 있는 당신 신체의 반응들과 함께, 지나치게 빨리 중단했을 때에 나타날 수 있는 부작용들에 대해 반드시 인지하고 있어야 한다.

수면제 복용의 중단에 따른 잠재적인 부작용들

만약 당신이 수면제를 단숨에 끊는다면, 금단현상을 경험할 가능성이 보다 높아진다. 금단현상들의 심각도와 기간은 얼마나 오랫동안, 얼마나 자주, 그리고 얼마나 많이 수면제를 복용해 왔는가에 따라 달라진다. 이는 또한 복용한 수면제의 종류에 따라서도 달라진다. 벤조디아제핀계 약물들은 일반적으로 비벤조디아제핀계 약물들에 비하여 더 많은 금단현상을 유발하지만, 두 약물 모두 갑자기 중단하였을 때에 문제를 일으키는 것은 마찬가지이다. 벤조디아제핀계 약물의 경우, 금단현상으로 경련을 일으킬 수도 있으므로, 높은 용량에서 낮은 용량으로 조심스럽게 단계적으로 감량하는 것이 갑자기 중단하거나 빠르게 감소시키는 것보다 나은 방법이다.

벤조디아제핀계 약물의 가능한 금단현상들에는 불안, 과민성, 두통, 피로감, 근육 떨림, 반동성 불면증, 그리고 메스꺼움과 같은 것이 포함된다. 이에 더하여 당신의 감각들의 민감도가 증가될 수도 있다(Morin 1993). 그 밖의 진정-수면제들을 빠르게 중단하였을 때에는 반동성 불면증, 증가된 불안, 행동상의 변화들, 복부와 근육의 경련들, 메스꺼움, 구토, 발한, 증가된 심장박동수, 진전, 그리고 경련 등이 발생할 수 있다. 만약 증상들이 심각하다면 의학적 도움을 구해야 한다. 불안을 동반한 반동성 불면증은 진정-수면제를 중단하였을 때에 나타나는 문제들 중 가장 좌절스럽고 문제가 되는 증상이지만, 이는 매우 단기간에 끝날 것이고, 장기적으로 보았을 때에 수면제 없는 당신의 미래는 희망적이다. 이것은 대부분의 수면제 복용을 중단하였을 때 나타날 수 있는 매우 정상적이고 일시적인 반응들인 것이다.

비록 점진적으로 용량을 조절하거나 줄이는 것이 반동성 불면증을 완화하는 데에 도움이 될 수 있기는 하지만, 이것이 일어날 수 있는 가능성에 대해서는 반드시 준비를 해 두어야 한다. 반동성 불면증은 약물이 더 이상 처음 시작했을 때처럼 작용하지 않는 상황에서조차도 왜 사람들이 수면제를 계속해서 복용하는지에 대해 설명해 줄 수 있는 가장 중요한 원인 중 하나이다. 반동성 불면증은 실제로 수면제를 복용하기 시작하기 이전의 불면증보다 더 악화된 것일 수 있고, 심각한 불안을 동반하기도 한다. 그 결과로 반동성 불면증에서 벗어나기 위해 다시 수면제를 복용하고 싶은 마음이 들 수도 있다. 불행하게도, 이는 당신이 스스로 잠을 잘 수 없다는 신념을 강화하고, 그럼으로써 당신의 심리적 의존성은 증가하게 된다. 힘들기는 하겠지만, 이러한 잘못된 신념을 극복할 수 있는 가장 효과적인 방법들 중의 하나는 끝까지 버티면서 다른 수면제 역시 복용하지 않는 것이다.

반동성 불면증으로 인해 힘든 밤들을 견디어 내고 나면, 수면제 중단으로 발생할 수 있는 최악의 문제들 중 하나를 극복하게 된 것이다. 그러나 진정-수면제의 복용을 중단한 이후로 더 심한 불면증만을 경험하게 되었다고 느낄 수도 있다. 수면제가 당신에게 별로 효과가 없었다고 느꼈을 때조차도, 사실상 당신의 뇌에는 진정 효과가 있었던 것이다. 반동성 불면증이 정상적이고 영원히 지속되지는 않을 것임을 이해하는 것은 이 수면 프로그램에 있어 가장 힘든 도전 중의 하나를 극복하는 데에 도움을 줄 것이다. 수면제를 포기하고 당신의 신체에 약물 없이 잠들 수 있는 기회를 주도록 해 보자.

당신에게 의학적 지침 또는 감독이 필요한지 평가해 보기

진정-수면제 복용의 중단과 관련하여 당신에게 의학적 감독과 지침이 필요한지 아닌지를 판단하기 위하여 수면제에 대한 당신 신체의 의존 수준에 관한 몇 가지 질문들에 답해 보도록 하라.

____ 네	____ 아니요	1. 매일 밤 수면제를 복용하는가?
____ 네	____ 아니요	2. 처방된 것보다 더 많은 용량을 복용하는가?
____ 네	____ 아니요	3. 수면제를 복용하지 않았거나 중단하려고 노력하였을 때에 지독한 반응들을 경험한 적이 있었는가? (예를 들면, 진땀을 흘리기, 오한, 빠른 심장박동, 경련, 또는 아주 지독한 불면증)
____ 네	____ 아니요	4. 세 달 이상의 기간 동안 일주일에 5~7일씩 수면제를 복용해 본 적이 있는가?

만약 당신이 이러한 질문들 중 한 개에라도 '네' 라고 답하였다면, 가능한 한 모든 부정적인 반응들에 대해 관찰할 수 있도록, 수면제를 중단하기에 앞서 의사에게 반드시 자문을 구해야 한다. 각 질문에 대해 보다 자세히 살펴보고, 당신의 답변들이 의미한 바가 무엇인지 알아보도록 하자.

만약 당신이 질문 1에 '네' 라고 답하였다면, 당신은 약물에 대한 신체적 또는 심리적 의존성 모두를 갖고 있을 수 있다. 당신은 또한 반동성 불면증에 대해 두려워할 수 있는데, 수면제 복용을 중단했을 때의 일반적인 반응은 수면제에 대한 당신의 신체적 의존성을 반영해 주는 것이기 때문이다. 반동성 불면증은 수면제 복용을 중단하였을 때의 전형적인 반응이기는 하지만, 영원히 지속되는 것은 아니다. 이것은 오직 첫날 밤만 혹은 며칠 또는 몇 주간만 지속될 뿐이다. 비록 반동성 불면증으로 인하여 좌절감을 느낄 수도 있지만, 약물 없이 수면을 취하는 데에 당신의 신체가 적응하기 위해서는 어느 정도 시간이 필요하다는 것을 기억한다면 훨씬 도움이 될 것이다. 반동성 불면증으로 인하여 다시금 수면제를 복용하길 원한다 할지라도, 며칠간만 견디어 내면 당신의 신체가 약물에 대한 의존성을 잃게 될 것이다.

만약 당신이 질문 2에 대해 '네' 라고 답하였다면, 당신에게는 이미 수면제에 대한 신체적 내성이 생겼다고 할 수 있다. 예를 들면, 10밀리그램의 앰비엔을 몇 달간 복용하다가 더 이상 효과가 없다고 느끼게 되고 매일 밤 20밀리그램을 복용하기 시작하였다면, 당신에게는 약물에 대한 내성이 이미 생긴 것이다. 이런 경우에는 약물 중단에 의해 매우 부정적인 반응들이 생길 수 있으므로 단계적인 약물 중단을 위해 의학적 지침과 감독이 반드시 필요하다.

만약 당신이 질문 3에 대해 '네' 라고 답하였다면, 당신은 이미 수면제 중단을 위해 노력한 결과 부정적인 반응을 경험한 것이고, 이는 당신의 신체가 약물에 대해 의존적이라는 것을 의미한다. 이에 대해 당신은 반드시 의사와 의논함으로써, 당신에게 가장 안전한 방법으로 천천히 약을 줄여 나가야 한다. 진정-수면제를 중단하는 것은 알코올과 다른 중독적인 약물을 중단할 때와 같이 신체적 부작용을 낳을 수 있다. 당신이 어떤 약물을 복용해 왔는가에 따라 부작용은 더욱 심각해질 수도 있다.

만약 당신이 질문 4에 대해 '네' 라고 답하였다면, 당신은 상당한 기간 동안 수면제를 복용해 온 것이다. 당신은 신체적으로 약물에 대한 의존성이 생겼을 수 있고, 심리적으로도 의존적일 가능성이 매우 높다. 심리적 장애물이 극복하기 가장 어려운 것 중 하나가 될 수 있지만, 실제로 대다수의 사람들은 약물의 사용 없이 수면을 취하는 법을 배울 수 있다. 그런데 당신이 그러지 못할 이유가 있겠는가? 그러나 만약 당신이 장기간 동안 수면제를 복용해 왔다면 수면제가 당신에게 반드시 필요하다는 것에 대해 확신을 갖고 있을 수도 있고, 이를 극복하는 것이 상당히 힘든 일이 될 수도 있다. 그러나 몇 년간 수면제를 사용해 온 만성 불면증 환자들조차도 수면제 중단에 성공할 수 있다.

위의 질문들 모두에 '아니요' 라고 답하였다 할지라도, 수면제에 신체적 또는 심리적으로 의존하고 있지는 않은지 평가하는 것은 여전히 중요한 문제이다. 당신은 약물 없이 잠에 빠져들 수 없다고 믿고 있는가? 당신은 종종 수면제 없이 잠을 자려고 시도하다가도 얼마 후에 다시 수면제를 복용하곤 하는가? 이러한 질문들 모두에 '네' 라고 답하였다면, 당신은 수면제에 심리적으로 의존하고 있을 수 있다. 이 책은 당신으로 하여금 수면제에 대한 심리적 의존성을 극복할 수 있도록 도와줄 수 있다. 심리적으로만 의존하고 있다 할지라도, 의사에게 약물 없이 잠을 자려 하는 새로운 수면 프로그램을 시도하고 있다는 것을 알리는 것은 나쁘지 않은 생각이다.

수면제 중단을 위한 실용적인 정보들

수면제 중단에 대한 결심이 섰다면, 이를 어떻게 해 나가야 할지에 대한 유용한 정보들을 살펴보도록 하자. 만약 수면제를 오랜 기간 동안 사용해 오지 않았거나 또는 아주 드물게 사용해 왔다면, 여기에 제시한 내용들 중 일부는 당신에게 적용되지 않을 수도 있다. 예를 들면, 당신이 어쩌다 한 번씩 약을 복용해 왔다면 아마도 반동성 불면증에 대해 걱정하거나 천천히 약을 줄여 나갈 필요는 없을 것이다. 그러나 만약 당신이 거의 매일 밤 수면제를 복용해 왔다면, 이러한 모든 정보들은 반드시 유용하게 쓰일 것이다.

- 약물을 천천히 감량하기 위한 최고의 방법에 대해 의사의 자문을 구하도록 하라. 수면제의 효과는 용량에 따라 유의미하게 다르므로, 의사로부터 감량 스케줄을 얻는 것은 좋은 생각이다. 어떤 약물의 경우에는 처음부터 기존 복용량의 절반으로 줄여야 할 수도 있고, 또 다른 약물의 경우에는 1/4을 줄여야 할 수도 있다. 매주 같은 비율로 복용량을 줄여 나가야 할 것이다.
- 수면제를 감량할 시기를 정하라. 이는 당신이 과도하게 스트레스를 받지 않고 있거나 일이 적은 주말 또는 휴가기간에 하는 것이 좋다. 삶이란 항상 일정 수준의

스트레스가 있게 마련이므로 중단을 시작할 만한 완벽한 시기란 없다. 지나치게 많은 여러 가지 의무들 혹은 스트레스가 있거나 어려운 상황들이 존재하지 않는, 적당한 시기를 정하도록 하라.

- 가족들과 친구들로부터 도움을 받아라. 그들에게 어떻게 그리고 왜 당신이 수면제 복용을 중단하고 싶은지에 대해 이야기하라. 당신은 이러한 약물들이 당신과 당신의 삶에 미치는 부정적인 영향들에 대해 설명할 필요가 있을 것이다.
- 반동성 불면증에 대비하라. 이것이 수면제를 중단하였을 때에 당신의 신체에 나타날 수 있는 매우 정상적인 과정임을 기억하라. 며칠간의 잠 못 이루는 밤으로 인하여 과도하게 불안해하거나 좌절감을 느끼기보다는, 이것이 당신 스스로 잠드는 방법을 배우는 데에 있어 가장 큰 장애물임을 명심하고 마음의 평화를 찾도록 노력해 보라.
- 약물 중단의 과정을 준비하기 위하여 이완 기법들을 연습하라(5장 참조). 미리 연습을 하는 것은 약물을 중단하였을 때에 이를 숙련되게 사용할 수 있도록 하여 줄 것이다.
- 더 이상 수면제를 복용할 필요가 없는 시점까지 감량하였다면, 남아 있는 약물들을 모두 버려라. 만약 당신이 밤마다 반복적으로 약물을 복용해 왔다면, 이는 특히 중요하다. 당신은 그러한 습관을 다시 시작하고 싶지 않을 것이다. 그렇다면 과연 약물을 근처에 두고 그러한 유혹에 시달릴 필요가 있겠는가?
- 견디어 내라! 수면제를 더 이상 복용하지 않는 것은 중요한 성취이고, 당신의 의지력과 힘에 대해 증명할 만한 것이 될 수 있다. 이러한 약물들을 중단한 후에야 비로소 당신은 스스로 잠을 자는 것을 배울 수 있게 될 것이다.

여기에서 당신이 가질 수 있는 한 가지 의문은 이 수면 프로그램을 진행하는 중 대체 어느 시점에서 수면제 복용을 중단해야 하는가일 것이다. 그것은 당신 자신과 약물 없이 잠을 잘 수 있다는 것에 대한 자기 신뢰 정도에 달려 있다. 이상적으로는 이 프로그램을 시작하기 이전에 수면제를 모두 중단하는 것이 좋다. 그러나 이것은 신체적 그리고 정서적으로 당신에게 하나의 도전이 될 것이고, 이 프로그램의 후반부에 이르러서야 수면제를 중단하기로 결심하게 될 수도 있다. 당신의 능력에 가장 적절한 때에, 그러나 너무 늦지는 않게 시작하도록 하라. 이 프로그램의 목표는 약물 없이 자연스럽게 좋은 잠을 잘 수 있게 되는 것이다. 당신 자신이 당신의 수면에 대한 통제권을 갖고 있고 약물 없이도 잠들 수 있으며 깊은 휴식을 얻을 수 있음을 깨닫는 것은 그와 같은 목표를 강화하고 결과들을 지속할 수 있도록 도와줄 것이다.

요약

우리는 약물 문화 속에 살고 있다. 일반의약품과 처방된 약물들은 기분과 수면을 포함하여 우리가 경험하는 아주 작은 모든 증상들에까지도 실질적으로 사용된다. 천연 허브 치료제들 또한 인기가 많고, 특히 수면 문제에 있어서는 더욱 그러하다. 이러한 선택사항들이 유혹적일 수 있지만 근본적인 문제를 치료해 주는 것은 아니므로, 만약 당신이 수면제 복용을 중단키로 결심하였다면 당신은 아마도 처음 약물을 복용하기 시작했던 그 시절을 돌아보게 될 것이다. 수면제는 수면 구조에도 영향을 미칠 수 있기 때문에, 당신의 수면 문제를 실질적으로 악화시킬 수도 있다. 수면제는 낮 기능을 손상시킬 수도 있고, 정기적인 진정-수면제 사용은 의존성 문제를 낳을 수도 있다. 비록 수면제들이 과도한 스트레스를 받고 있는 동안에는 단기적인 효과를 줄 수 있을지 모르나, 장기적인 해결책으로서는 좋지 않다. 다행히도, 밤중에 약물 없이 잠드는 방법을 배울 수 있고, 이 책은 당신에게 바로 그 방법을 알려 줄 것이다. 이는 매우 힘든 도전이지만, 당신은 결국 그만한 가치가 있는 도전임을 깨닫게 될 것이다.

앞으로 4장에서 10장에 이르기까지 이 책은 당신의 적극적인 참여를 필요로 할 것이다. 이는 집중을 의미하고, 아마도 당신의 행동 일부에 변화를 가져올 것이다. 예를 들면, 스트레스를 관리할 수 있는 새로운 방법과 불면증을 일으킬 수 있는 다른 요인들에 대해 배우는 것은 중요한 행동상의 변화를 요구할 것이다. 그리고 이 접근은 당신의 사고 패턴을 점검하고 만약 그것이 당신의 수면을 방해한다면 변화를 촉구하게 될 것이다.

04

수면 위생

케이티는 45세의 여성으로 수면 개시 불면증과 수면 유지 불면증 모두를 갖고 있고, 이는 잠이 드는 것과 잠을 유지하는 것 모두에서 어려움이 있다는 것을 의미한다. 그녀는 자신의 수면 문제가 매우 짜증스럽게 느껴진다고 기술하였는데, 이는 그녀 스스로가 평소에 매우 불안하다거나 뭔가에 대해 걱정하고 있다고 생각하지 않기 때문이다. 그녀는 사실상 자신의 유일한 걱정은 잠이 들지 않는 것뿐이라고 말하였다. 그녀의 수면 문제들은 작년에 암 진단을 받은 그녀의 연로한 아버지를 돌보면서부터 시작되었다. 이는 그녀에게 매우 힘든 시간이었고, 그녀의 수면 스케줄은 엉망이 되어 버렸다. 그 시기에 그녀는 한밤중에도 아버지의 시중을 들어야 했고, 훨씬 더 얕은 잠을 자게 되었다고 말하였다. 비록 아버지가 6개월 전에 돌아가셨지만, 케이티의 수면 문제들은 계속되었다. 한밤중에 그녀가 잠자리에 들면 그녀는 완전히 깨어 있는 느낌이 들었고 이런저런 생각을 멈추기가 힘이 들었다. 이때 특정한 걱정거리가 있는 것은 아니었고, 그저 다음 날 해야 할 일들이나 그녀에게 별로 문젯거리가 되지도 않는 일들에 대한 생각이 시작되곤 하였다. 그러나 실제로 그녀는 누워 있을 때 상당한 시간을 언제 잠들 수 있을지에 관해 걱정하는 데 소모했고, 급기야 자신의 수면 문제에 대해 지나치게 걱정한 나머지 낮 동안에도 계속 그에 대해 고민할 정도가 되었음을 깨달았다.

케이티는 건강한 라이프스타일을 유지하려고 노력한다. 그녀는 아침에 한 잔의 커피를 마시고 가끔 점심시간에 한 컵을 더 마신다. 그녀는 매주 며칠씩 저녁 7시쯤에 운동을 하고 8시 정도에 저녁 식사를 하며, 초콜릿을 좋아해 저녁 식후에 몇 조각을 먹는다. 아버지가 앓아눕기 시작하면서, 그녀는 대학 시절 이후로 끊었던 담배를 다시 피우기 시작하였다. 그러나 하루에 피우는 담배의 양을 두세 개비 정도로 줄였기 때문에 곧 끊을 수 있을 거라는 희망이 있어 보인다. 그녀는 보통 평일 밤에는 한 잔, 주말에 친구들과 만날 때에는 세 잔에서 네 잔 정도의 와인을 마신다.

케이티는 일반적으로 졸리지 않아도 10시면 잠자리에 든다. 이에 대해 케이티는 "잠들기 위해서는 많은 시간이 걸리기 때문에 매일 밤 스스로에게 추가적인 시간을 주기 위해서예요."라고 설명한다. 가끔 그녀는 침대에서 이완하려 노력하는 가운데에 TV를 보거나 책을 읽지만, 둘 다 빨리 잠드는 데에는 도움이 되지 않는다. 밤중에 그녀는 몸을 뒤척이며 시계를 보고 매 분이 지날 때마다 점점 짜증이 증가하는 것을 느낀다. 그녀가 잠드는 데 2시간 정도의 시간이 소요될 때도 있다. 어떤 날에는, 초조한 마음으로 누워 있었는데도 45분 만에 잠이 들기도 하였다. 그러나 그렇게 운 좋은 날은 한 달에 한두 번 정도만 있다고 한다. 그녀는 아버지가 돌아가신 후 수면제를 복용하였고, 처음에는 약물의 효과가 매우 높아 20분 안에 잠이 들고 매일 밤 7시간을 깨지 않고 잘 수 있었다. 그러나 점차 더 높은 용량을 필요로 하게 되었고 일주일에 한 번 또는 두 번 정도 복용하기보다는 매일 밤 복용하기 시작하였으며, 약물의 긍정적인 효과는 점차 줄어들어 갔다. 이제 케이티에게 약물은 더 이상 효과가 없었고, 새로운 약물을 시작하기보다는 차라리 그녀의 수면 문제를 약물 없이 해결하고픈 마음이 들었다.

케이티는 일반적으로 하룻밤에 세 번 또는 네 번 정도 깨고 다시 잠들기가 힘들다고 말한다. 그녀는 무엇 때문에 깨게 되는지 알 수가 없다. 종종 그녀는 화장실에 가지만, 그것 때문에 깨는 것 같지는 않다. 이렇게 밤에 깨어나게 될 때면 완전히 깨어버린 느낌이 들게 되고, 깬 시간이 몇 시인가에 따라 침대에 누워 다시 잠을 청하거나 일어나서 하루의 생활을 시작한다. 만약 그녀가 다시 잠들지 못한 채로 1시간 이상을 누워 있게 될 때면, 그녀는 종종 침대에서 나와 그녀의 컴퓨터로 작업을 하곤 한다.

> 케이티는 침실에 컴퓨터를 두고 일을 한다. 그녀는 잠을 잘 수 없다는 좌절감이 많이 들 때에는 일을 시작하는 게 더 낫다고 말한다.

밤 시간은 많은 사람들에게 좌절감을 안겨 준다. 케이티는 수면 개시 불면증(잠드는 데에 문제가 있는 것)과 수면 유지 불면증(잠을 유지하는 데에 문제가 있는 것) 모두를 갖고 있는 사람들의 전형적인 예에 해당된다. 사실상, 케이티의 습관 중 많은 것들이 실제로 그녀의 수면 문제에 기여하고 있다. 이 책을 읽고 있는 당신 또한 자신의 여러 가지 행동이 수면을 방해하는데도 이를 알아차리지 못하고 있을 수도 있다. 다행히도, 좋은 잠을 잘 가능성을 높일 수 있는 매우 단순한 방법들이 있다. 이에는 수면 위생이 포함되는데, 이는 좋은 수면의 기초가 되는 것으로서, 사용할 수 있는 방법들 중 가장 쉽고 단순한 기법이라 할 수 있다.

비록 많은 사람들이 운동, 식이요법, 정기적인 의학적 검진, 스트레스 감소 기법 등을 통하여 그들의 신체적 그리고 정신적 건강을 유지하는 것이 중요하다는 것을 인식하고 있음에도 불구하고, 종종 수면이야말로 신체적 그리고 정신적 웰빙의 필수적인 요소라는 것을 간과하곤 한다. 그러나 수면 부족 또는 불충분한 수면은 건강상의 문제들을 일으킬 수 있고, 당신의 마음과 기분에도 영향을 미칠 수 있다. 이 장에서는 수면 위생(수면을 둘러싼 행동들, 조건들, 그리고 습관들)을 통해 수면을 개선시키기 위해서는 어떻게 해야 하는지에 관해 살펴볼 것이다. 좋은 수면 위생은 지속적이고, 휴식을 주며, 효율적인 수면을 촉진시킨다. 좋은 수면 위생은 당신으로 하여금 매일 밤 더 나은 수면을 취하게 도와주고, 이는 당신의 전반적인 건강과 웰빙을 개선시켜 줄 것이다. 이 장의 나머지 부분에서는 수면 위생의 다른 측면들에 대해 논의하고, 수면을 촉진하는 행동들과 관련하여 앞으로 당신이 개선시켜야 할 점들에 대해 다룰 것이다.

침대에서 보내는 시간을 제한하기

케이티는 그녀의 수면 위생의 많은 측면들을 개선시킬 수 있었다. 예를 들면, 수면 시간이 다가올수록 이완과 수면을 촉진하는 행동을 하는 것, 그리고 실제로 졸리기 전까지는 침대로 가지 않는 것 등은 큰 변화를 가져다주었다. 케이티는 잠들기까지 기다리는 동안 스스로에게 추가 시간을 주기 위하여 졸리기도 전에 잠자리에 들곤 했었다. 비록 불면증을 갖고 있는 사람들 중 많은 이들이 이와 비슷한 행동을 하지만, 이는 대체로 불면증을 더욱 악화시키는 결과를 낳는다. 만약 당신이 완전히 각성된 느낌을 갖고 있거나 잠잘 준비가 되지 않은 채 잠자리에서 시간을 보낸다면, 당신은 잠자리에 들 때마다 완전히 깨어 있는 느낌이 들도록 당신의 신체를 조건화시키고 있는 것과 같다. 많은 사람들이 이 함정에 빠진다.

이와 비슷하게, 수면 문제를 갖고 있는 사람들은 매일 밤 총 수면 시간에 대해 자주 걱정한다. 그래서 어떻게든 더 많은 잠을 자기 위하여 일반적인 취침 시간보다 더 일찍 잠자리에 든다. 그러나 이는 보통 반대의 결과를 가져오고, 잠드는 것에 대한 좌절감과 어려움만을 증가시킨다. 이러한 행동은 악순환을 낳기 때문에 정말 졸리다는 느낌이 들 때에만 잠자리에 드는 것이 중요하다.

같은 맥락에서, 만약 당신이 자다가 한밤중에 깨어 다시 잠들기 힘들다면, 그때에도 잠자리에서 나와 다시 졸린 느낌이 들 때까지 다른 방에서 뭔가 이완 또는 지루함을 느끼게 하는 활동을 하여야 한다. 잠자리에서 긴 시간 동안 깨어 있는 상태로 누워 있지 않는 것이 중요한데, 그럼으로써 잠자리에서 자극적인 활동에 관여하지 않게 되는 것이다. 다시 한 번 말하지만, 잠자리에 누워서 버티는 것은 당신으로 하여금 당신의 잠자리를 수면이 아닌 각성과 연합(association)하게 만드는 것이다. (역자 주: 이 책 전반에서 '연합하다' 는 '관련지어 인식하다' 또는 '짝지어 생각하다' 의 의미로 사용되었다.)

잠자리에서 책을 읽거나 TV를 보지 말라

케이티는 잠을 자기 전에 침대에서 TV를 보거나 책을 읽는다. 안타깝게도 이러한 활동들은 그녀의 불면증을 더욱 악화시킨다. 당신은 침대에서 TV를 보거나 책을 읽는 것처럼 흔하고 사소한 습관이 불면증을 악화시킬 수 있는지에 대해 의아해할 것이다. 당신은 이러한 활동들을 하면서도 여전히 잘 잤던 시절을 기억해 낼 수 있을 것이다. 침대에서 TV를 보는 것과 책을 읽는 것은 잠을 잘 자는 사람에게는 아무런 문제가 되지 않는다. 그러나 만약 당신이 수면 문제를 갖고 있다면 이러한 활동들은 당신의 상황을 더욱 악화시킬 수 있다. 이는 침대에서 먹기, 쓰기, 전화하기, 또는 컴퓨터 사용하기와 같은 다른 활동들에도 똑같이 적용된다. 침대에 너무 일찍 들어가는 것과 더불어, 침대에서 자극적인 활동을 하는 것은 당신의 신체로 하여금 침대에 있을 때에 완전히 깨어 있어도 괜찮다는 생각을 하게 만들 수 있다. 따라서 독서나 TV 시청은 침실이 아닌 거실 또는 다른 공간에서 하는 것이 가장 좋다.

당신의 침실은 수면과 성관계만을 위한 공간이 되어야 한다. 성관계는 사람에 따라 자극적인 활동이 되어 잠들기 더 어렵게 만들 수도 있고, 반대로 몸과 마음을 이완시켜 더 쉽게 잠들도록 만들어 줄 수도 있다. 만약 당신이 첫 번째 경우에 해당되고 성관계 후에 완전히 깨어 버린 느낌이 든다면, 당신은 하루 중 다른 시간대에 성관계를 갖거나 적어도 저녁 시간 이전에 갖는 것이 좋다. 그렇게 함으로써 당신의 수면이 덜 방해받을 수 있다. 이와 마찬가지로 만약 당신이 침실보다는 다른 방에서 성관계를 가질 때에 더 편안함을 느낀다면, 그렇게 하는 것이 좋다. 이는 매우 개인적인 판단에 해당하므로 어떤 것이 적절하고 편안하게 느껴질지는 당신만이 알 수 있을 것이다.

그렇다면 취침 시간 이전에 당신은 무엇을 해야 하는가

그렇다면 졸린 느낌이 들기 시작하기 이전의 늦은 저녁 시간에 당신은 무엇을 해야 하는가? 적어도 잠자러 들어가기 1시간 전부터는 이완되는 활동을 하도록 노력해 보라. 이는 너무 자극적인 활동, 예를 들면 일하기, 이메일 회신, 전화 걸기, 또는 그 밖의 어떠한 것이든 스트레스를 받을 만한 활동을 하지 않는 것을 말한다. 대신에 명상, 이완 활동, 스트레칭 또는 요가, 심호흡, 가족 혹은 친구와의 조용한 대화, 따뜻한 목욕을 고려해 보라. 당신은 독서, 음악 감상, 또는 TV 시청(침실이 아닌 공간에서 자극적이지 않은 내용들만을 보는 조건으로)을 할 수도 있다. 그리고 만약 당신이 침실로 가기 전에 하는 활동으로 독서 또는 TV 시청을 선택하여 해 왔음에도 불구하고 계속해서 수면 문제를 겪어 왔다면, 잠자기 전에 하는 활동으로 뭔가 다른 것을 시도해 보아야 할 것이다.

압력과 스트레스 없이 자연스럽게 평안을 찾게 해 주는 규칙적인 야간 활동을 찾는 것이 중요하다. 만약 당신이 긴장을 풀고 평온함을 이루는 것이 어렵다면, 5장에 제시되어 있는 이완 기법들을 시도해 봄으로써 도움을 받을 수 있을 것이다. 그러한 기법들은 당신의 근육을 이완시켜 주고, 보다 깊게 호흡하게 해 주며, 평온함을 느끼도록 도와줄 것이다. 삶에서의 다른 많은 일들에서처럼, 연습이 완벽을 만들게 마련이므로, 당신의 마음과 신체를 이완시키기 위해 연습을 하면 할수록, 더욱 이완될 수 있을 것이다. 이완 기법들은 당신이 궁지에 몰린 느낌을 받아 수면에 뭔가 문제가 생겼을 때에 특히 도움이 될 수 있다. 즉, 몸과 마음을 이완시켜 주고, 취침 직전이든 한밤중에 자다 깬 후 다시 잠들 수 없을 때든 잠드는 데 필요한 만큼의 평온함을 얻을 수 있도록 도와줄 것이다.

시계를 보지 말라

당신은 케이티가 그랬던 것처럼 밤중에 자주 시계를 보는가? 이는 불면증을 갖고 있는 사람들이 흔하게 보이는 행동이지만, 반드시 변화시켜야 하는 좋지 않은 습관이다. 잠들려고 노력하면서 시계를 바라볼 때마다 당신의 뇌는 여전히 당신이 깨어 있고 이제 잠을 잘 수 있는 시간이 더욱 부족해졌다는 신호를 받게 되고 이를 재확인하게 된다. 그에 따른 결과로서, 잠드는 것과 관련된 당신의 불안은 증가하기 쉽다. 당신은 종종 '이런, 새벽 2시 30분이나 되었는데 나는 아직도 깨어 있군.' 또는 '이제 난 내일 완전히 망했어.' 와 같이 생각할 것이다. 따라서 시계를 돌려놓거나 덮개를 씌워서 당신이 볼 수 없게 만들어야 한다. 이것이 매우 단순하게 들릴지 모르겠지만, 당신의 불안감을 감소시키는 데에 분명 도움이 될 수 있다.

카페인은 어떻게 섭취해야 하는가

케이티가 보여 준 그 밖의 행동 중에서 수면에 방해가 되는 것에는 또 무엇이 있었을까? 비록 오전의 커피 한잔은 그녀의 야간 수면에 별다른 영향을 미치지 않았을 것으로 보이지만, 그녀는 종종 오후에 한 잔을 더 마셨고, 매일 밤 식후에 초콜릿을 먹었다. 카페인은 잠드는 것을 방해할 뿐만 아니라, 잠드는 데 문제가 없는 사람들조차 한밤중에 자다가 깨어나게 할 수 있음을 알고 있어야 한다. 카페인이 체내에서 대사되는 시간은 연령에 따라 3~10시간 정도이다(Spielman and Anderson 1999). 따라서 카페인은 밤중에 당신을 실제로 깨어 있게 만들 수 있다. 실제로 많은 사람들이 카페인을 섭취한 후 12시간이 흐른 뒤까지 그 효과를 느끼기도 한다. 그러므로 만약 당신이 수면 문제를 겪고 있다면, 카페인 섭취량을 적정 수준으로 조절하고 오후시간 이후로는 피하는 것이 좋다. 당신이 하루에 기본적으로 어느 정도의 카페인을 섭취하고 있는지를 인식하고, 이것이 당신의 수면 문제의 요인이 될 수 있음을 아는 것이 중요하다. 다음

과제는 당신이 이를 파악할 수 있도록 도와줄 것이다.

당신의 카페인 섭취에 대해 평가하기

아래의 표는 흔하게 볼 수 있는 음료수, 음식, 그리고 약물에 함유되어 있는 카페인의 평균적인 양을 제시해 놓은 것이다. 오전과 오후 각각에 일반적으로 카페인을 섭취하는 횟수를 표시하고, 오전과 오후 각각에 일반적으로 섭취하는 카페인의 양(밀리그램)을 계산해 본다. 약물의 경우, 애너신Anacin, 카펠고트 정Cafergot, 에르카프Ercaf, 마이저고트Migergot, 카페직 포르테Cafgesic Forte, 콤비플렉스Combiflex, 엑세드린Excedrin, 미돌Midol과 같은 편두통약과 진통제들, 코리반-디Coryban-D와 드리스탄Dristan과 같은 알레르기약과 감기약, 그리고 노도즈NoDoz, 비바린Vivarin과 같은 처방전 없이 구입 가능한 각성제들에 카페인이 들어 있다. 당신이 복용하고 있는 약물들의 제품명을 모두 읽어 본 후, 그것들이 카페인을 함유하고 있는지 아닌지를 살펴보고, 만약 그렇다면, 얼마나 많은 양이 들어 있는지 확인하여, 총 얼마만큼을 섭취하고 있는지 계산해 보도록 하라.

카페인을 함유한 상품들 (1온스=28.35그램)	카페인 함유량 (밀리그램)	정오 이전에 섭취한 횟수	하루 중 정오 이전에 섭취한 카페인의 양 (밀리그램)	오후에 섭취한 횟수	하루 중 오후에 섭취한 카페인의 양 (밀리그램)
우려낸 커피 5온스	60~180				
인스턴트 커피 5온스	30~120				
레드 불(Red Bull) 8.2온스	80				
소다수와 콜라 12온스	35~55				
홍차 5온스	30~65				
녹차 8온스	15~20				
다크 초콜릿 1온스	20				
제빵용 초콜릿 1온스	25~35				

밀크 초콜릿 1온스	6				
아이스티 12온스	67~76				
에스프레소 2온스	45~125				
카푸치노 8온스	60				
라떼 8온스	60				
뜨거운 코코아 8온스	14~30				
초콜릿 우유 8온스	5				
우려낸 디카페인 커피 5온스	2~5				
인스턴트 디카페인 커피 5온스	1~5				
편두통약과 진통제 1알	40~130				
알레르기약과 감기약	25~30				
처방전 없이 구입 가능한 각성제들	100~200				
총합					

출처: Curtis and Schuler 2004; Carlson 1998; Ray and Ksir 1993.

하루 중 오전과 오후 각각에 당신이 일반적으로 섭취하는 카페인의 양을 더해 보아라. 수면 문제들을 위하여 오후에는 카페인 섭취를 피하고 오전에 100~200밀리그램만을 섭취하도록 제한하라. 카페인에 따른 민감성은 사람에 따라 다르지만, 연구에 의하면 오전에 카페인 200밀리그램 이상을 섭취할 경우 수면 구조에 영향을 미칠 수 있다(Landolt et al. 1995).

수면에 영향을 미치는 다른 각성제들

당신의 수면에 영향을 미칠 수 있는 다른 각성제들에는 무엇이 있을까? 비록 많은 사람들이 담배를 이완이나 마음의 평정과 관련짓고 있음에도 불구하고, 니코틴은 실제로는 자극제이다. 케이티의 흡연은 아마도 그녀의 수면을 방해했을 것이다. 만약 당신이 담배를 피우고 있고 아직까지 끊지 못하였다면, 적어도 저녁에 피우는 담배의 양을 줄이려는 시도를 해 보고, 잠자리에 들기 1시간 전 혹은 바로 직전에는 피우지 않도록 해 보라. 만약 흡연을 안 한 채로 오랫동안 버티기가 매우 힘이 든다면, 담배를 몇 모금만 피우고 버림으로써 전체 니코틴 사용량을 줄이도록 해 보라. 불면증을 갖고 있는 사람들 중 일부는 자다가 한밤중에 잠을 잘 수 없게 되면 담배를 피운다. 이는 확실히 수면 문제를 악화시킬 수 있다.

당신의 수면에 영향을 미칠 수 있는 다른 각성제에는 인삼, 마황과 같은 약물들과 코카인과 같은 불법 약물들이 포함된다. 엑스터시[MDMA] 또한 각성 효과를 갖고 있는데, 왜냐하면 이는 암페타민이고, 코카인이나 다른 약물들이 첨가되어 있을 수도 있기 때문이다. 연구에 의하면 식용 색소가 아동들에게 과잉활동을 증가시킬 수도 있으므로, 색소가 첨가되어 있는 음식을 먹을 때에는 주의가 필요하다. 2장에서 논의된 바와 같이, 항우울제, 혈압약, 콜레스테롤 약물, 항부정맥 약물, 코르티코스테로이드제, 기관지확장제, 파킨슨병 약물, 항간질제, 충혈완화제, 각성제, 천식 약물, 그리고 갑상선 약물과 같은 특정 약물들 또한 수면 문제를 일으킬 수 있다(2장에는 이러한 문제에 일반적으로 처방되는 약물들이 소개되어 있음). 의사와 약사에게 당신이 복용하고 있는 약물들 중 수면을 방해할 만한 것이 있지는 않은지 물어보는 것과 약물들이 수면 문제를 일으키거나 악화시킬 수 있는지 아닌지를 판단하기 위하여 당신이 복용하는 약물들의 수면 관련 부작용에 대해 알아보는 것은 중요하다. 종종 약물을 혼합하여 사용하는 것은 불면증을 일으킬 수 있다. 만약 이러한 것들이 당신에게 문제가 된다고 생각한다면, 의사와 약사에게 문의하여 함께 해결해 나가야 한다.

운동을 하는 시간대가 어떻게 수면에 영향을 미칠 수 있을까

운동은 당신의 전반적인 건강과 수면에 있어 중요하므로, 이를 규칙적으로 할 수 있도록 계획을 세워야 한다. 그러나 운동을 하는 시간대는 당신의 일주기 리듬과 체온에 영향을 미칠 수 있으므로 중요하다. 일주기 리듬은 대략적으로 24시간의 폭을 가진 사이클로서, 다양한 신체적, 행동적, 그리고 생화학적 과정들을 포함한다. 일주기 리듬은 신체 내에서 기인하지만, 행동적인 요소들에 의해서도 영향을 받을 수 있다. 체온은 24시간 주기에 따라 달라지고, 일반적으로 각 사이클에는 두 개의 최고점과 두 개의 골이 있다. 당신은 체온이 떨어졌거나 떨어지고 있을 때에 잠에 빠져들기 쉽다. 보통 첫 번째는 이른 오후 시간대에 그리고 두 번째는 저녁 시간대에 발생한다. 그러나 운동은 당신의 체온을 상승시키므로, 만약 당신이 지나치게 늦은 시간대에 운동을 하게 되면 당신의 체온이 떨어지는 데에 더 긴 시간이 걸리게 될 것이다.

운동을 하기에 가장 좋은 시간은 잠자리에 들기 4~5시간 전이다. 만약 당신이 그때에 운동을 할 수 없다면, 아침에 하는 것도 괜찮다. 그러나 취침 바로 전에 운동을 하는 것은 당신의 수면을 방해할 수 있다. 만약 당신이 일을 마친 후에 운동을 한다면, 저녁 늦게까지 기다리지 말고 바로 하도록 노력해 보라.

빛에 노출되는 것이 어떻게 수면에 영향을 미치는가

빛은 일주기 리듬에 영향을 미치는 필수적인 외부 요인 중의 하나이고, 당신이 매일 빛에 노출되는 양은 분명히 당신의 수면에 영향을 미친다. 여기서 말하는 빛은 햇빛과 인공적인 빛 모두를 포함한다. 우리의 뇌는 어두워지면 수면을 유도하는 멜라토닌을 자연스럽게 생성한다. 만약 저녁 시간에 밝은 빛에 노출되거나 오후와 이른 저녁 시간에 많은 햇빛에 노출되면, 멜라토닌 생성이 줄어들거나 지연될 수 있다. 처방전 없이 구입할 수 있기 때문에 특히나 더욱 유혹적으로 보인다 할지라도, 멜라토닌 보충제는 복용하지 않는 것이 답이다. 기억해야 할 것은, 멜라토닌 보충제는 미국 식품의약국(FDA)의 규제를 받지 않고 있고, 불면증에 효과가 있는지도 증명되지 않았다. 따라서 보충제를 복용하는 것보다는, 어둠에 반응하여 당신의 뇌가 자연스럽게 멜라토닌을 생성할 수 있도록 당신의 환경을 바꾸는 것이 좋다. 이것이 지연성 수면 위상 장애나 전진성 수면 위상 장애와 같이 일주기 리듬에 문제가 생겼을 때에 발생할 수 있는 수면 장애들에 어떻게 적용될 수 있는지 보도록 하자.

지연성 수면 위상 장애

밤늦게까지 잠들기가 힘들고 한 번 잠이 들면 중간에 깨지는 않지만, 늦잠을 자게 되고 아침에 일어나기가 힘들다면, 당신은 지연성 수면 위상 장애를 갖고 있을 수 있다. 이 장애를 위한 치료 중 일부는 일반적으로 수면 개시 불면증에 적용되는 것으로서, 오후와 저녁 시간에 빛에 노출되는 것을 제한하는 것인데, 이를 위해 실내에서 선글라스를 착용할 수도 있다. 아침 시간에 빛에 노출되는 시간을 늘리는 것도 도움이 된다. 이는 자연스럽게 당신의 생물학적 시계 또는 일주기 리듬을 재설정하도록 하여 준다.

빛에 대한 노출을 조절하는 것에 더하여, 당신은 주말을 포함하여 매일 아침 같은 시간에 알람시계를 설정하고, 알람을 끄자마자 잠자리에서 일어나야 한다는 것을 명심해야 한다. 또한, 당신의 일반적인 취침 시간보다 15분 정도 일찍 잠자리에 들기 위해 노력해 보라. 일주일간 같은 시간에 잠드는 것이 가능해지면, 다시 15분 일찍 잠자리에 들도록 하라. 이는 당신의 생물학적 시계를 점차적으로 변화시키도록 도와줄 것이다. 보다 빠른 방법이 있기는 한데, 이는 밤새 깨어 있고 다음 날 낮잠을 자지 않고 기다렸다가 이상적인 취침 시간이 되면 잠자리에 드는 것이다. 이와 같은 과정을 통해 수면 박탈 상태가 되면 별다른 어려움 없이 잠들게 될 것이다. 만약 당신이 이 빠른 방법을 사용한다면, 당신의 새로운 스케줄을 고수하고, 전날 충분히 잠을 자지 못하였다 하더라도 같은 시간에 기상하는 것이 매우 중요하다. 만약 당신이 빠른 방법을 선택하였다면, 밤새 잠을 자지 않은 다음 날에는 운전을 하거나 기계를 작동해서는 안 된다. 왜냐하면 수면 박탈이 당신의 수행능력을 손상시켜 이러한 활동을 하게 되면 위험해질 수 있기 때문이다.

전진성 수면 위상 장애

7시 또는 8시와 같이 초저녁에 잠이 들고, 새벽 3시 또는 4시 정도에 잠에서 깬 후로 다시 잠을 잘 수 없다면, 당신은 전진성 수면 위상 장애를 갖고 있을 수 있다. 밤에 잠을 잔 시간을 계산해 보면, 대략 7~8시간 정도는 될 것이다. 따라서 문제는 수면 부족이 아니라 타이밍인 것이다. 당신은 모두가 자고 있는 이른 새벽에 너무 빨리 깨는 것이다. 만약 당신이 전진성 수면 위상 장애를 갖고 있다고 생각한다면, 지연성 수면 위상 장애의 해결책을 반대로 적용하면 된다. 당신은 오후와 늦은 저녁 시간에 밝은 빛에 좀 더 많이 노출되어야 하고, 저녁 시간을 활동적이고 바쁘게 보내야 한다. 저녁에 밖에서 외식을 하거나 친구를 초대하거나 게임을 하는 등 자극적이고 재미있는 활동을 하도록 하라. 저녁 식후에 산책을 하는 것 또한 저녁 시간에 앉아서 책을 읽거나 TV를 보는 것과 같이 정적인 활동을 하는 것보다 훨씬 도움이 될 수 있다.

당신이 매우 피곤할 때에 계속해서 깨어 있는 것은 매우 힘들 수 있기 때문에, 점차적으로 취침 시간을 변화시키도록 노력하는 편이 낫다. 예를 들면, 첫 주에는 잠자리에 드는 시간을 평소보다 20~30분 정도 늦추어 보라. 최상의 시간대에 잠드는 것이 습관화될 때까지 이 스케줄을 따라 해 보라. 일주기 리듬을 점진적으로 변화시킴에 따라, 당신은 보다 늦은 시간에 잠들 수 있게 될 것이다. 이는 당신이 중간에 자주 깨지는 않고, 단지 지나치게 일찍 잠이 들고 지나치게 일찍 깨는 문제를 갖고 있을 경우에 가장 적절한 해결책이 되어 줄 것이다. 새로운 수면 스케줄을 유지하려고 노력하는 것이 중요하다. 그리고 지연성 수면 위상 장애에 사용된 것과 반대의 방법으로서, 아침에 선글라스를 써서 밝은 빛에 노출되는 것을 제한하는 것도 도움이 될 것이다.

알코올은 어떻게 수면에 영향을 미치는가

많은 사람들이 한 잔의 와인이나 맥주가 잠드는 데 도움이 되지는 않는지 물어온다. 불면증에 따른 경제적 손실과 관련한 연구를 보면, 미국인들은 그들의 불면증과 싸우기 위하여 일 년에 7.8억 달러를 사용한다(Walsh and Engelhardt 1999). 다른 연구에서는 지난해에 전체 인구 중 18~45세 사이의 사람들 가운데 13퍼센트가 수면을 위해 알코올을 사용하였다고 보고하였다(Gillin and Drummond 2000). 비록 잠이 안 올 때 알코올을 섭취하는 것이 매우 흔한 현상임에도 불구하고, 알코올 섭취는 결코 당신의 수면 문제를 위한 해답이 될 수 없다.

알코올은 다양한 방법으로 수면에 영향을 미친다. 당신이 저녁 시간에 술을 몇 잔 마신 후 좀 더 쉽게 잠든 경험이 있다 할지라도, 알코올은 실제로는 수면을 방해하기 쉽다. 알코올은 잠이 든 후 초반 시간대에 비 렘수면을 증가시키고 렘수면을 감소시킨다. 따라서 처음 몇 시간은 밀도 높은 잠을 잘 수 있을지 모르나, 알코올은 빠르게 대사되기 때문에 수면 시간 중 후반 2/3부터는 평소보다도 더 자주 깨기 쉬운 상태가 된다. 이에 더하여, 렘수면이 증가하고, 악몽을 꾸고, 심장박동률이 증가하고, 땀을 흘리고, 뿐만 아니라 두통이나 위장 장애 등이 생길 수 있고, 소변을 자주 보게 될 수도 있다(Gillin and Drummond 2000).

이와 같은 사실이 당신에게는 적용되지 않을 거란 생각이 든다면, 잠자리에 들기 전에 술을 조금 마셔 보고 과연 당신이 희망했던 것과 같이 숙면을 취하게 되는지 한 번 확인해 보라. 대부분은 자다가 몇 차례 중간에 깨거나 전반적으로 피곤한 느낌을 갖게 될 것이다. 술을 마신 후에 잠을 자게 되면 일반적으로 잠의 회복 효과가 낮아지게 되고 다음 날 더 피곤을 느끼게 된다. 불면증에 대한 자가 처방으로서 알코올을 사용하는 경우를 흔하게 볼 수 있으나, 이는 결코 효과적인 해결책이 될 수 없다. 마리화나, 헤로인, 바비튜레이트, 그리고 코카인과 다른 각성제들 또한 당신의 수면에 부정적인 영향을 미칠 수 있다.

규칙적인 수면 스케줄을 정하고 이를 고수하라

수면을 개선시키는 데에 있어 또 다른 중요한 구성 요소는 일정한 시간에 잠자리에 들고 기상하는 것을 고수하는 것이다! 비록 당신의 취침 시간이 매번 약간씩 달라질 수는 있겠지만, 스케줄을 최대한 일정하게 유지하는 것이 중요하다. 당신의 일상적인 취침 시간을 기준으로 전후 1시간 범위 내에는 잠자리에 드는 것을 목표로 하라. 예를 들면, 만약 당신이 보통 밤 10시에 잠을 자러 간다면, 가급적 9시 이전이나 11시 이후에는 잠자리에 들지 않도록 하라는 것이다. 큰 편차가 당신의 수면 스케줄을 망쳐 버릴 수 있다. 만약 당신이 일반적인 밤보다 훨씬 늦게 잠자리에 드는 것으로 하루를 마무리하였다면, 다음 날 아침에는 평소와 비슷한 시간에 일어나기 위해 반드시 노력하여야 한다. 그렇게 하지 않을 경우, 다음 날 밤에 잠드는 것이 힘들어질 것이다.

불면증을 갖고 있다면, 주간에 낮잠을 자는 것은 좋은 생각이 아니다. 당신의 24시간 주기는 일정량의 수면 시간만을 필요로 하므로, 낮잠을 자게 되면 이것이 당신 신체가 필요로 하는 총 수면 시간에 포함되게 된다. 만약 당신이 주간에 1시간 또는 2시간 정도 낮잠을 자게 되면, 당신은 잠을 자는 데에 더 큰 어려움을 갖게 되는데, 이는 당신의 신체가 이미 추가적인 수면을 일부 취했기 때문이다.

수면 시간에 대한 매직 넘버는 잊어버려라

대부분의 사람들은 매일 밤 일정한 수면 시간 동안 잠을 자야 한다고 믿고 있다. 우리는 모두 건강과 웰빙을 위해 적어도 7시간 또는 8시간은 잠을 자는 것이 중요하다는 말을 들어 왔다. 그러나 이러한 숫자들은 어마어마한 전체 인구를 대상으로 한 평균치에 불과하다. 1장에서 앞서 논의된 바와 같이, 어떤 이들은 쇼트 슬리퍼들(short sleepers)이고 또 다른 이들은 롱 슬리퍼들(long sleepers)이다. 많은 사람들은 밤에 규칙적으로 7시간보다 적게 자고도 낮 동안 완벽한 수행능력을 유지하고 좋은 기분을 느낀다. 어떤 이들은 4시간 정도만 깊이 자면 낮 동안 아주 좋은 컨디션을 느낀다고 하는 반면, 다른 이들은 매일 밤 9시간 또는 10시간가량 자지 않으면 상쾌한 기분을 느낄 수 없다고 한다. 수면 시간은 일정하게 정해져 있는 것이 아니므로 걱정해야 할 필요가 전혀 없다. 당신에게 수면이 문제가 되기 이전으로 돌이켜 생각해 보자. 만약 당신이 매일 밤 평균 6시간의 수면을 취하고 나서 다음 날 상쾌한 기분을 느꼈다면, 당신에게 비현실적인 어떠한 숫자를 성취하기 위해 노력할 필요가 전혀 없는 것이다. 매일 밤 특정한 시간만큼 자야 한다는 생각에 집착하기보다는, 좋은 잠과 질 낮은 잠을 자고 난 다음 날의 컨디션을 비교하여 당신의 신체가 실제로 필요로 하는 수면량을 파악하는 데에 주의를 기울이도록 한다.

당신에게 필요한 수면 시간 파악하기

한 주에 걸쳐 지난밤 몇 시간 동안 잠을 잤는지, 그리고 그다음 날 어떻게 느꼈는지 기록해 보라. 이를 통하여 당신의 개인적인 수면 요구량을 알 수 있을 것이다. 다음 날 아침과 그 외의 시간에 당신이 어떻게 느꼈는지를 평가할 때, 휴식을 취한 느낌인지 아니면 피곤한 느낌인지 여부와 전반적으로 어떤 느낌인지를 고려하라. '최고로 좋은, 좋은, 적당한, 또는 형편없는' 의 네 가지 기준에 따라 평가해 본다.

날짜	전날의 총 수면 시간	아침에 어떻게 느꼈는가?	아침 외의 나머지 시간에 어떻게 느꼈는가?

이 표가 당신에게 적절한 수면 시간을 파악하는 데 도움이 되었으면 한다. 만약 당신이 여전히 확신이 들지 않는다면, 매일 밤 몇 시간 정도의 수면을 취하는 게 당신에게 좋은지에 대한 생각이 확실해질 때까지 이와 같은 종류의 표를 계속 기록해 보라. (7장 또한 당신에게 필요한 수면의 양을 정하는 데에 도움을 줄 것이다.) 이 책의 나머지 부분을 읽어 나가게 되면, 평균적인 임의의 숫자가 아니라 실제로 당신이 목표로 하는 수면량을 알 수 있게 될 것이다.

당신의 수면 환경을 개선하라

수면 환경은 매우 중요하다. 침실은 반드시 어둡고 조용해야 한다. 만약 당신의 수면에 문제가 있다면, 당신에게 필요한 마지막 부분은 수면을 방해할 수 있는 외부 소음 또는 커튼 사이로 스며드는 빛과 같은 환경적인 자극들에 대한 것들일 것이다. 침실의 온도도 수면에 영향을 미칠 수 있다. 당신은 침실의 온도가 적절할 때에 더 쉽게 잠에 빠져들고 수면 상태를 유지할 수 있다. 연구들에 따르면 이상적인 수면 환경은 너무 덥지도 춥지도 않은 상태이다(Glotzbach and Heller 2000; Roehrs, Zorick, and Roth 2000). 이와 비슷하게 당신이 편하다고 느끼는 매트리스 위에서 잠을 자는 것 또한 중요하다. 매트리스에 대한 사람들의 선호도가 개개인마다 다르므로, 반드시 어떠한 특정 모델이나 스타일을 골라야 할 필요는 없다. 대신에 당신에게 맞는 매트리스를 찾고, 만약 현재 사용하고 있는 매트리스가 낡고 더 이상 편안하게 느껴지지 않는다면 새로운 매트리스로 교체하는 것을 고려해 보라.

이러한 눈에 띄는 환경적 요인들에 더하여, 당신의 수면 상황의 다른 측면들 또한 수면에 영향을 미칠 수 있다. 예를 들면, 케이티는 그녀의 침실에 컴퓨터와 책상을 두고 잠을 자려고 하다가도 쉽게 일 상태로 전환하여 바로 작업을 할 수 있다고 말한다. 많은 재택근무자들이 그들의 생활과 일을 분리하기 힘들어한다. 만약 당신이 재택근무자라면, 당신의 침실이 작업실이 되어서는 안 된다. 그렇지 않을 경우, 밤에 수면을 촉진하는 활동을 하기보다는 작업을 하거나 일에 대해 생각하게 된다. 이에 더하여, 재택근무자들은 일반적으로 외부 작업 공간에서 일하는 사람에 비하여 일과 관련된 활동들을 하는 데에 더 많은 시간을 보낸다. 일 상태에서 바로 수면 상태로 돌진하기보다는, 당신 스스로에게 긴장을 풀고 이완할 수 있는 시간과 공간을 주는 것이 중요하다. 독립된 작업 공간을 갖는 것은 중요하고, 이상적으로는 당신의 가내 사무실의 문을 닫음으로써 당신의 신체에 하루의 작업이 끝났다는 신호를 보내는 것이 좋다. 이메일과 음성 메시지를 확인하는 것은 다음 날까지 기다릴 수 있는 일이다. 취침 바로 전이나 한밤중에 일과 관련된 활동들을 즉시 처리해야 할 필요는 없다.

만약 당신의 수면 파트너가 당신보다 늦게까지 깨어 있는다면, 집안의 소음을 최소화할 수 있도록 노력해야 한다. 예를 들면, 만약 당신의 파트너가 밤늦게까지 TV를 본다면 그에게 헤드폰을 사용하거나 침실로부터 최대한 먼 곳에서 TV를 봐서 소음이 당신을 방해하지 않게 조절하라. 당신이 잠드는 것을 더욱 힘들게 만들 수 있으므로 이상적으로는 당신의 파트너가 침실에서 TV를 보지 않아야 한다. 이와 마찬가지로 당신의 가족이나 손님이 비디오 게임, 음악 감상과 같이 당신의 수면을 방해하는 활동을 한다면 그것을 중지하거나, 수면에 방해가 되지 않는 다른 활동을 하거나, 적어도 장소를 옮겨 달라고 요구해야 한다. 만약 당신의 파트너가 코를 곤다면, 귀마개를 사용해 보도록 하라. 이는 다른 환경적인 소음을 차단하는 데에도 도움을 줄 수 있을 것이다. 침실에 백색소음기(white noise machine)를 설치하면 집 내부의 큰 소음으로 인해 당신의 수면이 방해받을 가능성을 감소시킬 수 있을 것이다. 만약 당신의 파트너가 당신보다 늦게 잠자리에 든다면, 그는 반드시 침실 조명을 어두운 상태로 유지한 채 당신의 수면을 방해하지 않게 소음을 내지 않고 잠자리에 들 준비를 해야 한다.

수면 위생 질문지

이제 당신은 수면 위생에 대해 충분히 이해하게 되었다. 앞으로 더 나은 잠을 자기 위해 변화가 필요한 부분은 없는지 파악하기 위해 당신의 수면 행동, 환경, 그리고 습관들에 대해 평가해 보도록 하자.

____ 네	____ 아니요	1. 잠이 들지 않은 채 몇 시간씩 잠자리에 누워 있는가?
____ 네	____ 아니요	2. 잠자리에서 책을 읽는가?
____ 네	____ 아니요	3. 잠자리에서 TV를 시청하는가?
____ 네	____ 아니요	4. 잠자리에서 먹고, 전화를 하는 등 다른 활동들을 하는가?
____ 네	____ 아니요	5. 취침 전에 자극적인 활동을 하는가?
____ 네	____ 아니요	6. 밤에 시계를 지켜보는가?
____ 네	____ 아니요	7. 취침 전 12시간 내에 많은 양의 카페인 등 자극제를 섭취하는가?
____ 네	____ 아니요	8. 낮이나 밤에 담배를 피우는가?
____ 네	____ 아니요	9. 취침 전 4시간 내에 운동을 하는가?
____ 네	____ 아니요	10. 취침 바로 전까지 불을 밝게 켜 두는가?
____ 네	____ 아니요	11. 수면을 위해 알코올을 섭취하는가?
____ 네	____ 아니요	12. 취침 시간 또는 기상 시간이 빈번하게 1시간 이상씩 변화하는가?
____ 네	____ 아니요	13. 주말에 침대에서 많은 시간을 보내는가?
____ 네	____ 아니요	14. 어떤 식으로든 당신의 수면 환경에 불편한 부분이 있는가?

만약 당신이 이러한 질문들 중에 어떤 것 하나에라도 '네' 라고 답하였다면, 당신은 당신의 수면 위생을 일부 개선시킬 필요가 있다. 각각의 질문을 자세하게 살펴보도록 하자.

만약 당신이 질문 1에 '네' 라고 답하였다면, 당신은 잠자리와 각성 간에 연합이 일어나도록 하고 있는 것이고, 이는 당신의 수면을 더욱 어렵게 만들 것이다! 만약 당신이 '아니요' 라고 답하였다면, 당신은 잠자리와 잠을 잘 자지 못하는 상태를 연합시키지 않고 있는 것이기 때문에 올바른 흐름을 타고 있는 것이다.

만약 당신이 질문 2, 3, 또는 4에 '네' 라고 답하였다면, 당신은 잠자리에 있는 동안 자극적인 활동들을 하고 있다는 이야기이다. 침대는 오직 수면과 성관계만을 위한 공간이라는 사실을 부디 기억하라. TV 시청, 독서, 전화하기, 그리고 다른 자극적인 활동들은 다른 방에서 해야 한다. 만약 당신이 '아니요' 라고 답하였다면, 침대에서 자극적인 활동을 제거한 것이므로 맞는 방법을 택한 것이다.

만약 당신이 질문 5에 '네' 라고 답하였다면, 당신은 취침 전에 이완의 시간을 갖도록 노력해야 한다. 이는 편안한 잠을 자기 위해 필요한 전 단계로서 중요한 부분이다. 만약 당신이 '아니요' 라고 답하였다면, 당신이 취침 전 이완의 중요성을 깨닫고 있다는 의미이므로 잘하고 있는 것이다.

만약 당신이 질문 6에 '네' 라고 답하였다면, 매번 시계를 볼 때마다 당신 스스로에게 당신이 여전히 깨어 있다는 것을 재인식시키고 있는 것과 같은 것이다! 이는 불안과 좌절감을 증가시키기 쉽고, 이완되는 것과는 거리가 멀다. 만약 당신이 '아니요' 라고 답하였다면, 당신은 이미 시계를 보는 것이 어떻게 불면에 대한 불안감을 증폭시킬 수 있는지를 알고 있을 것이다.

만약 당신이 질문 7에 '네' 라고 답하였다면, 당신은 지나치게 많은 카페인을 섭취하고 있거나 카페인 섭취 시간이 수면 시간과 지나치게 가깝다는 것을 의미한다. 어떤 이들에게 있어서는 카페인에 대한 민감도가 섭취 후 12시간까지도 지속될 수 있기 때문에, 취침 시간으로부터 적어도 12시간 이내에는 카페인 섭취를 피하도록 하라. 만약 당신이 '아니요' 라고 답하였다면 카페인 섭취를 계속해서 모니터링하고 이를 잘 지켜나가도록 하라!

만약 당신이 질문 8에 '네' 라고 답하였다면, 당신에게 좋은 잠을 잘 수 있는 기회는 감소되고 있다고 볼 수 있다. 니코틴은 각성제이고 당신을 깨어 있게 만들 수 있다. 최소한 낮 동안 피우는 담배의 양을 줄이도록 노력하고, 특히 밤에는 이를 더욱 지키도록 노력하라. 가능하다면, 취침 전 1시간 내에는 담배를 피우지 않도록 하라. 만약 당신이 '아니요' 라고 하였다면, 잘 하고 있는 것이다!

만약 당신이 질문 9에 '네' 라고 답하였다면, 당신은 지나치게 늦은 저녁 시간에 운동을 하고 있는 것이다. 운동을 위한 최적의 시간은 취침 시간으로 부터 4~5시간 이전이다. 그것이 어렵다면 차라리 일찍 운동을 하는 것이 취침 시간에 임박해서 하는 것보다 낫다. 만약 당신이 '아니요' 라고 답하였다면, 지나치게 늦은 시간에 운동을 함으로써 당신의 수면을 망치지 않고 있다는 것을 의미한다.

만약 당신이 질문 10에 '네' 라고 답하였다면, 당신은 당신의 뇌를 빛으로 자극함으로써 일주기 리듬을 방해하고 있는 것인데, 빛은 신체가 밖이 어두워졌고 이제 잠을 잘 시간이라는 것을 깨닫게 하는 것을 어렵게 만든다. 만약 당신이 '아니요' 라고 답하였다면, 당신의 신체가 수면을 준비할 수 있도록 밝은 형광등을 끄고 은은한 백열등을 켜는 등 계속해서 야간에 노출되는 빛의 양을 줄이도록 하라.

만약 당신이 질문 11에 '네' 라고 답하였다면, 당신은 잠을 자기 위하여 알코올을 사용하는 실수를 저지르고 있는 것이다. 비록 알코올이 처음에는 졸린 느낌을 갖게 만들지 모르나, 밤의 후반부에 이르러서는 수면을 방해하고 실제로 보다 자주 깨게 만들 수 있다. 만약 당신이 '아니요' 라고 답하였다면, 당신은 이미 알코올이 잠 못 이루는 밤의 해답이 아니라는 것을 알고 있을 것이다.

만약 당신이 질문 12 또는 13에 '네' 라고 답하였다면, 당신의 변덕스러운 수면 스케줄이 당신의 수면 문제에 일조하고 있을 수 있다. 주말을 포함하여 매일 밤 같은 시간에 잠자리에 들고 매일 아침 같은 시간에 일어나도록 해 보라. 만약 '아니요' 라고 답하였다면, 당신은 이미 일관적인 수면-각성 스케줄의 중요성을 자각하고 있을 것이다.

만약 당신이 질문 14에 '네' 라고 답하였다면, 당신의 수면 환경을 개선시키기 위해 침실에서 변화시킬 수 있을 만한 것이 무엇이 있을까 생각해 보라. 만약 밖으로부터 눈부신 거리의 불빛이 새어들어 온다면, 암막 커튼이나 가리개를 사용해 보도록 하라. 만약 소음이 문제라면, 귀마개나 백색소음기를 사용해 볼 수 있다. 침실의 온도 또한 수면에 편안한 정도여야 한다. 만약 당신이 '아니요' 라고 답하였다면, 당신의 수면 환경은 어둡고, 조용하고, 편안할 것이다. 수면을 촉진시키는 데 도움이 되는 수면 환경을 갖는다는 것이 얼마나 중요한지를 당신은 이미 알고 있으리라 생각된다.

수면 위생의 중요성에 대해 깨닫게 된 후로, 케이티는 취침 시간과 관련된 그녀의 라이프스타일과 행동들을 변화시켰다. 무엇보다도 그녀는 오후에 마시던 커피 한 잔과 저녁 식후에 먹던 초콜릿을 끊었다. 비록 처음에는 힘들었으나, 커피 한 잔을 마시는 대신 한 블록 정도를 빠르게 걸었고, 그러자 오후에 에너지 수준이 실제로 상승됨을 느낄 수 있었다. 늦은 저녁에 운동하는 것이 도움이 되지 않는다는 것을 깨닫게 되자 케이티는 하루 중 이른 시간에 운동을 하기 시작하였다. 그러자 그녀는 저녁 시간을 더욱 이완되고 느긋하게 보낼 수 있게 되었다. 또한 케이티는 음주를 줄였는데, 비록 완전히 끊지는 못하였지만, 그 횟수를 한 달에 한 번 정도로 제한하였고, 혹 이것이 수면을 방해한다 할지라도 이제 알코올이 수면에 미치는 영향을 알고 있기에 이로 인해 잠을 설친다 해도 막연히 불안해하지는 않게 되었다. 사실 담배를 끊는 것이 케이티에게는 더 힘든 일이었다. 니코틴에 중독되어 있었기 때문에, 중단에 어려움이 있었던 것이다. 그러나 그녀는 저녁에 피우는 담배의 양을 줄였고, 그로 인해 취침하기 1시간 전부터는 담배를 전혀 피우지 않게 되었다. 그리고 그녀는 담배를 빨리 끊기 위하여 주치의와 친구들에게 조언과 지지를 구하였다.

케이티가 이루어 낸 매우 큰 변화는 집안에서 그녀의 사무실을 다른 방으로 옮긴 것이었다. 그녀는 이제 독립된 사무실에서만 작업하도록 스스로를 제한하였고, 밤에는 일을 하지 않았다. 혹 자다가 밤중에 깨게 되면, 예전처럼 다시 일을 시작하기보다는 이완되는 시간을 가지려 노력하였다. 그녀는 수면 환경 외의 다른 측면 또한 개선시켰는데, 침실에 놓여 있는 시계에 덮개를 씌웠고 그러자 그녀는 바로 그날 밤 불안 수준이 감소되는 것을 느낄 수 있었다. 그녀는 또한 침대에서 독서와 TV 시청하던 것을 중단하였고, 그러한 활동들은 이제 거실에서 하게 되었다. 가장 중요한 변화는 케이티가 졸린 느낌이 들 때에만 잠자리로 가고, 완전히 깨어 있는 상태에서 침대에 누워 있는 시간을 없앴다는 것이다. 이러한 변화들은 모두 케이티의 수면을 개선시켰고, 스스로가 자신의 수면을 잘 관리하며 살아가고 있다는 느낌을 가질 수 있게 만들었다.

요약

좋은 수면 위생을 유지하는 것은 당신의 수면을 개선시키고 불면증을 극복하는 방법들 중 일부분에 불과하지만, 이는 매우 중요한 요소이다. 당신은 이 장에 제시되어 있는 좋은 수면 전략들을 따라 해 봄으로써 보다 나은 수면을 취할 수 있을 것이다. 비록 당신의 경우 단순히 수면 위생을 개선시키는 것으로는 부족하고 더 나아가 행동상의 변화 과정이 필요하게 될지 모르나, 이것의 중요성을 과소평가해서는 안 된다. 누구든 수면 문제를 경험하는 사람들은 모두 수면 위생을 개선시킴으로써 도움을 받을 수 있다.

05

이완 기법들

데릭은 항상 스트레스를 받는 느낌이다. 38세의 회계사이자 한 여인의 남편이며 두 명의 어린 자녀들의 아버지로서, 그는 한 번도 일과 중 충분한 시간이 있다는 느낌을 받아 본 적이 없다. 그는 긴 시간 동안 일을 하고, 가정에서 더 많은 시간을 보내지 못하는 것에 대해 죄책감을 느낀다. 그가 집에 있게 될 때면, 그는 가능한 한 그의 아내를 도우려 노력하지만, 종종 압도되는 느낌을 경험하며 매일 밤 몇 시간씩 그저 TV를 켜 놓곤 하였다. 그는 자녀들과 함께 시간을 보내는 것, 그들에게 책을 읽어 주거나 숨바꼭질 등을 하며 함께 놀아 주는 것을 좋아한다. 데릭이 어렸을 때, 그는 운동을 매우 잘했다. 그러나 지금은 그가 느끼기에 운동을 할 시간이 전혀 없고 20파운드는 과체중이 된 것 같았다. 그의 직업은 스트레스가 많고, 비록 집에 와서 밤에는 일에 대해 생각하지 않으려 노력하긴 하나, 종종 기억해야 할 것들을 적어 두게 되고, 아무 문제 없이 일을 할 수 있도록 음성메일을 확인하곤 한다. 자녀들을 갖기 전에 데릭과 그의 아내는 정기적으로 외식을 하거나 친구들을 만나곤 하였다. 그러나 이제는 대부분의 밤 시간에 집에 머무는 편이고, 가끔 외출을 할 때도 아이들을 데리고 나가야 하기 때문에 긴장을 풀 수가 없다. 데릭은 탈진된 느낌이고, 이는 그의 신체적 그리고 정신적 건강에 좋지 않은 영향을 미치고 있다. 그는 몸무게가 늘었을 뿐만 아니라 혈압도 상승하였고, 더 쉽게 짜증을 낸다. 그리고 밤에 잠을 자려고 누우면, 그

> 는 자신의 생각을 멈출 수 없을 것만 같은 느낌이 들었다. 가끔가다 그는 몇 시간이고 직장에서의 문제와 삶에서의 다른 스트레스들에 대해 반복적으로 생각하며 누워 있는다. 데릭은 그에 대해 어찌할 바를 몰랐다.

이완하는 법을 배우는 것은 누구에게나 쉬운 문제가 아니다. 데릭과 같이 우리들 중 대부분이 하루 종일 분주하게 움직인다. 아마도 당신은 일하고, 자녀들을 돌보고, 저녁을 만들고, 빨래를 하고, 집을 깨끗하게 치우고, 친구들과 관계를 유지하고, 가족들과 시간을 보내려 노력할 것이다. 아니면 당신은 퇴직하여 고정된 수입으로 생활하고, 당신의 건강에 대해 걱정하며, 자녀와 손주들을 기쁘게 해 주기 위해 노력하고, 젊었을 때처럼 자유롭지는 않다는 느낌을 가질 것이다.

하루 안에 모든 것을 하기에는 시간이 충분치가 않다. 그래서 이완할 수 있는 시간이 다가오면, 당신은 앉아 있으면서도 당신이 할 수 있었던 다른 일들을 생각하며 죄책감을 느낄 것이다. 당신은 주변을 둘러보고 다른 사람들이 얼마나 바쁘게 움직이는가를 지켜보면서 '좀 쉬어 가자' 라며 스스로를 정당화한다는 것이 얼마나 힘든지를 느끼게 된다. 그러나 이완하는 시간을 찾지 못하는 것은 신체적으로나 정신적으로나 당신에게 심각한 문제를 일으킬 수 있다. 그럴 경우, 일상생활 스트레스를 다루는 것뿐만 아니라, 하루의 끝에 긴장을 늦추고 좋은 잠을 자는 것마저도 힘들어지게 될 것이다.

첫 번째 단계는 이완의 유익함을 인정하는 것이다. 당신이 최상의 컨디션을 유지하고 매일매일 최상의 생산성을 이루어 내기 위해서는 이완이 필요하다는 것을 이해하는 것은 당신의 삶에 있어 보다 많은 균형감과 통제감을 갖는 데에 중요한 역할을 한다. 따라서 만약 당신이 이완하려고 할 때마다 죄책감을 느낀다면, 그러한 생각을 멈추어라! 모두에게는 긴장을 가라앉히는 시간이 필요하다는 사실을 스스로에게 상기시키고, 매일 긴장을 풀 수 있는 시간을 갖게 되면, 실제로 재충전이 가능해지고 주간에는 보다 나은 기분을 느낄 수 있게 되며 밤에는 더 나은 잠을 잘 수 있게 될 것이다.

이완이라 말할 수 있는 것에는 무엇이 있을까

비록 이완이 언뜻 단순한 개념처럼 보일 수 있지만, 이완의 주관적인 정의는 개개인에 따라 매우 다양하다. 당신은 이완이라는 용어의 정확한 개념을 찾는 데에 있어서 어디서부터 시작해야 할지 몰라 좌절감을 느낄 수도 있다. 따라서 '이완' 이라는 용어를 정의하는 데서부터 시작해 보도록 하자. 이완이라는 것은 긴장이 덜해지고 압박감이 줄어들며 덜 절제하는 것으로, 쉬고 느슨해지거나 헐거워지는 것을 말한다. 당신이 이완할 때에는 당신의 신체, 마음, 또는 둘 다에서 차이를 느낄 수 있어야 한다. 따라서 여기에서 할 수 있는 질문은 이완시키기 위하여 당신이 할 수 있는 활동에는 무엇이 있는가이다. 당신이 가장 좋아하는 이완 활동 다섯 가지를 다음의 빈칸에 적어 보도록 하라.

1. ______________________________

2. ______________________________

3. ______________________________

4. ______________________________

5. ______________________________

당신이 나열한 활동들이 당신으로 하여금 신체적 그리고 정신적으로 이완할 수 있도록 도와주는가? 일부 활동들은 이완의 두 가지 측면 중 하나에만 도움이 되겠지만 그래도 상관없다. 당신이 작성한 목록에는 신체적 이완에 효과적인 활동과 정신적 이완에 도움이 되는 활동이 모두 포함되어 있는 것이 바람직하다. 만약 그렇다면 당신은 그 상황에 가장 적절한 이완 활동을 선택할 수 있을 것이다.

이완 활동 체크리스트

지금까지 당신 자신의 생각을 살펴보았고, 이제는 당신이 언급하지 않은 다른 이완 활동들에 대해 탐색해 보도록 하자. 다음에 제시되어 있는 활동들은 모두 당신 삶의 스트레스를 해소하는 데에 도움을 줄 수 있는 것들이다. 당신의 긴장을 풀어 줄 만한 활동이 있다면 모두 표시해 보라.

_____ 목욕하기
_____ 책 읽기
_____ 자전거 타기
_____ 산책하기
_____ 음악 듣기
_____ TV 보기
_____ 일기 쓰기
_____ 가족 또는 친구들과 보드게임 하기
_____ 매니큐어나 페디큐어 관리받기
_____ 마사지 받기
_____ 골프 치기
_____ 수영
_____ 뜨개질 또는 바느질하기
_____ 정원 가꾸기
_____ 영화 보기
_____ 연극, 콘서트 관람
_____ 친구들 또는 가족들과 외식하기
_____ 요가

______ 명상

______ 복식호흡

______ 애완동물과 놀기

______ 여러 가지 재료로 공예작품 만들기

______ 공원 또는 해변에 가기, 또는 그냥 자연과 함께하기

이완 활동에는 그 밖에도 여러 가지가 추가될 수 있다. 이러한 활동들이 모든 사람들에게 똑같이 이완감을 주는 것은 아니다. 예를 들면, 골프를 치는 것은 어떤 이들에게는 짜증 나거나 스트레스를 받게 하는 일이 될 수 있지만, 다른 이들에게는 이완감을 줄 수도 있다. 그러나 위의 리스트는 많은 사람들이 선택한 것들이기 때문에, 그중에서 당신에게 맞는 것이 어떤 것인지를 찾기 위해 스스로에게 실험을 해 보고, 찾아낸 이완 활동들을 당신의 일상에 적용해 보도록 하라. 당신을 이완시킬 수 있는 다양한 방법들을 알고 있는 것이 좋은데, 왜냐하면 매일매일의 삶이 다르고 어떤 날은 이완을 위해 무언가 다른 방법이 필요해질 수도 있기 때문이다.

당신이 이러한 활동들을 할 때면, 그 시간에는 당신이 하고 있는 활동에 진정으로 집중하려고 노력하고 당신이 갖고 있는 스트레스를 흘려보내도록 하라. 만약 어떤 날 정신적으로는 이완이 되지만 신체적으로는 긴장을 요구하는 활동을 하게 된다면, 다른 날에는 다른 활동을 시도하여 신체적으로도 이완될 수 있도록 하라. 매일 이완 활동을 하기 위한 시간을 마련하는 것이 당신에게 비현실적으로 보일지 모르나, 한 번만이라도 당신의 일상적인 라이프스타일에 이완 시간을 추가해 본다면, 당신은 어떻게 그때까지 그러한 시간 없이 살아왔는지에 대해 오히려 놀라워하게 될 것이다.

구체적인 이완 방법들

당신의 일상생활에 이완 활동과 그 밖의 즐거운 활동들을 함께 통합해 가며 생활하는 것은 매우 중요한데, 많은 사람들이 특정 이완 훈련들을 통해 도움을 받기도 한다. 이 장의 나머지 부분은 당신에게 다소 생소할 수도 있는 이완 기술들에 대해 집중적으로 다룰 것이다. 이에는 횡경막 호흡, 심호흡, 안내된 심상, 점진적 근육 이완, 그리고 이러한 기술들을 모두 통합한 기법이 포함된다. 이러한 훈련들은 당신의 호흡을 느리게 하거나, 안정감을 주는 정신적 심상을 만들어 내거나, 당신의 근육의 긴장을 낮춤으로써 당신을 이완시킬 것이다. 불면증을 갖고 있는 사람 중 (전부는 아닐지라도) 상당수가 이완과 관련된 문제를 갖고 있으며, 이에 해당하지 않는 사람에게도 이완하는 방법을 배우는 것은 유익하다. 따라서 이러한 기술들 각각을 모두 시도해 보고, 그들이 당신을 이완시키는 데에 조금이라도 도움이 되는지 확인해 보도록 하자.

이러한 훈련을 할 때에는 편안한 의자에 앉아서 시작하도록 한다. 팔을 의자의 팔걸이에 편안하게 얹어 놓은 채 발바닥이 방바닥에 닿도록 하라. 눈을 감으면 훈련에 집중하는 데 도움이 될 것이다. 만약 당신이 똑바로 앉아 있는 자세를 취할 경우 편안함을 느끼지 못한다면, 의자나 소파에 비스듬히 기대어 앉거나 눕도록 하라. 그러나 이러한 이완 기법들은 당신이 잠들도록 하기 위해 의도된 것은 아니다. 그보다는 더 깊은 수준의 이완으로 당신을 이끌고, 그럼으로써 밤에 잠을 자러 갈 시간이 되었을 때에 당신으로 하여금 보다 차분하고 평화로운 느낌을 갖도록 하는 데에 그 목적이 있다.

호흡 훈련들

다음 내용에 제시되어 있는 두 개의 호흡 훈련을 실제로 시도하기 이전에 몇 차례에 걸쳐 전체 훈련 내용을 반복하여 읽어 보면 훈련의 각 단계를 숙지할 수 있을 것이다. 또 다른 방법으로는 지시사항을 녹음하고 당신이 이를 완전히 학습하기 전까지는 녹음된 내용을 들으며 훈련하는 것이 있다.

횡경막 호흡

이 훈련은 당신의 호흡에 집중하는 것이다. 횡경막 호흡이란 호흡의 한 형태로서, 숨을 쉴 때 당신의 가슴보다는 복부 또는 횡경막을 확장하는 것이다. 횡경막은 실제적으로 당신의 신체에서 일차적인 호흡 근육에 해당되지만, 호흡할 때마다 불룩해지는 배보다는 항상 날씬한 모습으로 보이고 싶어 하기에 우리는 보통 이러한 방식으로 호흡하지 않는다. 그리고 많은 사람들은 높은 스트레스 수준으로 인하여 그들의 등, 가슴, 배가 긴장되어 있다. 이는 당신의 횡경막이 본래 수행해야 하는 기능(호흡을 할 때에 단순히 가슴만 움직이기보다는 위장을 함께 확장시키는 것)을 하기 어렵게 만들 수 있다.

당신이 어떻게 호흡하는지를 보기 위하여 한 손은 배꼽과 흉곽 사이에 있는 배에 얹어 놓고, 다른 한 손은 가슴 위에 얹어 놓는다. 횡경막 호흡을 할 때에는 당신이 숨을 쉴 때에 배 위에 얹어 놓은 손만이 위아래로 움직여야 하고, 당신의 가슴 위에 있는 손은 반드시 가만히 있어야 한다. 횡경막 호흡은 당신으로 하여금 보다 효과적으로 호흡하도록 하고, 이는 당신의 근육을 덜 사용하게 해 준다. 이는 또한 당신으로 하여금 숨을 쉬는 동안 당신의 목과 어깨 근육을 더욱더 이완하게 해 준다(Poppen 1998). 횡경막 호흡은 전반적으로 이완시키는 효과가 있고, 얕고 빠른 호흡과는 반대로, 불안한 감정을 감소시키는 데에 매우 큰 효과를 보일 수 있다.

호흡을 하는 동안 당신의 복부를 확장시키는 것에 집중하는 것에 더하여, 매 분마다 몇 번의 호흡을 하는지에도 주목하라. 대부분의 사람들은 쉬는 동안에 1분당 8~20번 사이의 호흡을 하고, 건강한 성인의 휴식기의 평균 호흡률은 1분당 12번이다(Sherwood 2006). 횡경막 호흡을 연습하는 동안, 일 분당 6번의 호흡으로 호흡률을 낮추도록 노력해 보라. 느리게 호흡하는 것은 당신으로 하여금 호흡을 함에 따라 더욱더 이완될 수 있게 하여 줄 것이다. 천천히 내쉬는 것이 중요한데, 이는 당신이 더욱 이완할 수 있게 도와줄 것이다.

이제 당신이 전반적인 개념에 대해 이해하게 되었으므로, 횡경막 호흡의 연습을 위한 지시사항들을 알려 주도록 하겠다. 이 훈련을 위하여 당신은 시계를 가까이 두고 당신의 호흡률을 측정해 볼 수도 있다. 편안한 의자에 앉아 발바닥을 방바닥에 붙이도록 하라. 만약 똑바른 자세로 앉을 경우 편안한 자세를 취할 수 없다면, 의자에 비스듬히 기대어 앉거나 아니면 횡경막 호흡을 연습하는 동안의 처음 몇 번은 바닥에 누워서 하여도 괜찮다.

1. 한 손은 당신의 배위에, 다른 한 손은 가슴 위에 얹도록 하라.
2. 당신의 코를 통하여 몇 차례 천천히 깊은 호흡을 하라.
3. 당신의 손 중 어떤 손이 위아래로 움직이는가? 그 손은 반드시 당신의 몸 위에 얹혀 있는 양손 중에서 아래에 있는 것이어야 한다. 이 호흡 훈련을 하는 동안 당신의 가슴은 상대적으로 가만히 있어야 한다.
4. 각각의 호흡에 따라 복부가 팽창되고 수축되는 것을 당신이 느낄 수 있을 때까지 느리고 깊은 호흡을 반복한다.
5. 시계를 보고 1분 동안 당신이 몇 번이나 호흡을 하는지 세어 보라.
6. 1분 동안 하는 호흡의 횟수를 6번으로 낮추도록 노력해 보라. 만약 당신이 5초에 걸쳐 숨을 들이마시고 5초에 걸쳐 숨을 내쉬었다면, 당신의 전체적인 호흡률은 1분당 6회의 호흡이 될 것이다. 대략적으로 말하자면, 천천히 1-2-3-4-5를 세면서 숨을 들이마시고 1-2-3-4-5를 세면서 숨을 내쉬도록 하라. 만약 원한다면 숨을 들이마실 때와 내쉴 때 A-B-C-D-E 라는 글자를 말하여도 된다.
7. 당신의 호흡을 낮추는 또 다른 방법은 숨을 들이마신 후에 잠시 숨을 멈추는 것이다. 그래서 당신이 1-2-3-4-5(또는 A-B-C-D-E)를 세며 숨을 들이마시고, 2초 정도 멈추고 난 후, 다시 5초에 걸쳐 숨을 내쉬는 것이다.
8. 만약 당신이 처음에 5초 동안 숨을 들이마시거나 내쉴 수 없다 하더라도 괜찮다. 3초든 4초든 당신이 할 수 있는 정도로 시작하라. 연습을 함에 따라 당신의 호흡은 느려질 것이고, 규칙적이고 천천히 깊은 호흡을 하는 것이 더욱 쉬워질 것이다.
9. 일정한 호흡 주기를 유지하라. 느리고 일정한 호흡 패턴이 만들어지면, 당신의 눈을 감고 각각의 들숨과 날숨 때 당신의 머릿속으로 '고요' 또는 '평화'와 같이 안정시키는 단어를 반복하라.

매일 하루에 5분 정도 연습하는 것으로 시작하여 매일 10~15분 정도 연습하도록 하라. 연습이 완벽함을 만들어 낸다는 것을 기억하라. 이러한 호흡 훈련은 당신의 호흡률을 감소시키고 스트레스를 받거나 화가 났거나 긴장했을 때에 당신의 불안 수준을 낮추는 데 도움이 되어 줄 것이다.

심호흡

이제 당신은 횡경막 호흡에 대해 알게 되었고, 심호흡에 대해서 배울 차례가 되었다. 우선적으로 횡경막 호흡을 숙달하는 것이 중요한데, 그 이유는 심호흡 역시 횡경막 호흡의 여러 가지 요소를 포함하고 있기 때문이다. 심호흡은 말 그대로 매우 느리고 깊게 호흡하는 것이다. 이는 숨을 들이마실 때에 가슴을 팽창시킨 후에 횡경막과 복부를 확장시키는 것을 포함한다. 이러한 심호흡 연습에 있어서 가슴의 호흡 근육을 활용함으로써 횡경막 호흡에서 한 단계 더 나아갈 수 있다. 물론, 횡경막 호흡 역시 숨을 들이마실 때마다 폐를 산소로 가득 채우지만, 횡경막 호흡에서는 일반적으로 가슴이 팽창되기 전에 숨을 내쉬게 되고, 그럼으로써 복부에 얹은 손만이 위아래로 움직이게 된다. 심호흡에서는 양손이 위아래로 움직이게 된다.

당신은 숨을 천천히 들이마시는 것으로 시작해야 하고, 당신의 복부가 팽창되도록 하여야 한다. 기본적으로, 당신은 당신의 복부를 팽창시킬 때마다 당신의 폐를 펌프질하는 것이다. 이는 당신의 폐를 보통 얕고 빠른 호흡에서 일어나는 펌프질 과정 없이 공기로 가득 채우게 해 준다. 이 훈련을 통해서 당신은 숨을 들이마시고 내쉴 때 각각 10을 세면서 횡경막 호흡에서 한 것보다 더 길게 호흡할 수 있다. 이 훈련은 당신이 불안하거나 스트레스를 받는다고 느낄 때에 매우 강력한 무기가 되어 줄 수 있다. 이제 전반적인 개념에 대해 당신이 잘 이해했으므로, 심호흡에 대한 지시들을 보도록 하겠다.

1. 편안한 의자에 앉는다.
2. 한 손은 배 위에, 다른 한 손은 가슴 위에 얹는다.
3. 당신의 코를 통하여 천천히 그리고 편안하게 호흡하고, 다시 천천히 편안하게 코를 통해 내쉰다. 계속해서 코로 호흡한다.
4. 당신의 복부가 올라가고 내려가는 것을 느끼라. 몇 분간 이러한 호흡을 연습하라.
5. 이제 다시 천천히 숨을 들이마시고 몇 초간 멈추었다가 내쉰다. 당신의 호흡은 매우 느리고, 고르고, 규칙적으로 바뀔 것이다.
6. 천천히 숨을 내쉰다.

7. 다시 천천히 숨을 들이마시고 어떻게 당신의 복부가 팽창하고 공기가 폐로 유입되는지 느끼도록 하라. 당신의 배 위에 얹혀 있는 손이 올라가고, 당신의 가슴 위에 있는 손이 살짝 올라가게 될 것이다.
8. 천천히 숨을 내쉬고, 당신이 할 수 있는 한 천천히 호흡을 유지하도록 노력하라.
9. 그다음으로, 당신이 숨을 들이마실 때에 처음에는 당신의 복부를 팽창시키고, 그다음에는 당신의 폐를 더 많은 공기로 채우며 가슴을 팽창시켜라. 몇 초간 멈춘 후에, 천천히 공기를 내보내는데, 처음에는 당신의 가슴 부분, 그다음에는 당신의 복부로 간다.
10. 그다음으로, 각각의 호흡을 할 때에 10을 세도록 한다. 천천히 들이마시고, 속으로 천천히 1-2-3-4-5-6-7-8-9-10을 세고, 1~3초간 멈춘 후에 내보내는데, 속으로 1-2-3-4-5-6-7-8-9-10을 세면서 숨을 내쉰다. 당신이 원한다면, 들숨과 날숨 때 머릿속으로 A부터 J까지의 단어를 생각하여도 좋다.
11. 충분히 익숙해지기 전까지는 당신의 손을 복부와 가슴 위에 얹고 하도록 하라. 익숙해진 후에는 손을 팔걸이 위에 편안하게 올려놓아도 좋다.

처음에는 매일 5분 정도 심호흡 연습을 하고, 당신이 원한다면 매일 10~15분 정도 연습하도록 하라. 일단 당신이 이처럼 느리고 리듬이 있는 심호흡에 익숙해지고 나면, 각각의 들숨과 날숨에서 머릿속으로 '고요' '평화' 또는 '숨'과 같은 이완되는 단어를 반복할 수도 있다.

안내된 심상

앞에 소개된 훈련은 호흡에 집중된 것들이다. 이제는 안내된 심상으로 넘어가 보자. 이러한 종류의 이완 훈련은 해변, 공원, 또는 산과 같이 당신이 매우 이완됨을 느낄 수 있는 특정한 장소를 상상하는 것을 포함한다. 이러한 훈련들은 당신의 이완을 돕기 위하여 시각, 청각, 후각, 촉각 그리고 온감(溫感)에 집중한다(Poppen 1998). 평화로운 장면을 상상하고, 그러한 이미지화된 장면에 포함되어 있는 감각적 경험에 당신 자신을 몰입시키게 되면, 매우 높은 수준의 고요함과 이완을 얻을 수 있다. 안내된 심상을 연습하는 동안, 일부 사람들은 감소된 긴장, 느려진 심장박동률, 깊어진 호흡, 그리고 손과 발이 따뜻해짐을 경험한다(Bourne 2005).

나는 몇 가지 다른 장면들을 포함해 보았다. 일단 안내된 심상의 요령을 터득한 후에는 당신이 가장 이완된다고 느끼는 당신 자신만의 각색된 장면을 만들어 낼 수 있다. 이러한 장면을 서술하는 당신만의 각본을 크게 읽고 이를 녹음한 후, 눈을 감은 채로 녹음된 것을 틀어 놓고 연습하는 것도 좋은 방법이다. 당신 자신만의 평화로운 장면을 만들어 보기로 하였다면, 우선 그것을 적어 보고 그것을 크게 읽으며 녹음할 수 있다. 당신은 또한 이완과 안내된 심상과 관련한 다양한 종류의 CD들을 구입할 수도 있고 또는 온라인으로 다운로드할 수도 있다. 이 책 마지막 부분의 '참고자료' 에 이 장에 있는 것들과 비슷한 훈련 내용이 담긴 몇 개의 추천할 만한 음반들에 대한 정보가 있다.

시각화 훈련을 녹음할 때에는 천천히 일정한 속도로 대본을 읽어야 한다. 이는 훈련을 하는 동안 평화롭고 안정된 분위기를 유지하는 데 도움이 될 것이다. 실제로 시각화를 시작하기 이전에 몇 차례 느린 호흡을 하도록 하라. 의자나 바닥에 편안하게 앉거나, 당신이 원한다면 바닥에 누워도 좋다. 각본에 있는 단어들에 집중하라. 당신의 눈을 감고 있는 것이 도움이 될 것이다. 시각화의 마지막에 도달하였을 때에는 눈을 뜨기 이전에 몇 차례의 마감하는 호흡을 하도록 하라.

산

당신은 주변 풍경이 저 멀리까지 내려다보이는 산꼭대기에 앉아 있습니다. 공기는 상쾌하고 시원합니다. 당신은 심호흡을 하고 당신 아래와 주변에 있는 숲의 내음을 음미합니다. 당신은 편안한 바지, 가벼운 스웨터, 양말, 그리고 신발을 신고 있습니다. 당신은 기운이 넘치면서 동시에 가벼운 느낌입니다. 당신 아래에 있는 숲은 끝이 없이 영원히 계속될 것만 같습니다. 지금은 가을이고, 나무에는 다양하고 아름다운 색깔의 잎들이 있습니다. 당신은 빨강, 주황, 노랑, 그리고 녹색의 잎들을 바라봅니다. 당신은 당신이 앉아 있는 바닥 주변에 있는 흙이 당신 손에 닿는 것을 느낄 수 있습니다. 그 흙은 폭신폭신하고 부드럽습니다. 당신은 새들의 노랫소리를 들을 수 있습니다. 하늘은 매우 파랗고, 구름 한 점 없습니다. 당신은 멀리서 들려오는 폭포 소리를 들을 수 있습니다. 당신은 심호흡을 하고 산꼭대기에서 자라고 있는 멋진 소나무의 향기를 맡습니다. 나무 내음은 신선하고 부드럽습니다. 당신은 눈을 감고 몇 차례 더 숨을 쉽니다. 당신은 매우 고요하고 평화롭다고 느낍니다.

공원

아름다운 봄날의 이른 아침 시간입니다. 당신은 아직은 한산하고 조용한 공원에 도착하였습니다. 당신은 편안한 잔디밭을 찾아 앉아 아침 햇살을 즐깁니다. 비록 차갑기는 하지만, 당신의 머리를 스치고 지나가는 상쾌하고 기분 좋은 바람을 느낍니다. 당신의 피부는 이른 아침 햇살을 빨아들이고, 당신은 평화로움을 느낍니다. 가까이에는 몇 그루의 떡갈나무들이 있고, 당신은 그곳을 오르내리는 다람쥐들을 바라봅니다. 당신에게는 아무것도 들리지 않고, 오직 나뭇잎을 바스락거리며 스치는 바람 소리만이 들립니다. 당신은 잔디밭에 맺혀 있는 이슬 내음을 맡습니다. 풀밭이 더 이상 젖어 있지는 않지만, 상쾌한 이른 아침의 향기와 함께 이슬 내음이 남아 있습니다. 태양은 계속 떠오르고 있습니다. 하늘의 빛깔이 아름답습니다. 몇 개의 작은 구름들이 떠 있습니다. 아름다운 하루가 될 것 같습니다. 당신은 풀밭 위에 담요를 펼치고 그 위에 누워 있고, 맨발에는 풀들이 느껴집니다. 당신은 하늘 위를 바라보고, 새 떼들이 날아가는 것을 바라봅니다. 당신은 행복하고, 고요하고, 편안하게 이완되어 있습니다.

호수

당신은 작고 아름다운 호숫가에 앉아 있습니다. 호수는 고요하고, 간간히 물고기가 헤엄쳐서 생기는 잔잔한 물결만이 있습니다. 당신은 당신의 발이 부드럽고 따듯한 모래 속으로 빠져드는 것과 함께 당신의 몸 아래에 있는 모래를 느낍니다. 당신은 당신의 발가락 사이의 모래를 느낍니다. 모래는 거의 하얀색입니다. 모래의 부드러움이 당신을 평온하게 합니다. 당신은 호수를 살피다가 요트를 봅니다. 그것은 여름 바람 속에서 평화롭게 항해하고 있습니다. 날은 따뜻하고 태양의 느낌이 좋습니다. 당신은 일어나서 호수를 향해 걸어갑니다. 당신은 당신의 발목 바로 위로 물이 차오를 때까지 천천히 호수 안으로 걸어 들어갑니다. 조금씩 더 깊이 들어가 이제 당신의 무릎과 엉덩이가 젖었습니다. 당신은 물의 고요함을 사랑합니다. 파도가 없고, 그저 깨끗하고 파란 물만이 있습니다. 따뜻한 여름날의 완벽한 날씨입니다. 당신은 심호흡을 하고 당신의 폐가 상쾌한 공기로 가득 채워지는 것을 느낍니다. 당신은 완전히 이완되고 다시 태어난 느낌입니다.

근육 이완법

이제 당신의 근육을 이완시키는 것을 도와줄 방법들로 넘어가 보자. 점진적 근육 이완은 당신 몸의 다양한 근육들을 조이고 풀어 주거나, 또는 긴장시키고 이완시키는 것을 포함한다. 이 기법은 1920년대 초기에 Edmund Jacobson 박사에 의해 개발된 것으로서, 불안과 근육의 긴장은 서로 밀접하게 연관되어 있기 때문에, 우리가 우리의 근육을 이완시킬 수 있는 방법을 배움으로써 불안을 감소시킬 수 있다는 그의 신념에 근거한다. Joseph wolpe 박사는 행동치료의 초석을 다진 사람들 중 한 명으로서, Jacobson의 생각을 더욱 확장시켰고(Poppen 1998), 불안의 특정 형태들을 다루는 방법들을 개발하였다. 이를 체계적 둔감법이라 부르는데, 이 기술은 공포스러운 자극에 대하여 상상하거나 또는 실제적인 노출을 하면서 동시에 근육들을 이완시키는 것을 포함한다. Wolpe 박사는 불안이 근육이 완전히 이완된 상태와는 양립할 수 없음을 발견하였고, 이는 왜 이 기술이 두려움, 공포, 그리고 불안을 극복하고자 하는 사람들을 돕는 데 있어 유용한지를 설명해 준다.

점진적 근육 이완

점진적 근육 이완을 시작하기에 앞서, 당신이 편안하고 헐렁한 옷을 입고 있는지를 확인하라. 당신이 편안함을 느낄 수 있는 조용한 장소를 찾아라. 그 장소는 당신의 집 안일 수도 있고, 뒷마당이나 공원과 같이 야외가 될 수도 있다. 산만해질 가능성을 최소화하는 것이 중요하므로, 당신의 컴퓨터, 핸드폰, 호출기, 라디오, TV, 또는 어떤 것이든 당신을 방해할 만한 것들을 모두 끄도록 하라.

그다음으로, 당신의 몸 전체가 지지될 수 있도록 편안한 자세로 앉거나 눕도록 하라. 앉는 자세를 취한다면 등받이가 넘어가는 안락의자 또는 소파를 활용하고, 몸을 지지하기 위해 배개를 사용해도 좋다. 만약 당신이 눕는 것을 선호한다면 당신의 침대, 소파, 바닥 또는 풀밭에 담요를 깔고 시도해 봐도 좋다. 단지 당신이 지금까지 배워 온 다른 이완 훈련과 비슷하게, 점진적 근육 이완도 이완하도록 돕는 것이지 잠들도록 하는 것이 아니라는 것만 기억하도록 하라.

이 훈련을 하는 동안에 당신은 16가지 근육군을 조인 후 풀어 줄 것이다. 근육을 조이거나 긴장시킬 때마다 10초 정도 유지하도록 하라. 당신이 근육을 풀어 주거나 이완시킬 때에는 15초 정도 유지하도록 하라. 만약 당신이 어떠한 근육에서든 그들을 긴장시킬 때에 통증을 느낀다면, 당신이 보다 편안해질 때까지 긴장의 수준을 약간 낮추도록 하라. 만약 당신이 계속해서 그곳에서 통증을 느낀다면, 그 근육은 빼고 하도록 하라. 만약 당신이 근육 당김, 또는 근육의 긴장이 권장되지 않을 만한 어떠한 다른 의학적 상태나 부상을 갖고 있다면, 이 훈련을 시작하기 전에 의사와 상의하도록 하라.

이 훈련을 시작하기 이전에 몇 차례의 심호흡을 하도록 하라. 비록 당신이 선호하는 다른 순서에 따라 이 훈련을 진행해 나갈 수도 있지만, 이 훈련은 당신의 발가락에서 시작되어 점진적으로 당신의 머리와 얼굴로 진행해 가야 한다.

1. 발가락. 당신의 발가락을 구부려서 바닥을 향하도록 한다. 이것을 하는 동안 당신의 다리를 긴장시키지 않기 위해 노력하라. 10까지 천천히 세며 10초간 발가락을 이 자세로 고정시킨다. 그런 후 당신의 발가락을 펴고 이완시킨다. 천천히 15까지 세고, 당신의 발가락이 이완된 상태로 있게 한다.

2. 발과 종아리. 당신의 발끝을 뾰족하게 만들고 10초간 유지한다. 당신의 발을 15초간 이완시킨다.

3. 정강이. 당신의 발끝을 위쪽으로 당기면서 당신의 정강이 근육을 수축시킨다. 쥐가 나지 않도록 천천히 하라. 발끝을 위로 당기고 10초를 세고, 15초 동안 풀어 주도록 하라.

4. 넓적다리. 당신의 다리를 위로 들어 올려 다리를 올리고 있는 동안 긴장시키거나, 단지 당신의 허벅지를 강하게 조임으로써 가능한 한 넓적다리 근육을 수축시킨다. 10초간 유지하고, 15초간 이완한다.

5. 궁둥이. 당신의 궁둥이 근육을 10초간 긴장시키고 조인다. 15초간 이완시키고 긴장이 풀리는 것을 느끼도록 하라.

6. 위장. 10초간 할 수 있는 한 최대한으로 당신의 위장을 끌어당겨 당신의 복부 근육을 긴장시킨다. 당신이 숫자를 세고 있는 동안 긴장감을 유지하여야 한다. 15초 동안 이완하고 긴장을 풀어 당신의 위장 근육이 충분히 이완되게 하라.

7. 등. 어깨는 그대로 있는 체로 당신의 등을 아치형으로 구부린다. 10초간 유지하고, 15초간 이완한다. 만약 당신이 등 쪽에 부상을 입었거나 만약 이것이 통증을 일으킨다면, 이 과정은 생략하도록 한다.

8. 가슴. 길고 깊은 호흡을 하여 당신의 가슴 근육을 조이고, 10초간 유지한다. 숨을

내쉬고 15초간 이완하고, 편안하고 정상적인 호흡을 몇 차례 더 한다.

9. 손. 10초간 두 손으로 주먹을 꽉 쥐고, 15초간 손가락들을 펴고 이완한다.

10. 이두박근과 삼두박근. '당신의 근육을 보여 주듯' 팔뚝을 올려 당신의 이두박근을 긴장시킨다. 10초간 유지하고, 팔을 당신 옆으로 내리고 15초간 긴장을 이완시킨다. 그다음으로, 당신의 팔을 밖으로 쭉 뻗고, 당신의 팔 위쪽의 뒷부분을 조여서 당신의 삼두박근을 긴장시키고, 10초간 유지한다. 그런 후 15초간 긴장을 푼다.

11. 어깨. 당신의 어깨를 뒤쪽으로 젖혀 긴장시키고 조이며 10초간 유지한다. 그런 후 어깨를 앞쪽으로 내려놓고, 이완하고, 15초간 유지한다. 만약 이것이 통증을 유발하거나, 당신의 어깨에 손상을 입었다면, 이 부분은 생략하도록 하라.

12. 목. 어깨는 쭉 펴고 이완하고 있는 가운데에 고개를 오른쪽으로 천천히 돌린다. 고개를 최대한 옆으로 돌리고 유지한 채로 10초간 멈춰 있는다. 자연스러운 자세로 고개를 제자리로 돌리고, 15초간 이완한다. 왼쪽 방향으로 이 자세를 반복하여, 당신의 머리를 최대한 돌리고 10초간 유지한다. 이완시키고 당신의 얼굴을 앞으로 돌린 채 15초간 유지한다. 그다음으로, 당신의 턱을 앞으로 당기고 10초간 유지한다. 그러고 난 후 당신의 목 근육들을 15초간 이완시킨다.

13. 입. 최대한으로 당신의 턱을 벌리고, 당신의 입을 크게 벌린다. 10초간 유지하고 난 후 당신의 입을 닫고 15초간 이완한다. 다음으로, 최대한 크게 미소를 짓고, 당신의 입술을 옆으로 당겨 10초간 유지한다. 15초간 긴장을 풀고 이완한다.

14. 혀. 당신의 혀를 당신의 입천장에 붙이고 누른 채로 10초간 유지하고, 15초간 이완한다. 다음으로, 당신의 혀로 당신 입의 바닥 쪽을 누르고 10초간 유지한 후, 15초간 이완한다.

15. 눈. 당신의 눈을 최대한 크게 뜨고 10초간 유지한 후, 15초간 이완한다. 다음으로, 눈을 세게 감고 10초간 유지한 후, 눈의 긴장을 푼 채로 편안하게 감고 15초간 이완한다.

16. 이마. 당신의 눈썹을 최대한 위로 올리고, 당신 이마의 근육을 긴장시킨다. 10초간 유지한 후, 눈썹을 제자리로 돌리고 당신의 이마를 부드럽게 편 채로 15초간 긴장을 푼다.

적어도 일주일간 매일 점진적 근육 이완법을 연습하도록 노력한다. 많은 사람들이 이 훈련을 매일 적어도 두 차례씩 연습함으로써 도움을 받는다. 한 번 이 훈련에 익숙해지기만 하면, 당신은 어떤 근육을 긴장시키고 이완시킬 것인지를 선택하여 당신의 필요에 따라 조절할 수 있다.

당신의 근육을 이완시키고, 생각을 평온하게 하고, 호흡에 집중하기

이제 당신은 횡경막 호흡, 심호흡, 안내된 심상, 그리고 점진적 근육 이완법에 대해 알게 되었으므로, 이러한 기술들을 당신의 근육을 이완시키고 생각을 평온하게 하고, 느리고 편안한 호흡에 집중하는 것을 돕기 위하여 통합시킬 수 있다. 당신은 훈련 내용을 읽거나 과정을 암기하기보다는 녹음하여 들음으로써 쉽게 연습할 수 있을 것이다. 멈추라는 표시가 있으면 5초 정도 멈추도록 한다. 당신의 몸이 충분히 지지되고 눈은 감은 채로 편안한 자세에서 시작하도록 한다.

근육, 생각, 그리고 호흡 이완 훈련

당신은 눈을 감은 채로 쉬고 있습니다. 당신 몸의 모든 부분은 지지되고 있어, 어떠한 근육도 긴장할 필요가 없습니다. 가능한 한 최대로 이완합니다.

당신의 오른쪽 팔에 집중하고 긴장감이 있다면 이완합니다(멈춤). 가능한 한 최대로 당신의 다른 근육들도 이완합니다(멈춤). 당신의 오른쪽 전완근을 이완시키고, 더욱더 편안해진 느낌을 느껴 봅니다. 천천히 그리고 고요하게 호흡하고, 더욱더 이완합니다(멈춤).

당신의 팔 근육의 긴장을 더욱더 깊게 풀어 줍니다. 이완합니다(멈춤). 이제 당신 팔의 위쪽 근육을 이완합니다. 가능한 한 최대로 이완합니다 (멈춤). 이어서 당신의 오른쪽 팔 전체를 이완하는데, 오른쪽 손, 그리고 오른쪽 손가락들을 이완합니다. 가능한 한 최대로 이완합니다(멈춤). 당신의 오른쪽 팔과 손을 계속해서 이완시키면서, 주의를 당신의 왼쪽 손으로 옮겨 옵니다. 가능한 한 최대로 당신의 왼쪽 손을 이완합니다(멈춤). 당신의 근육들이 편안해지기 시작하고 당신의 왼쪽 팔이 점점 더 깊게 이완되는 것을 느껴 봅니다(멈춤). 점점 더 깊게 긴장감을 흘려보냅니다. 더욱더 이완합니다(멈춤). 계속해서 더 깊게 이완하고, 이것을 유지합니다(멈춤). 천천히 그리고 깊게 호흡하고, 더욱더 이완합니다(멈춤).

이제 당신의 양쪽 어깨를 이완시키고 무게를 느껴 봅니다. 당신의 어깨, 팔, 손, 그리고 손가락들에서 내부의 이완감을 느끼고, 점점 더 평온해집니다(멈춤). 점점 더 깊게 당신의 근육의 무게를 흘려보냅니다(멈춤). 당신의 근육들이 보다 깊게 이완될수록 당신의 근육들에서 따뜻함을 느낍니다. 당신의 호흡은 느리고 일정합니다.

이제 당신의 얼굴 근육으로 가 봅니다. 당신의 이마를 편안하게 합니다. 그와 같은 근육들을 더욱더 이완시킵니다(멈춤). 그와 같은 근육들이 이완되는 것을 생각함에 따라, 당신은 그들을 통하여 천천히 그리고 점차적으로 이완감이 퍼져 나가는 것을 느낍니다. 당신의 눈은 가볍게 감은 상태를 유지합니다(멈춤). 이완을 천천히 당신의 볼로 옮겨 오고, 모든 긴장감을 내려놓습니다(멈춤). 당신의 턱과 혀는 점점 더 깊게 이완되었습니다(멈춤). 당신이 할 수 있는 한 최대한으로 이완합니다. 숨을 쉴 때마다, 당신은 긴장감을 보다 많이 흘려보냅니다(멈춤). 당신이 더욱더 이완됨에 따라 당신의 목, 그다음에는 아래쪽 가슴으로 이완감이 옮겨 가는 것을 느껴 봅니다(멈춤). 보다 많은 긴장감을 이완시킬 수 있다고 느껴질 때면, 당신이 할 수 있는 한 최대한으로 더욱더 깊게 이완시키도록 합니다(멈춤).

당신의 호흡은 고요하고, 느리고, 규칙적이며, 매번 숨을 내쉴 때마다 더욱더 많은 긴장감이 풀립니다(멈춤). 당신의 위장의 긴장감을 내려놓고, 더욱더 많이 이완되는 것을 느껴 봅니다(멈춤). 가능한 한 최대로 이완합니다. 편안하게 쉬고 있는 동안에도 당신의 고관절, 아래쪽 허리, 그리고 엉덩이가 이완되는 것을 느낍니다. 보다 더 깊게 이완합니다(멈춤). 이제 당신의 허벅지와 다리를 이완시킵니다. 당신이 더욱더 이완되는 것을 느낍니다(멈춤). 더욱더 많이 이완됩니다. 더 깊게 이완합니다. 당신은 계속해서 보다 깊게 많이 이완합니다(멈춤). 더욱더 많이. 매번 호흡할 때마다, 당신은 더욱더 많이 이완하고, 당신의 몸 안쪽의 모든 긴장감을 내보냅니다(멈춤). 이제 당신의 아래쪽 다리와 당신의 발을 이완합니다. 더 많이 이완합니다(멈춤). 당신이 더 많이 이완하는 것을 돕기 위하여, 나는 10에서 1까지 거꾸로 셀 것입니다. 각 숫자를 말할 때에, 매번 당신이 더욱더 이완되는지 보십시오. 더 이완하는 것은 불가능하다고 느낄 때조차도, 더욱더 이완하기 위하여 노력하는 것을 계속하고, 보다 깊은 고요함과 이완을 즐깁니다(멈춤).

10, 당신의 몸을 더욱더 이완합니다(멈춤).

9, 더 깊게 이완합니다(멈춤).

8, 느리고 깊게 호흡하고, 더욱더 이완됩니다(멈춤).

7, 더욱더 이완됩니다(멈춤).

6, 당신의 몸 전체를 이완하고, 더 많이 이완되는 것을 느낍니다(멈춤).

5, 더욱더 깊게 이완하고, 천천히 그리고 깊게 호흡하며, 당신의 몸 전체를 이완합니다(멈춤).

4, 당신의 몸 전체는 더 많이 이완되는 것을 느끼고, 따뜻함과 활기를 느끼고, 고요함을 느낍니다(멈춤).

3, 더 깊게 이완하고, 고요함이 당신 주변을 감싸고, 더 많이 이완됨을 느낍니다(멈춤).

2, 더 깊게 이완하고, 느리고 깊은 숨을 쉽니다(멈춤).

1, 이렇게 당신의 몸을 이완시키는 것을 계속합니다. 더욱더 많이(멈춤).

이제 저는 당신이 숨을 쉴 때마다 '평화' 라는 단어를 생각했으면 합니다. 저는 당신이 호흡할 때마다 이완되고, 당신의 머릿속에서 '평화' 라는 단어를 반복하길 원합니다. 그렇게 함으로써, 당신은 머릿속에 있는 '평화' 라는 단어와 현재의 평화로운 상태를 연합시킬 수 있을 것입니다. 당신이 호흡할 때마다, 저는 당신이 고요히 '평화' 라는 단어를 생각하길 원합니다. 제가 당신에게 다시 말을 할 때까지 당신은 머릿속으로 이 단어를 생각합니다(3분 정도 멈춤).

매우 잘했습니다. 이 훈련을 이제 마치도록 하겠습니다. 저는 10에서 1까지의 숫자를 셀 텐데, 제가 1까지 세면 당신은 눈을 뜨고 고요하고, 이완된 상태에서, 깨어남을 느낍니다. 10 … 9 … 8 … 7 … 6 … 5 … 4 … 3 … 2 … 1 … 당신의 눈을 뜨십시오. 당신은 깨어납니다.

연습이 완벽함을 만든다

이 장에 제시된 이완 기술들을 제대로 익히기 위해서는, 자주 연습해야만 한다. 그 기술들은 당신이 스트레스에 대응하는 것을 도와줄 수 있고, 건강한 라이프스타일을 촉진시켜 줄 것이다. 만약 당신이 불안하거나 스트레스를 받을 때에 이러한 방법들을 사용하고 싶다면, 당신은 우선 그렇지 않을 때에 연습을 해야만 한다. 만약 당신이 처음에 이러한 기술들을 배우는 데에 어려움을 느낀다 하더라도 좌절하거나, 너무 빨리 포기해서는 안 된다. 예를 들면, 지속적으로 정확하게 수행하고 실제로 그것을 통해 보다 많은 이완감을 느낄 수 있는 정도가 되려면, 호흡 훈련을 하는 데만 하더라도 12번 정도의 연습을 필요로 한다.

당신의 필요에 따라 훈련을 변형시키는 것 또한 괜찮다. 예를 들면, 만약 당신이 마지막에 제시된 훈련을 할 때의 마음 상태와 고요함을 연합시키고자 한다면, '평화' 라는 단어 대신에 '고요함' 이라는 단어로 대체시키도록 한다. 이러한 훈련들은 너무 원칙적으로 할 필요가 없다. 대신에, 당신은 당신에게 효과적인 방향으로 그것들을 변형시켜야 한다. 앞서 제시한 지시사항들은 일반적인 안내에 해당된다. 당신에게 맞는 방법을 찾기 위하여 이것들과 또 다른 이완 기술들에 대해 알아보고, 당신 삶의 필요에 따라 그러한 훈련들을 적용하도록 하라.

이완의 시간 만들기

당신은 이 장에 제시되어 있는 훈련들이 당신에게 유용할 것 같기는 하지만, 규칙적으로 이것을 연습할 만한 시간은 없다고 생각하는가? 당신에게 있어서 이완 훈련을 하기 위한 시간을 마련하는 것이 부담스럽게 느껴지는가? 만약 그렇다면, 매일 어떻게 하면 이완을 위한 시간을 짜낼 수 있을지 알아내기 위하여 다음의 질문지를 작성해 보도록 하라.

당신은 매일 TV를 몇 시간 정도 보는가?

____

당신은 매일 전화를 하는 데에 얼마나 많은 시간을 사용하는가?

____

당신은 매일 컴퓨터를 통해 이메일 확인 또는 인터넷 서핑과 같은 비업무적인 활동을 하는 데에 얼마 정도의 시간을 사용하는가?

____

당신이 매일 많은 시간과 에너지를 사용하는 다른 활동들에는 어떠한 것들이 있는가? 매일 그러한 활동을 하는 것이 반드시 필요한 것인가, 아니면 그중 일부는 주말 또는 다른 특정한 시간에만 하도록 제한할 수 있는가?

이제 이러한 질문들에 대한 당신의 답변들을 주의 깊게 살펴보기 바란다. 전화를 하는 데에 너무나 많은 시간을 보내고 있지는 않는가? 좋아하는 프로그램을 보려고 TV를 켰다가 다른 방송도 보느라 더 많은 시간을 허비하지는 않는가? 당신은 종종 그저 지루하거나 해야 할 일이 떠오르지 않아서 TV를 켜곤 하지 않는가? 당신은 컴퓨터 앞에서 지나치게 많은 시간을 보내고 있지는 않는가? 만약 그렇다면, 이러한 활동의 일부를 줄이고 이완 훈련을 위한 시간을 만들어 보도록 하라.

그가 얼마나 스트레스를 많이 느끼고 있는지에 대해 의사와 이야기한 후, 데릭은 자기 삶의 일부를 변화시키기로 결심하였다. 그는 매일 아침 조금 일찍 출근함으로써 저녁 시간에 그녀의 아내를 도와주기 위한 시간을 마련할 수 있었다. 그녀가 요리를 시작하면, 데릭이 아이들을 운동장으로 데리고 나가 함께 시간을 보내며 상쾌한 공기를 즐길 수 있었다. 데릭은 또한 그의 몸무게에 문제가 있다는 것을 깨달았고, 매일 토요일 아침에 농구를 하는 친구들의 그룹에 합류하기로 결심하였다. 그는 또한 몇 년째 매일 자신의 책상에서 일하면서 점심을 먹어 오던 것을 그만두고, 대신 가까운 공원에 산책을 나가 밖에서 점식식사를 하며 이완의 시간을 가질 수 있게 되었다. 데릭은 매일 밤 몇 시간 동안 TV를 보는 것은 매우 비생산적이고, 또한 그의 웰빙에도 도움이 안 된다는 것을 깨달았고, 따라서 아이들이 잠자리에 들고 난 저녁 시간에 이완 훈련을 하기 시작하였다. 그의 아내는 데릭에게 있어서 변화가 나타나는 것을 발견하였고, 매일 밤 하는 그의 이완 시간에 함께 참여하기 시작하였다. 그렇게 함으로써 그들의 관계는 실제로 더욱더 친밀해졌고, 한 달에 한 번은 보모를 고용하여 두 사람만을 위한 '데이트 나이트' 를 갖기로 결심하였다. 이완과 그의 삶 간의 균형의 중요성을 배움으로써, 데릭은 신체적으로 그리고 정신적으로 모두 좋아지는 것을 느끼기 시작하였고, 마침내 그는 자신이 밤중에 침대에 누워 그의 문제들과 스트레스에 사로잡히지 않고 있다는 것을 깨닫게 되었다. 그는 올바른 방향으로 나아가고 있었고 잠을 더 잘 자기 시작하였다.

요약

우리 모두에겐 삶의 균형이 필요하다. 이완 활동과 훈련들을 당신의 일상에 기초한 스케줄에 포함시키는 것을 배우는 것은 당신의 마음과 신체에 유익할 것이다. 다음 단계로 나아가는 것과 이 장에서 당신이 배운 바를 연습하는 것 모두가 당신 자신에게 달려 있다. 매일 이완할 시간이 충분치 않다고 생각한다면, 당신뿐만 아니라 많은 사람들이 그렇게 느낀다는 점을 상기하라. 그러나 만약 당신이 이러한 연습을 하겠다고 결심한다면, 매일 이완 훈련을 하기 위해 15~20분 정도의 시간적 여유를 갖게 될 것이다. 이완의 효과를 경험하기 시작함에 따라, 당신은 이것을 즐기게 될 것이고 일상에서 이완을 위한 시간을 더 많이 확보하게 될 것이다. 당신은 삶에서 극단적인 변화를 이끌어 낼 필요가 없다. 그보다는 당신 스스로에게 필요한 만큼의 적절한 이완의 시간을 주도록 하는 편이 좋다.

06

수면 일지

본 수면 프로그램의 일부분으로서, 당신의 수면-각성 패턴을 체계적으로 추적하여 검토하는 것은 중요하다. 이를 위해 당신은 수면 일지(당신의 수면 습관, 수면 패턴, 그리고 전반적인 수면 시간을 기록한 일기)를 작성해야 한다. 당신은 매일 밤 당신이 침실로 간 시간, 불을 끈 시간, 잠든 시간, 침대에서 일어나 하루를 시작한 시간, 그리고 중간에 깬 시간 등을 지속적으로 기록하여야 한다. 수면 일지는 좋은 밤(잘 잔 밤)과 나쁜 밤(잘 못 잔 밤)을 비교하여 추적하는 데 있어 필수적인 요소인데, 이는 당신의 수면 문제를 초래할 만한 요인으로 어떠한 것이 있는지 파악할 수 있게 해 줄 것이다. 예를 들면, 어떤 이들은 늦은 저녁 시간에 통화를 하면 잠을 설칠 때가 많다는 것을 깨닫게 된다. 이는 통화를 하는 동안 흥분했거나, 통화의 주제가 이완 또는 수면에 도움이 되지 않는 것이었거나, 잠자리에 누워 통화 내용에 대해 고민했기 때문일 수도 있다. 또 다른 이들은 늦은 저녁 시간에 몇 잔의 와인을 마시면 그렇지 않은 날에 비해 단잠을 자기 어렵다고 느낄 수도 있다.

수면 일지는 좋은 수면 혹은 나쁜 수면을 초래할 수 있는 요인에 대한 인식을 높여줌으로써 더 나은 수면을 촉진시킬 만한 행동상의 변화를 이룰 수 있도록 도와줄 것이다. 이는 또한 당신이 밤중에 평균 몇 시간 정도의 수면을 취하고 있는지를 알게 해 줄 것이다. 나는 당신이 대충 훑어보는 식으로 이 장을 보지 않았으면 한다. 수면 일지는 이 프로그램의 필수적인 부분이며, 당신이 7장에 나와 있는 수면 제한 프로그램을 시행하기 위해서는 수면 일지를 기록할 필요가 있다.

언제 그리고 어떻게 당신의 수면을 기록하는가

당신의 수면을 기록하기에 가장 좋은 시간은 아침에 당신이 잠자리에서 막 나온 바로 그 시간이다. 비록 당신이 한밤중에 깨어서 당신의 수면 일지를 기록하고 싶은 유혹을 느낀다 할지라도, 제발 그러지 않기를 바란다. 한밤중에 기록하는 것은 당신의 남은 수면을 더욱 방해할 뿐이고, 비생산적이라 할 수 있다. 100퍼센트 정확하게 기록할 수 있을지에 대해서도 걱정하지 말라. 나는 한밤중에 당신이 시계 보는 것을 원치 않는다. 다시 한 번 말하지만, 시계를 보는 것은 당신으로 하여금 당신의 수면에 대해 더욱더 걱정하게 만들고 불안 유발 신호를 당신의 뇌로 전달하게 만들기 때문에 비생산적이다. 대신에, 아침에 일어나서 지난밤에 대해 기억나는 것을 메모하도록 하라. 비록 이것이 당신의 수면에 있어서 완벽하게 정확한 기록이 되지는 않겠지만, 그 정도면 충분하다. 수면 일지의 궁극적인 목적은 당신이 보다 나은 수면을 취하게 되는 데에 있으므로, 이것을 기록하는 것이 당신의 수면을 더욱 악화시키는 활동이 되어서는 절대로 안 된다!

각기 다른 수면 일지들의 목적이 모두 같을지는 모르나 당신의 수면-각성 패턴에 대하여 정보를 모으고 기록하는 방식은 수면 일지의 종류에 따라 다양하다. 어떤 수면 일지는 기본적으로 양적인 정보를 기록하는 데 초점을 두기 때문에 매일 밤 당신이 실제로 잠을 잔 시간에 집중한다. 다른 것들은 보다 질적인 정보에 초점을 두어, 당신의 수면에 영향을 미치는 다른 요인들에 대한 세부 사항을 기록하는 공간을 제공한다. 나는 각각의 예가 될 수 있는 서로 다른 두 개의 형식을 제시할 것이고, 당신은 그중 선호하는 형식을 선택할 수 있을 것이다. 첫 번째 것은 보다 시각적 또는 그래픽적인 형식으로서 당신의 수면에 대해 보다 큰 그림을 볼 수 있게 하여 줄 것이고, 두 번째 것은 보다 구체적으로 당신의 수면과 낮 활동에 대해 구체적인 질문을 함으로써 당신의 수면에 영향을 미치는 각성 요인들에 대해 더 잘 자각할 수 있도록 도와줄 것이다. 나는 빈칸을 채워 넣는 형식의 예들을 먼저 보여 주고, 각각의 일지를 어떻게 사용하는지 알려 줄 것이다. 양쪽 예들 모두 동일한 정보를 대상으로 하여 기록해 보는 것으로서, 이를 통해 당신은 두 개의 다른 방식의 수면 일지를 비교할 수 있게 될 것이다.

시각적 수면 일지의 예

165쪽 표의 왼쪽 열에는 날짜를 기록한다. 수면 일지에는 이틀에 걸친 기간이 포함되기 때문에, 정보를 기록한 날짜와 당신이 잠을 자고 난 다음 날의 날짜를 기입한다. 아래쪽으로 향한 화살표(⬇)는 당신이 매일 밤 불을 끈 시간 또는, 밤에 자다가 깨어난 후 다시 잠자리로 돌아간 시간을 가리킨다. 한 칸을 1시간으로 가정해서 실제로 잠을 잔 시간만큼 색칠한다. 위쪽으로 향한 화살표(⬆)는 아침에 일어난 시간과 밤중에 자다가 깬 시간을 가리킨다. 만약 당신이 낮잠을 잤다면 그것 또한 색칠하여 표기하여야 한다. 당신의 수면에 영향을 미칠 수 있는 다른 요인들을 아래에 제시되어 있는 기호들을 사용하여 표기한다.

C=카페인　　N=니코틴
E=운동　　M=수면제
F=음식　　A=알코올
R=이완 훈련　　O=밤중에 잠자리에서 나옴
S=스트레스를 받은 사건(직장, 집, 또는 다른 곳에서)

여기에 이 수면 일지를 어떻게 사용하는지에 대한 예가 있다. 첫째 날은 5/20~5/21로 기록되어 있다. 그녀는 오후 6시부터 7시까지 운동(E)을 하였다. 그녀는 오후 8시에 저녁식사(F)를 하고 술(A)을 마셨다. 그녀는 오후 9시에 수면제(M)를 복용하고 오후 10시 30분에 불을 껐다(⬇). 그녀는 오후 11시쯤 잠이 들었지만, 오전 2시에 깨어났고, 잠자리에서 나왔다(⬆와 O). 오전 3시 30분에 다시 잠자리로 돌아가 누웠고(⬇) 오전 4시쯤 잠이 들었다. 그녀는 오전 4시부터 7시까지 잤다(⬆). 그녀는 오전 8시에 아침 식사(F)를 했다. 같은 날 그녀는 점심 식사(F) 후에 오후 1시부터 2시까지 낮잠을 잤다. 다음 줄은 5월 21일부터 22일까지에 해당하는 내용이다. 그녀는 오후 6시부터 7시까지 운동(E)을 하고 오후 7시에 저녁을 먹고(F) 술을 마셨다(A). 그녀는 오후 9시에 수면제를 복용하고(M) 오후 11시 30분에 잠자리에 들었다(⬇). 그녀는 밤 12시쯤 잠이 들었고 오전 4시까지 잠을 잤다. 그녀는 침대에서 깨어 있는 채로 오전 6시까지 누워 있었고, 잠깐 다시 잠이 들었다가, 오전 7시에 일어났다(⬆). 그녀는 오전 8시에 아침(F)을 먹고 커피(C)를 마셨다. 그녀는 오전 10시쯤 직장에서 스트레스를 경험하였고(S), 12시 정오에 점심을 먹고(F), 오후 2시에 에스프레소 커피(C)를 마시고, 오후 3시쯤 직장에서 또 다른 스트레스 사건(S)을 겪었다. 그녀의 총 수면 시간은 각 줄의 끝에 기록되어 있다.

날짜	오후 6	오후 7	오후 8	오후 9	오후 10	오후 11	오전(자정) 12	오전 1	오전 2	오전 3	오전 4	오전 5	오전 6	오전 7	오전 8	오전 9	오전 10	오전 11	오후 12	오후 1	오후 2	오후 3	오후 4	오후 5	총 수면 시간
5/20~5/21	E		F/A	M	⬇				⬆O	⬇				⬆	F				F⬇		⬆				7
5/21~5/22	E	F/A		M		⬇					⬆	⬇		⬆	F/C		S		F		C	S			5
5/22~5/23	A	F/A	A		M	⬇				⬆	⬇	⬆⬇				⬆F				F			E		5
5/23~5/24		F	R		⬇					⬆⬇				⬆	F				F						7
5/24~5/25		F	R	M	⬇			⬆O		⬇				⬆	F/C			S	F					E	5
5/25~5/26	S	F			⬇						⬆	O		F/C					F						4
5/26~5/27	E	F	R			⬇							⬆	F/C				F							6
평균 수면 시간																									5.6

시각적 수면 일지

왼쪽의 각 열에 날짜를 기록한다. 수면 일지에는 이틀에 걸친 기간이 포함되기 때문에, 정보를 기록한 날짜와 당신이 잠을 자고 난 다음 날의 날짜를 기입한다. 아래쪽으로 향한 화살표(⬇)는 당신이 매일 밤 불을 끈 시간 또는 밤에 자다가 깨어난 후 다시 잠자리로 돌아간 시간을 가리킨다. 한 칸을 1시간으로 가정해서 실제로 잠을 잔 시간만큼 색칠한다. 위쪽으로 향한 화살표(⬆)는 아침에 일어난 시간과 밤중에 자다가 깬 시간을 가리킨다. 만약 당신이 낮잠을 잤다면 그것 또한 색칠하여 표기하여야 한다. 당신의 수면에 영향을 미칠 수 있는 다른 요인들을 아래에 제시되어 있는 기호들을 사용하여 표기한다.

C=카페인	N=니코틴
E=운동	M=수면제
F=음식	A=알코올
R=이완 훈련	O=밤중에 잠자리에서 나옴

S=스트레스를 받은 사건(직장, 집, 또는 다른 곳에서)

날짜	오후 6	오후 7	오후 8	오후 9	오후 10	오후 11	오전 (자정) 12	오전 1	오전 2	오전 3	오전 4	오전 5	오전 6	오전 7	오전 8	오전 9	오전 10	오전 11	오후 12	오후 1	오후 2	오후 3	오후 4	오후 5	총 수면 시간
평균 수면 시간																									

서술적인 수면 일지의 예

매일 이 수면 일지를 기록하고, 당신이 할 수 있는 한 최선을 다해 각 질문들에 답하도록 한다. 당신은 하루 중 아무 때나 질문에 답해도 되지만, '밤과 관련된 질문들' 에 대해서는 아침에 일어나서 잠자리에서 나오는 대로 가능한 한 빨리 답하도록 한다. 예를 들면, 스트레스와 관련된 질문들의 경우, 밤에 잠을 자러 가기 전까지의 하루 중 일어난 스트레스 사건들을 모두 기록한다.

앞서 제시된 예와 동일한 정보를 토대로 이와 같은 형태의 수면 일지를 어떻게 사용하는지 보여 주도록 하겠다.

날짜	5/21	5/22	5/23	5/24	5/25	5/26	5/27
요일	목요일	금요일	토요일	일요일	월요일	화요일	수요일
당신의 낮과 관련된 질문들							
하루 생활 중 스트레스를 받을 만한 일이 있었는가(집, 직장, 또는 다른 곳에서)? 만약 그렇다면, 어떤 일이 있었는지 기술하시오.	네 ☐ 아니요 ☑	네 ☑ 아니요 ☐ 오전 10시에 직장에서 내담자와 관련해서; 오후 3시에 직장 동료와 다툼	네 ☐ 아니요 ☑	네 ☐ 아니요 ☑	네 ☑ 아니요 ☐ 오전 11시 30분에 친구로부터 나쁜 소식 들음	네 ☐ 아니요 ☑	네 ☐ 아니요 ☑
낮잠을 잤는가? 만약 그렇다면, 얼마나 잤고 몇 시에 잤는가?	네 ☑ 아니요 ☐ 1시간 오후 1~2시	네 ☐ 아니요 ☑	네 ☐ 아니요 ☑	네 ☐ 아니요 ☑	네 ☐ 아니요 ☑	네 ☐ 아니요 ☑	네 ☐ 아니요 ☑
이완 훈련을 하였는가? 만약 그렇다면 몇 시에 하였는가?	네 ☐ 아니요 ☑	네 ☐ 아니요 ☑	네 ☐ 아니요 ☑	네 ☑ 아니요 ☐ 오후 8시	네 ☑ 아니요 ☐ 오후 8시	네 ☐ 아니요 ☑	네 ☑ 아니요 ☐ 오후 8시
낮 12시 이후에 카페인이 포함된 식품을 섭취하였는가? 만약 그렇다면 몇 시에 먹었는가?	네 ☐ 아니요 ☑	네 ☑ 아니요 ☐ 오후 2시 30분	네 ☐ 아니요 ☑	네 ☐ 아니요 ☑	네 ☐ 아니요 ☑	네 ☐ 아니요 ☑	네 ☐ 아니요 ☑
운동을 하였는가? 만약 그렇다면, 몇 시에 하였는가?	네 ☑ 아니요 ☐ 오후 6~7시	네 ☑ 아니요 ☐ 오후 6~7시	네 ☑ 아니요 ☐ 오후 4시 30분~5시	네 ☐ 아니요 ☑	네 ☑ 아니요 ☐ 오후 5~6시	네 ☐ 아니요 ☑	네 ☑ 아니요 ☐ 오후 6~7시
술을 마셨는가? 만약 그렇다면 몇 시에 마셨는가?	네 ☑ 아니요 ☐ 오후 8시	네 ☑ 아니요 ☐ 오후 7시	네 ☑ 아니요 ☐ 오후 6시 30분, 7시와 8시	네 ☐ 아니요 ☑	네 ☐ 아니요 ☑	네 ☐ 아니요 ☑	네 ☐ 아니요 ☑

오후 5시 이후에 니코틴(담배)을 사용하였는가? 만약 그렇다면, 얼마나 많이 사용하였는가?	네 ☐ 아니요 ☑ ____ ____	네 ☐ 아니요 ☑ ____ ____	네 ☐ 아니요 ☑ ____ ____	네 ☐ 아니요 ☑ ____ ____	네 ☐ 아니요 ☑ ____ ____	네 ☐ 아니요 ☑ ____ ____	네 ☐ 아니요 ☑ ____ ____
낮 동안 졸음을 느꼈는가?	네 ☑ 아니요 ☐	네 ☑ 아니요 ☐	네 ☑ 아니요 ☐	네 ☐ 아니요 ☑	네 ☑ 아니요 ☐	네 ☑ 아니요 ☐	네 ☐ 아니요 ☑
기분을 평가하고 기술하시오 1=나쁜, 2=보통, 3=좋은, 4=매우 좋은	3 – 좋은 날	1 – 직장에서의 많은 스트레스	2 – 밤에 잠을 제대로 자지 못했고, 직장에서도 스트레스를 받고 있음	4 – 원기가 충만한 느낌	3 – 비록 친구로부터 조금 기분 나쁜 소식을 듣기는 하였지만, 꽤 괜찮은 느낌	2	3 – 좀 더 이완하려고 노력함
낮 동안의 전반적인 기능 수준이 어떠하였는가? (1=나쁜, 2=보통, 3=좋은, 4=매우 좋은)	2 – 너무 졸림	2	2	4	3	3	4
당신의 밤과 관련된 질문들							
수면제를 복용하였는가? 구체적으로 얼마만큼의 용량을 언제 복용하였는지 적으시오.	네 ☑ 아니요 ☐ 앰비엔 10밀리그램 오후 9시	네 ☑ 아니요 ☐ 앰비엔 10밀리그램 오후 9시	네 ☑ 아니요 ☐ 앰비엔 10밀리그램 오후 10시 15분	네 ☐ 아니요 ☑ ____ ____	네 ☑ 아니요 ☐ 앰비엔 10밀리그램 오후 9시	네 ☐ 아니요 ☑ ____ ____	네 ☐ 아니요 ☑ ____ ____
몇 시에 소등하였는가?	오후 10시 30분	오후 11시 30분	오후 11시 30분	오후 10시 30분	오후 10시 20분	오후 10시 30분	오후 11시 30분
잠이 들기까지 얼마나 걸렸는가?	30분	30분	90분	30분	30분	90분	30분

밤중에 자는 동안 몇 회 정도 깼는가? 그리고 얼마나 오래 깨어 있었는가?	1회 2시간	1회 2시간	1회 3시간	1회 1시간	1회 3시간	1회 다시 잠들지 못함	0회
하루를 시작하기 위해 몇 시쯤 기상하였는가?	오전 7시	오전 7시	오전 9시 15분	오전 7시	오전 7시 10분	오전 4시	오전 6시
밤에 총 몇 시간을 잤는가?	6시간	5시간	5시간	7시간	5시간	4시간	6시간
수면의 질은 어떠하였는가? (1=나쁜, 2=보통, 3=좋은, 4=매우 좋은)	2	2	1	4	2	1	5
총 수면 시간(야간 수면 시간에 주간의 낮잠 시간을 더한 것)	6+1=7	5	5	7	5	4	6

서술적인 수면 일지

매일 이 수면 일지를 기록하고, 가능한 한 최선을 다해 각 질문들에 답하도록 한다. 당신은 하루 중 아무 때나 질문에 답해도 되지만, '밤과 관련된 질문들' 에 대해서는 아침에 일어나서 잠자리에서 나오는 대로 가능한 한 빨리 답하도록 한다. 예를 들면, 스트레스와 관련된 질문들의 경우, 밤에 잠을 자러 가기 전까지의 하루 중 일어난 스트레스 사건들을 모두 기록한다.

날짜							
요일							
당신의 낮과 관련된 질문들							
하루 생활 중 스트레스를 받을 만한 일이 있었는가(집, 직장, 또는 다른 곳에서)? 만약 그렇다면, 어떤 일이 있었는지 기술하시오.	네 □ 아니요 □	네 □ 아니요 □	네 □ 아니요 □	네 □ 아니요 □	네 □ 아니요 □	네 □ 아니요 □	네 □ 아니요 □
낮잠을 잤는가? 만약 그렇다면, 얼마나 잤고 몇 시에 잤는가?	네 □ 아니요 □	네 □ 아니요 □	네 □ 아니요 □	네 □ 아니요 □	네 □ 아니요 □	네 □ 아니요 □	네 □ 아니요 □
이완 훈련을 하였는가? 만약 그렇다면 몇 시에 하였는가?	네 □ 아니요 □	네 □ 아니요 □	네 □ 아니요 □	네 □ 아니요 □	네 □ 아니요 □	네 □ 아니요 □	네 □ 아니요 □
낮 12시 이후에 카페인이 포함된 식품을 섭취하였는가? 만약 그렇다면 몇 시에 먹었는가?	네 □ 아니요 □	네 □ 아니요 □	네 □ 아니요 □	네 □ 아니요 □	네 □ 아니요 □	네 □ 아니요 □	네 □ 아니요 □
운동을 하였는가? 만약 그렇다면, 몇 시에 하였는가?	네 □ 아니요 □	네 □ 아니요 □	네 □ 아니요 □	네 □ 아니요 □	네 □ 아니요 □	네 □ 아니요 □	네 □ 아니요 □
술을 마셨는가? 만약 그렇다면 몇 시에 마셨는가?	네 □ 아니요 □	네 □ 아니요 □	네 □ 아니요 □	네 □ 아니요 □	네 □ 아니요 □	네 □ 아니요 □	네 □ 아니요 □

오후 5시 이후에 니코틴을 사용하였는가? 만약 그렇다면, 얼마나 많이 사용하였는가?	네 □ 아니요 □ ____	네 □ 아니요 □ ____	네 □ 아니요 □ ____	네 □ 아니요 □ ____	네 □ 아니요 □ ____	네 □ 아니요 □ ____	네 □ 아니요 □ ____
낮 동안 졸음을 느꼈는가?	네 □ 아니요 □ ____	네 □ 아니요 □ ____	네 □ 아니요 □ ____	네 □ 아니요 □ ____	네 □ 아니요 □ ____	네 □ 아니요 □ ____	네 □ 아니요 □ ____
기분을 평가하고 기술하시오 1=나쁜, 2=보통, 3=좋은, 4=매우 좋은	____ ____ ____	____ ____ ____	____ ____ ____	____ ____ ____	____ ____ ____	____ ____ ____	____ ____ ____
낮 동안의 전반적인 기능 수준이 어떠하였는가? (1=나쁜, 2=보통, 3=좋은, 4=매우 좋은)							
당신의 밤과 관련된 질문들							
수면제를 복용하였는가? 구체적으로 얼마만큼의 용량을 언제 복용하였는지 적으시오.	네 □ 아니요 □ ____ ____ ____	네 □ 아니요 □ ____ ____ ____	네 □ 아니요 □ ____ ____ ____	네 □ 아니요 □ ____ ____ ____	네 □ 아니요 □ ____ ____ ____	네 □ 아니요 □ ____ ____ ____	네 □ 아니요 □ ____ ____ ____
몇 시에 소등하였는가?							
잠이 들기 까지 얼마나 걸렸는가?							

밤중에 자는 동안 몇 회 정도 깼는가? 그리고 얼마나 오래 깨어 있었는가?	______ ______ ______	______ ______ ______	______ ______ ______	______ ______ ______	______ ______ ______	______ ______ ______	______ ______ ______
하루를 시작하기 위해 몇 시쯤 기상하였는가?							
밤에 총 몇 시간을 잤는가?							
수면의 질은 어떠하였는가? (1=나쁜, 2=보통, 3=좋은, 4=매우 좋은)							
총 수면 시간(야간 수면 시간에 주간의 낮잠 시간을 더한 것)							

당신의 수면 일지 기록하기

제시된 각 수면 일지에는 7일치만을 기록할 수 있기 때문에, 복사본들을 만들어 일주일 이상 기록해 보도록 하라. 최소한의 정보, 즉 불을 끄는 시간, 졸음을 느끼는 대략적인 시간, 잠에서 깨는 시간과 하루를 시작하기 위해 기상하는 시간, 밤중에 자다 깨는 횟수와 깨어 있는 시간, 낮잠 시간, 그리고 총 수면 시간 정도만 포함된다면, 당신 자신만의 형식을 만들어서 사용해도 좋다. 어떠한 수면 일지가 좋은지 결정하였다면, 당신의 일지를 평가하기 전에 일주일간 매일매일 당신의 수면을 지속적으로 기록해 보라. 앞으로 많은 변화를 만들어 내기 이전에 충분한 기저선을 확보할 필요가 있다. 일주일간 당신의 수면 일지를 기록한 후에는 그것을 평가하기 위하여 다음 부분으로 넘어가도 좋다.

당신의 수면 일지 분석하기

이제 당신은 일주일간 당신의 수면 일지를 기록하였고, 당신의 수면에 어떠한 패턴이 있는지, 그리고 당신의 질 낮은 수면에 기여하는 요인들에는 무엇이 있는지에 대한 평가를 시작할 수 있다. 당신은 당신의 수면-각성 사이클에서 어떠한 특별한 점, 혹은 좋은 수면과 나쁜 수면을 가를 만한 어떠한 요인들을 발견했는가?

당신의 수면에 영향을 미치는 요인 알아내기

당신의 수면에 영향을 미칠 수 있는 요인들에 대해 당신이 보다 잘 자각할 수 있도록 하기 위하여 다음의 과제를 작성해 보도록 하자.

스트레스가 당신의 수면에 어떤 영향을 미쳤는가? 그것이 잠드는 것과 잠을 유지하는 측면에 있어 부정적인 원인을 제공하였는가?

____

____

당신은 어떠한 형태로든 이완 훈련을 하였는가? 만약 그렇다면, 그것이 당신의 수면에 영향을 미쳤는가?

____

____

당신은 평일에 운동을 하였는가? 만약 그렇다면, 당신이 운동을 했는지 여부와 운동을 한 시간대(예를 들면, 오전 vs 오후 또는 저녁)에 따라 당신의 수면에 있어 어떠한 차이를 느낄 수 있었는가?

____

____

당신은 오후에 카페인이 들어간 음식을 먹었는가? 만약 그렇다면, 당신의 수면 패턴은 어떠하였는가? 잠들거나 수면을 유지하는 데 문제가 있지는 않았는가?

____

____

당신은 평일에 알코올이 함유된 음료를 마셨는가? 만약 그렇다면, 그것은 당신의 수면에 어떠한 영향을 미쳤는가? 예를 들면, 잠들기는 쉬웠지만 그 후에 자다가 자주 깨거나 자고 나서 더 피곤함을 느끼지는 않았는가?

당신이 언제 저녁 식사를 하였는지(늦게 vs 이르게)가 당신의 수면에 영향을 미쳤는가? 또한 식사량(가볍게 vs 많이)이 당신의 수면에 영향을 미쳤는가?

당신은 수면제를 복용하였는가? 만약 그렇다면, 그것이 당신의 수면을 개선시켰는가? 수면제를 복용한 후, 얼마나 빨리 잠이 들었고 얼마나 오래 잠을 잤는가? 밤중에 자다가 깨지는 않았는가?

당신은 주간에 낮잠을 자지는 않았는가? 만약 그렇다면, 그것이 당신의 야간 수면에는 어떠한 영향을 미쳤는가? 그것이 잠들기 더 힘들게 하거나 수면을 유지하는 것을 더 어렵게 하지는 않았는가?

당신은 매일 같은 시간에 잠을 자러 갔는가? 만약 그렇지 않다면, 매일 취침 시간에서 1시간 이상씩 차이가 있었는가?

당신은 매일 같은 시간에 깼는가? 만약 그렇지 않다면, 매일 기상 시간에서 1시간 이상씩 차이가 있었는가?

당신에게 있어서 평일이냐 주말이냐에 따라 수면의 질이 더 좋아지거나 악화되는가?

___

___

지금까지 당신은 당신의 수면에 영향을 미칠 만한 요인들 중 일부를 평가해 보았고, 이제 당신은 몇 가지 행동상의 변화를 시도하게 될 것이다. 이러한 모든 질문들, 그리고 그에 대한 당신의 답변들은 당신의 수면을 개선시키기 위해 어떠한 부분에 있어 변화가 필요한지를 깨닫도록 도와줄 것이다. 만약 당신이 스트레스가 많은 하루를 보냈다면, 저녁 시간에 어떠한 형태로든 이완 훈련을 시도해 보았는가? 만약 오후 8시에 하는 운동이 당신으로 하여금 잠들기 어렵게 만든다는 것을 눈치챘다면, 당신의 운동 시간을 이른 저녁 시간(이상적으로는 적어도 취침 4시간 이전)이나 오전 시간으로 바꾸어야 한다. 그리고 만약 당신이 카페인이 함유된 음료를 저녁 식사 시간에 먹었을 때에 수면 문제를 경험하였다면, 취침하기 12시간 이전에는 카페인이 들어간 음식은 절대 먹지 않아야 한다. 알코올 음료는 어떠한가? 와인 한 잔 정도는 괜찮지만, 몇 잔을 마시게 될 경우 수면에 방해가 되지는 않았는가? 식사, 특히 저녁 식사 또한 당신의 수면에 영향을 미칠 수 있다. 당신은 당신이 무엇을 먹었는지 또는 언제 먹었는지와 그날의 수면 간의 관련성을 눈치챘는가? 그리고 수면제는 또 어떠한가? 만약 당신이 이를 복용하고 있다면, 이러한 약물들의 잠재적인 문제점들을 고려하면서 그들이 실제적으로 얼마나 당신을 도와주는지 분석해 보는 것은 의미가 있다.

낮잠이 당신의 야간 수면에 영향을 미치지는 않았는가? 24시간 주기 내에서 당신은 일정한 수면 시간만을 필요로 하므로, 낮 동안 잠깐 자는 것은 야간 수면을 더욱 어렵게 만들 수 있다는 것을 기억하라. 매일 밤 수면 스케줄이 바뀌었는가? 만약 그렇다면, 그것은 당신의 질 낮은 수면의 또 다른 원인이 될 수도 있을 것이다. 예를 들면, 주말에 늦게 자도 된다는 예외적인 규칙은 다음 날 밤에 잠드는 것을 더욱 힘들게 만들 것이다. 당신은 뭔가에 대해 걱정을 하지 않는 주말에 보다 잘 자는 자신을 발견하지는 않았는가? 만약 그렇다면, 일상의 스케줄에 이완 훈련을 첨가하고 취침 전에 평온함을 이끌어 내는 일종의 취침 의식(bedtime routine)을 만드는 것이 당신에게 도움이 될 것이다.

당신의 총 수면 시간과 수면 효율성 계산하기

수면 일지를 기록하는 데에는 두 가지 이유가 있다. 첫 번째는 당신의 수면에 영향을 미칠 수 있는 여러 가지 다른 요인들을 평가해 봄으로써 당신이 수면 문제를 갖고 있는 이유에 대해 밝히고자 하는 것이다. 수면 일지를 기록해야 하는 두 번째 이유는 당신의 총 수면 시간과 수면 효율성을 계산하는 데에 있다. 총 수면 시간이라는 것은 말 그대로 당신이 야간에 침대에서 잠을 자는 데 보내는 시간의 총합이다. 수면 효율성은 당신이 침대에서 보내는 총 시간에 대비하여 당신이 야간에 침대에서 실제로 잠을 자는데 보낸 시간의 비율을 의미한다. 예를 들어, 만약 당신이 야간에 침대에서 누워 있는 시간 중 85퍼센트를 실제로 자는 시간으로 보낸다면 당신의 수면 효율성은 85퍼센트이다. 다른 15퍼센트는 침대에서 당신이 깨어 있는 시간인 것이다. 이상적으로는, 당신의 수면 효율성은 90퍼센트 이상이 되어야 한다.

불면증을 갖고 있는 대부분의 사람들은 좋지 않은 수면 효율성을 갖고 있고, 그것은 그들이 잠을 자지 않으면서 잠자리에 지나치게 오래 누워 있다는 것을 의미한다. 이전 장들에서 논의한 바와 같이, 당신이 깨어 있으면서 잠자리에 지나치게 오래 누워 있는 것은 당신의 몸과 마음이 잠자리를 수면보다는 깨어 있는 것과 연합시키도록 만드는 데에 일정 부분 기여한다. 이러한 조건화된 연합을 변화시키는 첫 번째 단계는 당신의 평균 총 수면 시간과 당신의 수면 효율성을 계산하는 것이다. 여기에 이를 계산하는 방법이 제시되어 있다. 당신의 수면 일지에 기록되어 있는 지난 일주일간의 자료를 바탕으로 한다고 가정하였을 때에, 우선 일주일간 당신이 실제로 잔 시간을 모두 합한다. ① 그러고 난 후 일주일간 잠을 자진 않았지만 침대에 누워 있었던 시간을 모두 포함하여 당신이 침대에서 보낸 시간을 모두 합한다. ② 그러고 난 후 당신의 총 수면 시간을 당신이 침대에서 보낸 시간으로 나눈다. ③ 만약 당신이 이걸 해 본 적이 없다면, 당신의 수면 일지를 바탕으로 하여 당신의 실제적인 수면 효율성을 계산해 보도록 하라.

① 일주일간 총 수면 시간(TST): ____________________

② 일주일간 침대에서 보낸 시간의 총합(TIB): ______________________

③ 수면 효율성(SE); $\frac{\text{TST}}{\text{TIB}}$: ______________________

이 방법은 7장에서 사용될 것이다. 그러나 당신은 당신의 평균 총 수면 시간을 당신이 수면을 기록한 날수로 당신의 총 수면 시간을 나눔으로써 계산할 수도 있다. 그러고 난 후 당신이 침대에서 보낸 시간들에도 똑같이 하는 것이다. 마지막으로, 당신의 평균 총 수면 시간을 당신이 침대에서 평균적으로 보낸 시간으로 나누면 당신의 평균 수면 효율성이 계산된다. 이러한 두 가지 방법을 통해 당신은 당신의 수면 효율성에 있어 같은 계산 결과를 얻게 될 것이다. 따라서, 만약 당신이 평균 8시간을 누워 있지만, 그중 실질적으로 잠을 자는 것은 평균 6시간 정도라면, 당신의 수면 효율성은 6 나누기 8이 되고, 그렇게 되면 0.75 또는 75퍼센트가 된다. 그것은 당신이 잠자리에 누워 있는 시간 중 75퍼센트는 실제적으로 수면을 취하는 데, 나머지 25퍼센트는 깨어 있는 데 보낸다는 것을 의미한다.

요약

수면 일지를 통해 당신의 수면을 기록하는 것은 이 책의 프로그램에 있어 중요한 부분이다. 그렇게 하는 것은 좋은 수면을 취하는 밤에 대비하여 나쁜 수면을 취하는 밤에 기여하는 요인들을 정확하게 찾아낼 수 있게 도와줄 것이다. 당신은 이러한 정보들을 적절한 변화들을 만들어 내는 데에 사용할 수 있다. 그리고 수면 일지는 당신의 수면 효율성을 계산하기 위해 필요한 정보를 주고, 그 수면 효율성이 개선되는 과정을 기록하게 해 준다. 수면 일지를 사용함으로써, 당신은 당신의 불면증을 극복하고 전반적인 수면을 개선시키는 데에 있어 적극적인 역할을 할 수 있게 될 것이다.

07

자극 조절과 수면 제한

이 장은 본 수면 프로그램에 있어서 두 개의 중요하고 기초가 되는 요소들에 대해 다루고 있고, 이에는 자극 조절과 수면 제한이 포함된다. 두 가지 모두 당신의 수면 일지를 통해 모은 정보에 기초하여 변화를 만들어 내는 것이다. 수면 제한이란 잠자리에서 보내는 시간이 총 수면 시간의 평균을 넘지 않도록 관리하는 것이라고 할 수 있다. 수면 제한의 목표는 수면을 밀도 높게 만들고 수면 효율성을 개선함으로써 당신이 잠자리에서 누워 있는 시간의 대부분을 실제적으로 잠을 자는 데 쓰도록 만드는 것이다. 이는 자극 조절이라 불리는 행동적인 접근과 통합될 것인데, 자극 조절이란 조건화 원리에 기초한 것으로서, 당신의 침대 또는 침실과 같은 자극이 잠드는 것 또는 잠들지 못하는 것과 같은 차후의 행동들에 있어 강화의 단서로서 작용한다는 것을 말한다(Bootzin and Rider 2000). 만약 당신이 잠자리에 누운 채 잠을 자려고 노력하거나, 독서, TV 시청, 먹기, 전화 통화, 또는 걱정하기와 같은 자극적인 활동들을 하면서 많은 시간을 보낸다면, 당신은 잠자리에 들었을 때에 잠이 드는 것보다도 깨어 있는 것과 같은 조건화된 반응들을 실제적으로 강화하게 되는 것이다. 다른 말로 하자면, 당신이 잠을 자지 않는 상태로 오랜 시간 잠자리에 누워 있음으로 인하여 당신은 당신의 잠자리와 불면증을 연합시켜 온 것이다.

잠을 잘 자는 사람들에게 있어 잠자리, 수면 시간, 또는 침실과 같은 자극은 졸림과 연합된 단서로 작용하고, 그럼으로써 쉽게 잠이 들게 되는 것이다. 그러나 잠을 잘 못 자는 사람들에게 있어 같은 자극들은 일반적으로 각성, 좌절, 그리고 잠들기 힘든 것과 연합된다(Morin 1993). 불면증을 위한 자극 조절 치료는 이러한 연합들을 깨고, 수면을 촉진하는 연합들을 새롭게 만들어 내고자 하는 것이다.

불면증을 위한 자극 조절

1970년대에 Richard Bootzin 박사가 불면증 환자들을 위하여 자극 조절법을 처음으로 사용하기 시작하였다. 이 행동 요법에 내재되어 있는 생각은 양 갈래로 나누어진다. 첫째, 당신은 단서 또는 상황(당신의 잠자리 또는 침실), 시기(취침 시간)와 조건화된 반응(잠이 들지 않는 것) 간의 현재의 연합을 중단시킬 필요가 있다. 그것은 잠자리에서 TV 시청하기나 책읽기와 같이 수면과 양립할 수 없는 행동들은 하지 않아야 한다는 것을 의미한다. 두 번째, 당신은 과거의 오래된 연합을 새로운 것으로 대체시켜야 하는데, 당신의 침대 또는 침실이 실제적으로 잠드는 것을 촉진하는 단서로서 작용하도록 해야 한다. 자극 조절이란 당신이 잠드는 것을 더욱 힘들게 만들었던 '부정적으로 조건화된 연합' 을 무효화시키고 그 자리를 다시 당신이 쉽게 잠들 수 있도록 긍정적인 연합으로 대체시키는 것을 말한다.

자극 조절의 구체적인 방법들

다음에는 불면증 환자를 위한 자극 조절의 기본적인 지침이 제시되어 있으며, 이것들은 Bootzin 박사(1972)가 고안한 지침을 포함하고 있다.

1. 매일 취침 의식(반복적인 취침 전 활동)을 확고히 한다. 잠자기 전 적어도 1시간은 침실이 아닌 다른 방에서 TV 시청하기 또는 독서하기(둘 다 너무 자극적이지 않은 것으로) 또는 심호흡 연습 또는 다른 이완 훈련들과 같은 이완 활동을 하기 위해

노력하라. 전화 통화하기, 컴퓨터로 작업하기, 격한 신체적인 활동, 또는 어떠한 식으로든 일과 관련된 활동하기와 같이 자극적인 활동들을 제한하라.

2. 당신이 실제로 졸리다는 느낌이 들 때에만 잠자리에 들라.
3. 잠자리(침대)는 수면과 성생활을 위해서만 사용하라. 독서, TV 시청, 전화하기, 먹기, 휴대용 컴퓨터 사용하기, 그리고 걱정하기와 같은 다른 활동들은 침대에서 하지 말라.
4. 만약 당신이 당신의 침대에 누운 후 대략 15~20분이 지나도 잠들 수 없다면, 일어나서 다른 방으로 가도록 하라. 나는 '대략' 이라고 말하였는데, 그 이유는 좋은 수면 위생이란 시계를 보지 않는 것을 포함하기 때문이다. 당신이 잠들지 않은 채 누워 있는 시간이 정확히 몇 분인가에 대해서는 염려하지 말라. 당신은 당신의 신체에 대해 충분히 잘 인지할 수 있으므로, 만약 당신이 적어도 15분간 완전히 깨어 있고, 불안하고, 걱정되거나 혹은 이러 저리 뒤척거리고 있었다면, 그냥 잠자리에서 나오도록 하라.
5. 재미없는 잡지기사 또는 책 읽기나 따분한 TV 프로그램 시청하기와 같이 뭔가 지루해질 만한 일을 찾아라. 당신은 또한 고요한 음악을 듣거나 심호흡, 명상, 또는 안내된 심상을 포함한 이완 훈련을 연습하는 등 뭔가 이완되는 활동을 할 수도 있다. 그러나 소파 또는 안락의자에서 잠들어서는 안 된다. 이 시간에 신체적으로 능동적인 활동을 해서는 안 되는데, 그로 인해 당신의 시스템이 하루를 시작하는 활동 상태로 진입해서는 안 되기 때문이다. 이와 마찬가지로, 불을 끄거나 아주 희미한 불빛만을 밝혀 당신의 뇌가 낮 시간으로 혼동하게 되는 것을 방지하여야 한다.
6. 다시 졸음을 느끼게 되면, 잠자리로 돌아가 당신 자신에게 다시 한 번 잠들 수 있는 기회를 주도록 하라.
7. 밤중에 4번에서 6번까지의 단계들을 필요한 만큼 여러 번 반복한다.
8. 기상 시간을 정하여 알람시계를 매일 아침 울리게 하고, 알람이 울리면 비록 당신이 잠을 잘 못 잤다 하더라도 바로 일어나도록 하라. 매일 아침 같은 시간에 기상하는 것은 당신이 규칙적인 수면-각성 스케줄을 확립하는 데 도움이 될 것

이다.

9. 주간에 낮잠을 자지 않는다.

기억해야 할 것은, 자극 조절을 하는 이유가 '당신의 잠자리-취침 시간-긍정적 반응(수면)' 간에 보다 나은 연합을 형성하도록 하기 위함이라는 것이다. 앞에 제시되어 있는 지침들은 수면을 촉발하는 환경을 공고히 하고, 당신이 잠잘 수 있는 가능성을 낮추는 침대에서의 활동들을 제거하는 것을 포함한다. 비록 잠이 안 올 때 스스로 잠자리(침대)에서 나오는 것이 힘들 수도 있겠지만, 자극 조절은 실천만 한다면 매우 효과적인 치료법이라는 것을 기억하도록 하라. 사실상, 많은 연구 보고에 따르면 불면증을 위한 자극 조절법은 불면 치료에 있어서 가장 효과적인 치료 방법들 중 하나로 알려져 있다(Morin et al. 2006; Chesson et al. 1999; Morin, Hauri, et al. 1999). 자극 조절을 실천하는 가운데에 매일매일 당신의 수면 일지를 기록해야 한다는 것을 명심하도록 한다.

자극 조절과 함께 문제들에 대해 평가하기

매일 아침 잠자리에서 일어난 후, 불면증을 위한 자극 조절 지침의 모든 항목을 준수하였는지 아래의 표를 보고 확인하도록 하라. 이 표를 복사하여 당신이 매일 아침 볼 수 있는 곳에 붙여 놓는 것도 좋다.

____ 네	____ 아니요	1. 당신은 규칙적인 취침 의식(반복적인 취침 전 활동)을 갖고 있는가?
____ 네	____ 아니요	2. 당신은 실제로 졸리다는 느낌이 들 때에만 잠자리에 드는가?
____ 네	____ 아니요	3. 당신은 잠자리에서 TV 시청하기, 독서하기, 걱정하기, 또는 그 외의 다른 활동들을 하는가?

____ 네	____ 아니요	4. 당신은 잠자리에 누워서 15~20분이 지나도 잠이 들지 않으면 잠자리에서 나오는가?
____ 네	____ 아니요	5. 당신은 한밤중에 잠자리에서 나온 후, 지루하거나 이완되는 활동을 하는가?
____ 네	____ 아니요	6. 당신은 졸리다는 느낌이 들 때에만 다시 잠자리로 돌아가는가?
____ 네	____ 아니요	7. 당신은 매일 아침 같은 시간에 기상하는가?
____ 네	____ 아니요	8. 당신은 주간에 낮잠을 자는가?

3번과 8번을 제외한 모든 질문들에는 '네' 가 맞는 답이다. 왜 이러한 것들이 맞는 답인지에 대해 간단하게 살펴보도록 하자.

질문 1의 경우, 맞는 답은 '네' 인데 왜냐하면 취침 전에 이완되고 평화로운 수면 의식을 확립하는 것은 당신이 밤중에 잠자리에 들었을 때에 당신을 이완되고 평화로운 상태에 놓일 수 있도록 하여 주고, 수면을 위한 단계에 쉽게 들어설 수 있도록 도와줄 수 있기 때문이다. 취침 시간에 자극적인 활동들을 피하고 보다 평화롭고 이완되는 시간을 갖기 위해 노력함으로써, 당신은 양질의 수면을 취하는 길로 들어서게 될 것이다.

질문 2의 경우, 맞는 답은 '네' 인데, 오직 당신이 졸리다는 느낌이 들 때에만 잠자리에 들어가야 하기 때문이다. 이 점에 있어서는 이제 당신이 잘 인지하고 있을 터인데, 당신이 잠들기 위해 노력하면서 잠자리에서 많은 시간을 누워서 보내면 보낼수록, 당신은 더욱 좌절감을 느끼게 될 것이고, 그럴수록 당신은 당신의 잠자리(침대)와 취침 시간을 불안 및 불면 상태와 연합시키게 되는 것이다. 오직 졸리다고 느낄 때에만 잠자리(침대)에 감으로써, 당신은 보다 빨리 잠들 수 있는 확률을 높이게 될 것이다.

질문 3의 경우, 맞는 답은 '아니요' 인데, 왜냐하면 당신의 잠자리(침대)는 오직 수면과 성생활을 위한 것이어야 하기 때문이다. 모든 다른 활동들, 예를 들면 독서, TV 시청, 먹기, 그리고 걱정하기와 같은 것들은 어딘가 다른 장소에서 해야만 한다. 당신의 잠자리(침대)를 당신의 마음속에서 수면을 유도하는 고요하고 조용한 장소와 연합시키기 위해서는 잠자리에서 자극적인 활동을 하는 것을 그만두어야 한다.

질문 4의 경우, 맞는 답은 '네' 이다. 다시 한 번 말하지만, 당신이 실제로 잠을 자지 않을 때에는 잠자리에 누워서 시간을 보내지 않아야 하는데, 그렇게 함으로써 당신의 '잠자리(침대)-침실-취침 시간-불면 상태' 간의 연합을 변화시킬 수 있기 때문이다. 만약 당신이 침대에서 깨어 있는 채로 지나치게 오래 누워 있게 될 경우, 당신은 짜증과 좌절감을 느끼게 될 것이다. 이는 당신의 침대와 연합시키기에 좋은 감정이 아니므로, 잠자리에서 벗어나 당신이 편안하고 졸린 느낌이 들 때에만 돌아가는 것이 중요하다.

질문 5의 경우, 맞는 답은 '네' 이다. 만약 당신이 한밤중에 일어났다면, 이완되거나 지루함을 유발할 만한 수면-촉발 활동들을 하는 것이 중요하다. 만약 당신이 컴퓨터로 작업을 하거나, 흥미로운 책을 읽거나, 멋진 영화를 보거나, 빨래를 하거나, 또는 당신의 집을 치우기 시작한다면, 당신 스스로에게 다시 졸릴 만한 기회를 전혀 주지 않고 있는 것과 같다.

질문 6의 경우, 맞는 답은 '네' 이다. 당신이 정말 졸리다고 느낄 때에만 침대에 가야 한다는 것을 반드시 기억하라. 이러한 규칙은 밤의 시작이나 중간이나 다 마찬가지로 적용된다. 하품을 하기 시작하고, 당신의 눈이 무거워지거나 잠에 빠져들 것 같은 느낌이 든다면, 그때 침대로 돌아가라.

질문 7의 경우, 맞는 답은 '네' 이다. 당신이 지난 밤 몇 시간을 잤건 상관없이 매일 같은 시간에 기상하면 수면 빚(수면이 부족한 정도)을 조금씩 쌓아 올리게 되는 것이다. 이는 당신으로 하여금 다음 날 밤 더 쉽게 잠들 수 있도록 도와준다. 따라서 만약 당신이 어느 날 아침 좀 더 늦게 일어나고 싶은 마음이 든다 하더라도 일관되게 매일 같은 시간에 일어나는 것이 중요하다. 그렇게 함으로써 더 잘 잘 수 있는 기회가 증가될 것이다.

질문 8의 경우, 맞는 답은 '아니요' 이다. 만약 당신이 주간에 낮잠을 잔다면, 당신은 야간에 더 잘 잘 수 있는 가능성을 무효화하는 것이다. 기억해야 할 것은, 당신이 필요로 하는 것은 24시간 주기 내에서의 일정 시간의 수면이고, 낮잠을 자게 될 경우 이것이 당신의 총 수면 시간의 한 부분으로 포함된다는 점이다. 만약 당신이 주간에 낮잠을 잔다면, 당신은 야간에 많은 잠을 필요로 하지 않게 될 것이다. 따라서 지금부터는 주간에 낮잠을 자지 않도록 노력하는 것이 좋다.

불면증 환자를 위한 수면 제한

이제 당신이 자극 조절에 대해 배웠으므로, 다음 단계의 수면 프로그램인 수면 제한을 시작할 준비가 되었다. 이 장의 시작 부분에서 언급했다시피, 수면 제한은 당신이 매일 밤 실제로 잠을 잔 시간만큼만 침대에 누워 있도록 제한하는 것을 포함하므로, 당신의 수면 일지를 통하여 당신의 평균 총 수면 시간을 계산해야 한다. 당신은 수면 제한을 하는 동안에 계속해서 당신의 수면 일지를 기록하여야 하는데, 수면 일지에 적힌 정보가 적절한 수면 제한 계획을 만들어 나가는 데에 필수적인 부분이기 때문이다. 수면 제한의 목적은 당신의 수면을 밀도 높게 하여 당신으로 하여금 보다 빨리 잠들고 덜 깨도록 만들기 위함이다. 이는 초기에는 수면 손실을 감수해야 하나, 장기적으로 보았을 때는 보다 충분한 휴식을 취할 수 있는 깊은 수면을 가능하게 하여 줄 것이다(Spielman and Anderson 1999). 작은 수면 빚을 만들어 내는 것은 실제로 도움이 되는데, 밤중에 좀 더 졸린 느낌을 갖게 하여 줄 것이다. 결과적으로 당신은 보다 빠르게 잠들고 보다 깊게 잘 수 있게 될 것이다.

수면 제한 치료는 불면증을 가진 사람들 대부분이 갖고 있는 문제(잠을 자려고 노력하면서 침대에서 지나치게 많은 시간을 보내는 것)에 대한 해답으로서 Spielman 박사와 동료들이 고안한 것이다(Spielman, Saskin, and Thorpy 1987). 질 낮은 잠을 자는 사람들은 이전의 경험으로 인해 잠드는 데는 꽤 오랜 시간이 걸린다고 생각하기 때문에, 종종 잠드는 데에 충분한 시간 또는 추가적인 시간을 스스로에게 주기 위하여 보다 빨리 잠자리에 들려고 한다. 그들은 그렇게 하면 휴식을 취하는 데 도움이 될 것이라는 희망을 안고 아침에도 깨어 있는 채로 오랜 시간 잠자리에 누워 있을 수도 있다. 그러나 이처럼 침대에서의 추가적인 시간은 조건화된 수면 문제를 더욱 영속화시킬 뿐이다.

당신이 본 바와 같이, 수면 제한과 자극 조절은 서로 밀접하게 연관되어 있기 때문에 이 장에서 함께 조합하여 제시하였다. 매일 밤 평균적으로 실제 자는 시간만큼만 침대에서 보내도록 제한하는 것은 수면 효율성을 향상시키고, 그렇게 함으로써 당신이 침대에서 보내는 시간은 더욱 더 실질적인 수면으로 채워지게 될 것이다. 이는 당신의 신체를 정상적인 수면-각성 스케줄로 재조건화하고 당신의 침대, 취침 시간, 그리고 수면 환경이 긍정적이고 새로운 자극과 연합될 수 있도록 도와줄 것이다.

수면 제한을 적용하는 방법

수지라는 잠 못 이루는 여성을 예로 들어 어떻게 수면 제한을 적용할 수 있는지 살펴보도록 하겠다. 수면 제한을 하기 위해서 우선 수지의 수면 일지를 통해 그녀의 매일 밤의 총 수면 시간과 평균 총 수면 시간을 계산할 것이다.

기록된 바에 의하면 한 주 동안 수지는 각각 7시간, 4시간, 6시간, 5시간, 5시간, 4시간, 그리고 5시간을 자서, 총 36시간을 잤다. 수지의 평균 총 수면 시간을 계산하기 위하여, 이 수면 일지에 기록된 날이 총 7일이므로, 36을 7로 나눈다. 그렇게 하면 5.1시간(일주일간의 수지의 평균 총 수면 시간)이 된다. 수면 제한을 적용하기 위하여, 수지는 매일 밤 잠자리에서 보낼 수 있는 시간을 5시간으로 제한할 필요가 있다.

수지는 그녀의 새로운 취침 시간을 밤 12시, 기상 시간은 오전 5시로 정하였다. 그녀는 7일 중에 4일은 자정 이전에 잠든 적이 없었으므로, 이는 그녀에게 적절한 취침 시간으로 보였다. 매일 밤 5시간으로 그녀의 수면을 제한한다는 것은 비록 그녀가 5시간을 연속적으로 자지 못한다 할지라도, 오직 밤 12시부터 5시까지만 잠자리에 누워 있을 수 있다는 것을 의미한다. 만약 그녀가 5시간이라는 제한 시간 내에 잠에서 깨어 무언가에 대해 걱정하기 시작하고 15분 내에 다시 잠들지 못한다면, 바로 잠자리에서 일어나 다시 졸릴 때까지 무언가 지루하고 이완이 될 만한 활동을 해야 한다. 다른 말로 하자면, 자극 조절의 규칙은 당신이 수면 제한을 하는 동안에도 똑같이 적용된다.

날짜	오후 6	오후 7	오후 8	오후 9	오후 10	오후 11	오전 12 (자정)	오전 1	오전 2	오전 3	오전 4	오전 5	오전 6	오전 7	오전 8	오전 9	오전 10	오전 11	오후 12	오후 1	오후 2	오후 3	오후 4	오후 5	총 수면시간
2/1																									
2/2																									
2/3																									
2/4																									
2/5																									
2/6																									
2/7																									
평균 수면시간																									

당신은 수면 제한을 실시하는 것에 대해 걱정하는가

만약 당신이 수면 제한에 대하여 긴장되거나 불안한 느낌을 갖고 있다면, 그건 혼자만의 문제가 아니라는 사실을 알아야 한다. 당신이 실제로 몇 시간을 자건 간에 매일 밤 제한된 시간만큼만 잠자리에 누워 있을 수 있다는 사실이 무섭게 느껴질 수도 있다. 특히 당신이 불면과 수면 박탈로 인해 고생해 왔다면 더욱 그러할 것이다. 그러나 수면 제한이 불면증에 있어서 효과적인 해결책으로 연구되어 온 것을 보면 좀 더 자신감을 가질 수 있게 될 것이다(Morin et al. 2006; Spielman and Anderson 1999). 비록 처음 시작할 때에는 좀 덜 자게 될지 모르지만, 곧 당신의 수면은 호전될 것이다. 효과를 경험하기 전 처음 며칠간은 꾸준히 지키는 것이 힘들 수도 있다. 그러나 곧 당신은 보다 빠르게 잠드는 것을 느끼기 시작할 것이고, 당신의 수면은 보다 공고해 질 것이다. 초기에 조금씩 쌓아 올린 수면 빚(sleep debt)은 당신으로 하여금 취침 시간에 잠들고자 하는 강한 욕구를 만들어 내게 되고, 이는 바로 당신이 원하는 바일 것이다.

그러나 당신이 조심해야 할 것이 있는데, 초저녁에 너무 빨리 잠들면 안 된다는 것이다. 만약 당신이 목표로 한 취침 시간 이전에 너무나 졸리다면, 취침 시간 바로 전이나 1시간 전쯤까지 활동적이고 바쁘게 지내고, 긴장이 풀리고 이완되기 시작하면 그때부터 잠잘 준비를 하도록 하라. 절대 낮잠을 자서는 안 되는데, 그 이유는 밤중에 당신의 수면을 개선시키기 위한 중요한 작업(수면 제한)을 무효화시켜서는 안 되기 때문이다. 만약 당신이 수면 제한 프로그램을 시작하고 나서 낮 동안 매우 졸리다고 느낀다면, 자동차 운전 또는 중장비 운전과 같이 사고의 위험이 있는 활동은 피해야 한다.

첫 주를 위한 수면 제한 지침들

지금부터 수면 제한 프로그램의 첫 주를 위한 자세한 규칙들을 안내하도록 하겠다.

1. 수면 제한을 시작하기 전, 적어도 일주간은 당신의 수면 일지를 기록하라.
2. 매일 밤 당신의 총 수면 시간(TST)을 계산하라.

3. 최소한 일주일간 기록한 후, 매일 밤에 걸쳐 기록한 총 수면 시간(TST)을 모두 더하고 그것을 기록한 날수로 나누어 평균 총 수면 시간을 계산하라.
4. 당신이 계산한 평균 총 수면 시간으로 당신의 수면 제한 시간을 정하지만, 그 시간이 5시간보다 적어서는 안 된다. 만약 당신의 평균 총 수면 시간이 5시간 이하라면, 5시간을 평균 시간으로 사용한다. 그리고 기억해야 할 것은 당신의 평균 총 수면 시간은 당신이 실제로 잠자리에서 몇 시간을 자건 상관없이 당신이 침대에서 보낼 수 있도록 허용된 최대한의 시간이라는 것이다.
5. 당신의 평균 총 수면 시간을 사용하여 새로운 취침 시간과 기상 시간을 정한다. 예를 들면, 만약 당신의 평균 총 수면 시간이 6시간이라면, 당신은 밤 11시쯤 침대에 가서 눕고 새벽 5시에 일어나거나, 또는 자정에 가서 새벽 6시에 일어날 수 있다. 당신의 일상에 가장 잘 맞는 취침 시간과 기상 시간을 정하고 매일 지키기 위해 노력하라.
6. 이 장의 초반에 논의된 자극 조절의 규칙을 따르라. 예를 들면, 만약 당신이 한밤중에 깨어 15분 이상 잠이 들지 않는다면, 일어나서 무언가 지루하거나 이완되는 활동을 하라. 그리고 침대에서는 독서하기, TV 시청하기, 먹기, 통화하기, 또는 걱정하기와 같은 활동을 하지 않아야 한다.
7. 비록 당신이 한밤중에 일어나게 된다 할지라도, 침대에서 보낼 수 있는 당신의 평균 총 수면 시간을 계속해서 엄격하게 지켜야 한다.
8. 매일 같은 시간에 알람 시계를 맞추어 놓고, 그 시간에 기상한다.
9. 낮 시간에 낮잠 금지!
10. 수면 제한은 매일 밤 침대에서 보낼 수 있는 시간을 제한하는 것이라는 사실을 기억하라. 이는 당신의 '수면 구간(sleep window)' 인 것이다. 그러나 만약 당신이 이 시간 동안 잠이 오지 않는다거나 계속해서 뒤척이고 있는 스스로를 발견하게 된다면, 침대에서 나와 오직 실제로 졸린 느낌이 들 때에만 잠자리로 돌아가야 한다는 것이 중요하다. 당신은 매일 밤 전체 '수면 구간' 동안 억지로 잠자리에 누워 있을 필요는 없는데, 사실상 당신이 졸리지 않은데 그렇게 하는 것은 역효과만을 낳을 수 있다.

11. 수면 제한 프로그램을 하는 동안 수면 일지를 계속해서 기록하라.

첫 주 이후를 위한 수면 제한 지침들

당신은 아마도 얼마나 오랫동안 수면 제한을 해야 하고 당신이 침대에서 보낼 수 있도록 제한된 시간 동안 잠을 잘 자게 된 후로는 무엇을 해야 하는지 궁금할 것이다. 이는 얼마나 빨리 그리고 얼마나 효과적으로 당신의 수면 제한 프로그램이 효과를 발휘하느냐에 따라 다르다. 자극 조절 지침을 지키는 가운데에 수면 제한을 열심히 하면 할수록, 더 나은 수면을 취할 수 있는 시간이 빨리 찾아올 것이다. 어떤 사람들은 사나흘 만에도 그들의 수면에서 긍정적인 변화를 관찰할 수 있지만, 그에 반해 다른 이들에게는 몇 주간의 시간이 필요하기도 한다. 인내심을 가지고 너무 빨리 포기하지 않도록 해야 한다. 이러한 방법들은 불면증에 있어 매우 효과적인 것으로 입증되어 온 것들로서, 당신 자신에게 실제로 적용할 수 있는 기회를 그저 주기만 하면 되는 것이다. 이제 일주일간 당신이 얼마나 잘 잤는지에 기초하여 당신의 수면 제한 프로그램을 어떻게 적용시켜 나갈 수 있는지에 대해 자세히 살펴보도록 하자. 수면 제한을 적용하는 데에 있어서 두 가지 다른 방법들을 제공할 것이고, 그중에 당신에게 맞는 방법을 선택하면 된다. 첫 번째는 당신의 수면 효율성에 기초한 방법이고, 두 번째는 '밀도 높게 잠자기' 접근에 따른 방법이다.

수면 효율성을 계산한 것에 기초하여 침대에서 보낼 수 있는 시간 변경하기

당신의 수면 제한 프로그램의 2주차를 시작하는 데에 있어서, 매주 당신은 바로 지난주의 수면 효율성에 기초하여 당신이 침대에서 보낼 수 있는 시간(수면 제한 시간)을 변경하여야 한다. 수면 제한 프로그램의 매주 끝날 무렵, 그 주에 당신의 총 수면 시간(TST)을 당신이 침대에서 머물렀던 총 시간(TIB)으로 나누고 거기에 100을 곱하여 수면 효율성을 계산한다. 따라서 만약 당신의 평균 총 수면 시간이 5.3시간이고 당신이 침대에서 보낸 총 시간이 6시간이라면, 당신의 수면 효율성은 88퍼센트인 것이다(5.3 나누기 6에 곱하기 100을 한 결과).

수면 효율성은 높을수록 좋은 것이다. 수면 효율성이 90퍼센트 이상이 되면 이상적이고, 이는 당신이 10퍼센트 이하의 시간을 당신의 침대에서 깬 채로 보냈다는 것을 의미한다. 이 수면 프로그램을 위하여, 당신은 일주일간의 당신의 평균 수면 효율성을 계산하여야 한다. 계산을 할 때에 일주일에 걸친 평균치나 총 합계 중에 당신에게 편한 쪽을 사용하도록 한다. 둘 다 결과 값은 같다.

만약 지난 일주일간의 당신의 수면 효율성이 90퍼센트나 또는 그 이상이라면, 당신은 다가오는 주에 침대에서 보낼 수 있는 시간을 15분 늘릴 수 있다. 만약 수면 효율성이 85~90퍼센트 사이라면, 당신이 침대에서 보낼 수 있는 시간은 변동 없이 유지되어야 한다. 만약 당신의 수면 효율성이 85퍼센트 이하로 떨어진다면, 당신은 다가오는 주에 침대에서 보낼 수 있는 시간을 15분 단축하여야 한다. 그러나 만약 이미 당신이 매일 밤 침대에서 최저 기준인 5시간을 보내고 있다면, 수면 효율성이 개선될 때까지 5시간이라는 제한시간을 고수하도록 한다.

지금부터 매일 밤 침대에서 보낼 수 있는 시간의 양을 결정하기 위하여 수면 효율성을 사용하는 방법에 대한 예를 제시해 보도록 하겠다. 수면 제한을 시작하기 이전에 카렌은 일주일 동안 수면 일지를 기록하였고, 자신의 평균 수면 시간이 5.5시간이라는 것을 알게 되었다(평균 TST). 그러나 그녀는 매일 밤 평균 8시간을 침대에서 보냈다(평균 TIB). 첫 주에 그녀의 수면 효율성은 69퍼센트였다. 수면 제한 프로그램을 시작한 첫 주였기 때문에 그녀가 침대에서 보낼 수 있는 시간은 5.5시간이었는데, 그 이유는 그 시간이 그녀의 평균 TST이었기 때문이다. 그녀는 취침 시간을 밤 12시, 기상 시간은 오전 5시 30분으로 정하였다. 그다음 주에 그녀는 자극 조절법을 지키려 노력하였고 그녀가 잠을 자지 않을 때에는 언제든 침대에서 나오려고 하였지만, 어떨 때에는 너무 피곤해서 침대에 그냥 머물러 있기도 하였다.

2주차에 그녀의 평균 TST는 5시간이었고 평균 TIB는 5.75시간이었으므로, 그녀의 수면 효율성은 87퍼센트였다. 수면 제한 지침들을 고수하면서, 카렌은 그다음 주에도 같은 시간대의 수면 제한을 사용하였는데, 같은 시간에 침대로 가고 같은 시간에 기상하였으며, 매일 밤 5.5시간 이상은 침대에 누워 있지 않도록 철저히 제한하였다.

3주차에 카렌의 평균 TST가 5.25시간이었고 평균 TIB는 5.5시간이었으므로, 그녀의 수면 효율성이 95퍼센트로 증가되었다. 이것은 굉장한 것이었다! 겨우 3주 만에 그녀의 수면 효율성이 눈에 띄게 향상되었고 점차 수면이 공고화되면서 더욱 밀도 높게 변화한 것이다. 이제 그녀는 수면 시간을 5.75시간으로 늘릴 수 있게 되었다. 수면 제한 프로그램을 시작하면서부터 그녀는 야간에 졸음을 많이 느껴왔고 매우 빠르게 잠이 들었으므로 그녀의 취침 시간을 15분 빠르게 당겨서 밤 11시 45분으로 변경하였고 기상 시간은 그대로 유지하였다.

4주차에 카렌은 계속해서 밀도 높은 수면을 유지하였다. 그녀의 수면 효율성이 92퍼센트였기에 15분 더 일찍 잠자리에 들어 수면 제한 시간을 6시간으로 늘렸다. 그녀의 취침 시간은 이제 11시 30분이었고 기상 시간은 5시 30분이다.

5주차에 그녀는 더 많은 진전을 보였다. 그녀의 수면 효율성은 95퍼센트였고, 따라서 그녀가 침대에서 보낼 수 있는 시간이 6.25시간으로 증가되었다. 카렌은 이제 11시 30분에 잠들어 5시 45분에 기상한다.

6주차에 카렌의 수면 효율성은 87퍼센트로 감소되어 그다음 주에 그녀가 침대에서 보낼 수 있는 시간은 변하지 않고 그대로 유지되었다. 7주차와 8주차에 그녀의 수면 효율성은 다시 95퍼센트가 되었고, 그에 따라 매주 15분씩 침대에서 보낼 수 있는 시간이 증가되었다. 이제 그녀는 매일 밤 6.75시간 동안 밀도 높은 수면을 취할 수 있게 되었고, 카렌은 낮 동안 좋은 기분을 느껴 더 이상의 수면 시간은 필요하지 않다고 생각하였다. 그녀는 오후 11시 30분에 잠들어 오전 6시 15분에 기상하는 그녀의 새로운 수면 스케줄에 만족하였다.

주차별로 카렌의 수면을 나누어서 보도록 하자. 그렇게 함으로써 당신은 수면 효율성을 계산할 때에 그에 따라 어떻게 수면 제한이 적용될 수 있는지에 대해 보다 명확하게 볼 수 있을 것이다.

- 1주: 평균 TST가 5.5시간이라는 것에 기초하여 수면 제한을 실시한다.
- 2주: 1주차의 수면 효율성(SE)이 87퍼센트였기 때문에, 수면 제한 시간에는 변화가 없다. 수면은 매일 밤 5.5시간으로 제한하여 유지한다.
- 3주: SE가 95퍼센트이므로, 수면 구간에 15분이 더하여져 매일 밤 5.75시간을 침

대에서 보낼 수 있도록 허용한다.

- 4주: SE가 92퍼센트이다. 수면 구간에 또 다른 15분이 더하여져 매일 밤 6시간을 침대에서 보낼 수 있도록 허용한다.
- 5주: SE가 95퍼센트이다. 수면 구간에 또 다른 15분이 더하여져 매일 밤 6.25시간을 침대에서 보낼 수 있도록 허용한다.
- 6주: SE가 87퍼센트이므로, 매일 밤 수면 구간이 6.25인 상태로 유지한다.
- 7주: SE가 95퍼센트이므로, 수면 구간이 15분 증가되어, 매일 밤 6.5시간이 된다.
- 8주: SE가 95퍼센트이므로, 수면 구간이 또 다시 15분 증가되어, 매일 밤 6.75시간을 침대에서 보내도록 허용한다.

수면 효율성 접근을 사용한 수면 제한 활동지

수면 제한 프로그램을 시행하는 데에 활동지 기록이 도움이 된다. 첫 주는 당신이 침대에서 보낼 수 있도록 허용된 시간 또는 수면 구간(SW)의 시작점을 설정하기 위하여 지난주의 평균 총 수면 시간(평균 TST)을 계산하는 것으로 시작한다. 그러나 그 후로는 이전 주의 수면 효율성을 계속해서 계산하여야 하는데, 그것이 당신의 진행상황에 대한 유용한 측정치가 되어 줄 것이기 때문이다. 이전 주에 당신이 침대에서 보낼 수 있도록 허용되었던 시간에 기초하여 다음 주에 지켜야 할 지속적인 취침 시간과 기상 시간을 정하도록 한다. 1주가 지난 후에 당신의 평균 TST를 당신의 평균 TIB로 나눈 후 100을 곱하여 당신의 수면 효율성(SE)을 계산한다. 그다음 줄에는 당신의 수면 구간을 증가시킬지 감소시킬지 아니면 그대로 유지할지를 기록한다. 기억할 것은, 만약 당신의 수면 효율성이 90퍼센트이거나 그 이상이라면 수면 구간을 15분 증가시킬 수 있다는 것이다. 만약 당신의 수면 효율성이 85퍼센트 이하라면 수면 구간을 15분 감소시켜야 한다(그러나 최저 기준인 5시간 이하로는 제한하지 않는다). 만약 당신의 수면 효율성이 85와 90퍼센트 사이라면 당신의 수면 구간을 그대로 유지하도록 하라. 당신의 취침 시간 및 기상 시간과 함께 새롭게 계산된 수면 구간을 적어 넣도록 한다.

1주: 평균 TST ________ 취침 시간: ________ 기상 시간: ________

2주: 평균 TST ________ 평균 TIB ________ SE ________

한 개에 동그라미 치시오: SW 증가시킴 SW 감소시킴 같은 SW 유지함

계산된 SW ________ 취침 시간: ________ 기상 시간: ________

3주: 평균 TST ________ 평균 TIB ________ SE ________

한 개에 동그라미 치시오: SW 증가시킴 SW 감소시킴 같은 SW 유지함

계산된 SW ________ 취침 시간: ________ 기상 시간: ________

4주: 평균 TST ________ 평균 TIB ________ SE ________

한 개에 동그라미 치시오: SW 증가시킴 SW 감소시킴 같은 SW 유지함

계산된 SW ________ 취침 시간: ________ 기상 시간: ________

5주: 평균 TST ________ 평균 TIB ________ SE ________

한 개에 동그라미 치시오: SW 증가시킴 SW 감소시킴 같은 SW 유지함

계산된 SW ________ 취침 시간: ________ 기상 시간: ________

6주: 평균 TST ________ 평균 TIB ________ SE ________

한 개에 동그라미 치시오: SW 증가시킴 SW 감소시킴 같은 SW 유지함

계산된 SW ________ 취침 시간: ________ 기상 시간: ________

7주: 평균 TST ________ 평균 TIB ________ SE ________

한 개에 동그라미 치시오: SW 증가시킴 SW 감소시킴 같은 SW 유지함

계산된 SW ________ 취침 시간: ________ 기상 시간: ________

8주: 평균 TST ________ 평균 TIB ________ SE ________

한 개에 동그라미 치시오: SW 증가시킴 SW 감소시킴 같은 SW 유지함

계산된 SW ________ 취침 시간: ________ 기상 시간: ________

* 역자 주: TST = 총수면 시간, TIB = 침대에서 보낸 시간의 총합, SE: 수면 효율성, SW = 수면 구간.

침대에서 보내는 시간을 변화시키기 위한 또 다른 방법: '밀도 높게 잠자기' 접근

비록 당신의 수면 효율성을 계산하는 것이 수면 제한을 적용하는 데에 있어 가장 정확한 방법이긴 하지만, 매일 밤 침대에서 보낼 수 있는 시간을 결정하는 데에 사용할 수 있는 방법에는 한 가지가 더 있다. 적어도 첫 주에는 당신의 수면 일지에 기록되어 있는 일주일간의 정보를 토대로 당신의 평균 TST를 계산한 것에 기초하여 당신이 침대에서 보낼 수 있는 제한된 시간을 결정하고 지켜야 한다. 이 접근은 당신이 매일 밤 침대에서 보낼 수 있도록 허용된 시간의 양을 증가시킬 수 있을지, 아니면 감소시켜야 할지를 결정하는 방법에 있어 차이가 있다. 이를 증가시키기 이전에, 당신은 한 주 전체 기간 동안 밀도 높게 잠을 자야만 한다. '밀도 높게 잠자기' 란 '밤중에 깨지 않거나, 또는 깬다 할지라도 아주 잠깐 깨고 다시 몇 분 내에 잠이 들어야 하는 것' 을 의미한다.

이와 관련한 예를 제시하도록 하겠다. 존은 일주일간 그의 수면 일지를 기록하였다. 그가 일주일간 평균 6시간을 잤으므로, 그의 수면 제한 프로그램은 매일 밤 6시간만 잠자리에 있을 수 있도록 제한하는 것으로 시작하였다. 제한된 수면을 취한지 1주가 지난 후, 그는 여전히 매일 밤 몇 차례씩 잠에서 깨었다. 그럴 때마다 그는 일어나서 지루하거나 이완되는 활동을 하였고, 그의 침대와 평온한 잠 사이에 새롭고 수면을 촉진시키는 연합이 형성되는 것을 돕기 위하여 다른 자극 조절 지침들 또한 준수하였다. 그러나 여전히 하룻밤에 깨지 않고 연속적으로 밀도 높은 잠을 자지는 못하였기 때문에, 그는 3주차에도 6시간이라는 제한된 시간을 계속해서 유지하였다.

그다음 주에 그는 그의 수면 구간인 6시간 동안 밀도 높은 잠을 잘 수 있었는데, 빠르게 잠이 들었고 다음 날 아침에 알람시계가 울리기 전까지는 깨지 않았다. 그가 3주차에 밀도 높게 잤기 때문에 침대에서 보낼 수 있는 시간이 15분 늘어나 6.25시간이 되었다. 4주차에도 계속해서 잘 잤기 때문에 또 다른 15분이 증가되어 잠자리에서 보낼 수 있는 시간이 6.5시간이 되었다. 5와 6주차에도 존은 밀도 높은 잠을 잤고, 15분을 두 차례 증가시킬 수 있었다. 그 시점에 존은 매일 밤 7시간을 잤고 그는 휴식을 취하여 낮 동안 활기가 넘친다고 느꼈고 더 이상의 수면 시간의 증가는 필요치 않다고 느꼈다.

주간 변화에 기초하여 존의 수면을 살펴봄으로써, 당신은 '밀도 높게 잠자는 접근'이 어떻게 작용하는지 명확하게 볼 수 있을 것이다.

- 1주: 평균 TST가 6시간이다.
- 2주: 평균 TST에 기초하여 수면 제한 시간을 6시간으로 정한다. 자주 깨고 아직 밀도 높은 수면은 취하지 못하고 있다. 매일 밤 6시간으로 수면 시간을 제한하는 것을 지속한다.
- 3주: 밀도 높은 잠을 자고 있다. 수면 구간을 매일 밤 6.25시간으로 증가시킨다.
- 4주: 밀도 높은 잠을 자고 있다. 수면 구간을 매일 밤 6.5시간으로 증가시킨다.
- 5주: 밀도 높은 잠을 자고 있다. 수면 구간을 매일 밤 6.75시간으로 증가시킨다.
- 6주: 밀도 높은 잠을 자고 있다. 수면 구간을 매일 밤 7시간으로 증가시킨다.

비록 수면 구간을 이런 방식으로 계산하는 것이 수면 효율성을 사용하는 것에 비해 정확성이 떨어진다 할지라도, 이는 확실히 보다 쉽고, 만약 당신이 자극 조절의 지침들을 잘 지키고만 있다면 이 또한 매우 효과적일 수 있다. 따라서 만약 당신이 당신의 수면 구간 동안 깨어 있는 채로 누워 있다면, 잠자리에서 나와 다시 졸음을 느낄 때까지 무언가 지루하거나 이완되는 활동을 해야 하고, 매일 정해진 기상 시간에 반드시 일어나야만 한다.

밀도 높게 잠자기 접근을 사용한 수면 제한 활동지

당신이 '밀도 높게 잠자기' 접근을 사용하여 수면 제한 프로그램을 실시할 수 있는 활동지를 소개하고자 한다. 첫 주에 당신은 당신의 평균 총 수면 시간(평균 TST)을 그저 계산하면 되고, 이를 당신이 침대에서 보낼 수 있도록 허용된 시간 또는 수면 구간(SW)의 시작점으로 사용하면 된다. 당신이 침대에서 보낼 수 있도록 허용된 시간에 기초하여 그 다음 주에 지켜야 할 취침 시간과 기상 시간을 설정한다. 2주차의 마지막 즈음에 매일 밤 밀도 높은 잠을 잤는지 평가한다. 여기에 솔직하게 답해야 하는데, 당신의 수면 제한 프로그램의 성패는 당신의 정확한 답변에 달려 있다. 그다음 줄에는 당신의 수면 구간을 증가시킬지, 감소시킬지, 또는 그대로 유지해야 할지 기록하라. 당신의 취침 및 기상 시간과 더불어 새롭게 계산된 수면 구간의 시간을 기록하도록 한다.

1주: 평균 TST ________ 취침 시간: ________ 기상 시간: ________

2주: 평균 TST ________ 당신은 매일 밤 밀도 높은 잠을 잤는가? □ 네 □ 아니요
한 개에 동그라미 치시오: SW 증가시킴 SW 감소시킴 같은 SW 유지함
취침 시간: ________ 기상 시간: ________

3주: 평균 TST ________ 당신은 매일 밤 밀도 높은 잠을 잤는가? □ 네 □ 아니요
한 개에 동그라미 치시오: SW 증가시킴 SW 감소시킴 같은 SW 유지함
취침 시간: ________ 기상 시간: ________

4주: 평균 TST ________ 당신은 매일 밤 밀도 높은 잠을 잤는가? □ 네 □ 아니요
한 개에 동그라미 치시오: SW 증가시킴 SW 감소시킴 같은 SW 유지함
취침 시간: ________ 기상 시간: ________

5주: 평균 TST ________ 당신은 매일 밤 밀도 높은 잠을 잤는가? □ 네 □ 아니요
한 개에 동그라미 치시오: SW 증가시킴 SW 감소시킴 같은 SW 유지함
취침 시간: ________ 기상 시간: ________

6주: 평균 TST ________ 당신은 매일 밤 밀도 높은 잠을 잤는가? □ 네 □ 아니요
한 개에 동그라미 치시오: SW 증가시킴 SW 감소시킴 같은 SW 유지함
취침 시간: ________ 기상 시간: ________

7주: 평균 TST ________ 당신은 매일 밤 밀도 높은 잠을 잤는가? □ 네 □ 아니요

한 개에 동그라미 치시오: SW 증가시킴 SW 감소시킴 같은 SW 유지함
취침 시간: ________ 기상 시간: ________

8주: 평균 TST ________ 당신은 매일 밤 밀도 높은 잠을 잤는가? □ 네 □ 아니요
한 개에 동그라미 치시오: SW 증가시킴 SW 감소시킴 같은 SW 유지함
취침 시간: ________ 기상 시간: ________

프로그램을 고수하기

만약 당신의 수면을 향상시키는 데에 있어 8주가 걸린다는 사실이 길게 느껴진다면, 당신이 얼마나 오랫동안 형편없는 잠을 자 왔는지를 생각해 보도록 하라. 그 몇 주, 몇 달, 혹은 몇 년간을 지내오며 뿌리 깊게 몸에 밴 나쁜 수면 습관들을 무효화시키는 데에는 시간이 필요하다. 많은 사람들이 수면 제한과 자극 조절을 실천하고 나서 2 또는 3주 후부터 긍정적인 변화를 느끼는 행운을 맛보며, 당신 또한 그에 해당될 것이다. 그러나 기억해야 할 것은, 이러한 수면 프로그램은 일련의 변화 과정이 중요한 것이지 재빠른 해결책을 제공해 주고자 만들어진 것이 아니라는 것이다. 만약 당신이 불과 몇 주 안에 더 잘 자게 되었다면, 그건 멋진 소식이다! 그러나 만약 변화가 찾아오기까지 당신에게 그보다 더 많은 시간이 걸린다면, 실망하기보다는 당신이 이미 경험해 온 잠 못 이룬 수많은 밤들에 비하면 이러한 몇 주간은 아무 것도 아니라는 것을 기억하려 노력하라.

요약

자극 조절과 수면 제한요법은 둘 다 불면증을 극복하는 데에 있어 중심적인 역할을

한다. 자극 조절은 잠을 잘 자지 못하는 것과 당신의 잠자리, 취침 시간, 또는 침실과의 사이에 형성된 연합을 변화시킴으로써 작용한다. 간단한 수칙을 지켜 나가면서 당신은 이러한 연합들을 새롭고, 보다 긍정적이고, 수면을 촉진하는 연합들로 대체시킬 수 있을 것이다. 그렇게 함으로써 당신은 밤중에 잠자리(침대)에 들었을 때에 완전히 깨어 있거나 긴장된 느낌을 갖기보다는 더 평온하고 졸린 느낌을 갖게 될 것이다. 그리고 수면 제한 프로그램은 매일 밤 허용된 시간만큼만 잠자리에 누워 있도록 제한함으로써 수면 빚을 쌓게 만들어 주고, 그것이 당신을 더욱더 쉽게 잠들 수 있도록 도와줄 것이다. 수면 제한은 또한 당신의 수면을 공고화하도록 도와주고 그렇게 함으로써 당신의 수면은 더욱 깊어지고 원기회복이 가능한 것이 될 것이다. 수면 제한 요법을 꾸준히 지켜 나간다면, 당신은 규칙적인 수면-각성 스케줄을 갖게 될 것이다.

08

불안과 비합리적 사고의 조절

수잔의 머릿속은 불안한 생각들로 가득 차 있다. 그녀는 자신의 직업, 자녀들, 건강, 그리고 당연히 자신의 잠에 대해 걱정한다. 그녀는 밤이 되면 대체로 자신이 해야 할 일들에 대해 생각하면서, 불안한 감정에 빠져들었다. 그러나 이런 불안한 생각들은 그녀로 하여금 밤중에만 잠 못 들게 하는 것이 아니라 낮에도 방해가 되었다. 그녀는 친구들 또는 가족들과 함께 재미난 활동을 하고 있는 동안에도 자신의 생각에 쉽게 사로잡혔다. 종종 발단은 그저 그녀의 일상이나 그녀에게 누군가가 어떤 말을 한 것에 대해 생각하는 걸로 시작되었지만, 이내 그러한 생각은 보다 부정적이고, 비합리적이며, 끝이 없는 생각으로 바뀌면서, 마치 자신이 곧 한 잔의 물에 빠져 익사하는 것과 같은 느낌을 갖게 되는데, 이는 단순하게 스치는 생각이 그것 자체로 힘을 얻어 그녀를 불안과 공포로 가득 채우게 하고, 결국에는 많은 생각들을 멈출 수 없을 것만 같은 느낌을 갖게 만드는 것과 같다. 수잔은 앞으로 어떠한 방향으로 나아가야 할지 확신할 수는 없었지만, 이렇게 계속해서 항상 불안한 마음으로는 살 수 없다는 것을 알고 있었다.

4장에서부터 7장에 걸쳐 나는 질 낮은 수면에 기여하는 다양한 행동들과 그들을 변화시키는 방법들에 대해 논하면서 이 수면 프로그램의 행동적 요소들에 대해 집중해 왔다. 당신은 수면 위생, 이완 기술들, 수면 일지에 당신의 수면을 기록하는 방법, 그리고 자극 조절과 수면 제한을 적용하는 방법들에 대하여 배워 왔다. 당신은 이미 더 잘 자고 있는지도 모르겠다. 그러나 어떤 사람들은 그들의 수면 문제들과 함께 불안과 관련한 문제들을 경험하는데, 이는 불면증을 더욱 악화시킬 수 있다. 만약 당신도 수잔과 같은 경우라면, 이 장에 제시되어 있는 기술들을 습득함으로써 도움을 받을 수 있을 것이고, 이는 당신으로 하여금 불안을 조절하고 비합리적인 생각과 인지적 왜곡들을 감소시킬 수 있도록 도와줄 것이다.

인지적 왜곡들

역기능적 신념들, 또는 인지적 왜곡들이 불안에 있어 중요한 역할을 할 수 있다. 당신은 실무율적 사고, 과도한 일반화, 파국적 사고, 부정적인 자동적 사고, 그리고 결론으로 뛰어들기(jumping to conclusion)를 포함한 다양한 형태의 왜곡된 생각을 갖고 있을 것이다. 당신의 불안을 유발하고 그럼으로써 당신의 수면을 악화시키는 이와 같은 종류의 인지적 왜곡들에 대해 살펴보도록 하자.

실무율적 사고

'실무율적 사고'란 '절대' '매번' 또는 '항상'과 같은 단어들(absolute terms)을 사용해서 생각한다는 것이다. 예를 들면, 만약 당신이 '나는 절대 내 형과 같이 잘할 수 없을 거야.' 또는 '나는 항상 직장에서 발표를 할 때 일을 망쳐.'와 같이 생각한다면, 당신은 실무율적 방식으로 사고하고 있는 것이다. 이러한 사고는 일종의 인지적 왜곡에 해당하는데, 왜냐하면 삶이란 보통 절대적이지 않기 때문이다. 실무율적 사고는 당신으로 하여금 보다 불안하고 우울한 느낌을 갖게 하고 논리에 기초하지 않은 결정을 하도록 만들 수 있다. 당신이 현실의 삶이 흑백논리적이지 않다는 것을 깨닫게 될 때에 비로소 당신은 보다 많은 선택권을 가질 수 있게 되고, 조금이라도 다른 방식으로 보고 생각하기 시작하게 될 것이다.

예를 들면, 만약 당신이 어떠한 관계에 있어 불행함을 느낀다면, 실무율적 사고는 당신으로 하여금 '나는 이 관계에서 행복했던 적이 한 번도 없었고 모든 일들이 절대 좋아지지 않을 거야. 나는 이 관계를 빨리 끝내야 하고 이 사람을 절대 다시 보지 말아야 해.' 라는 결론으로 뛰어들게 만들 것이다. 이는 꽤 극단적인 예이기는 하나 실제로는 더 나쁜 경우도 있을 것이다. 하지만 당신이 절대 행복한 적이 없거나 미래에도 절대로 좋아질 리 없다고 확신했다면 대체 왜 그런 관계를 이제까지 맺어 왔겠는가? 상황이 더 좋았던 시절을 기억할 수 있다면, 지금의 관계에 있어서 그때와 어떤 차이가 있는지 생각해 보고, 관계를 개선시키기 위하여 노력해 보면 어떻겠는가? 그리고 '다른 가능한 선택은 없는가?' 라고 스스로에게 묻지 않고 그 상황을 떠나 다시는 그 사람을 보지 않겠다고 생각하는 것은 매우 절대적인 결론(absolute conclusion)이다. 이런 절대적 결론을 내리기보다는 그 관계로부터 잠시 거리를 두거나, 커플 상담을 시도해 보는 것도 좋을 것이다. 당신이 실무율적 단어들을 사용하여 생각하게 되면, 당신에게 가능한 모든 선택들에 대해 고려하지 못하게 되고, 그렇게 될 경우 미래에 혹독한 결과를 맞이하게 될지도 모른다.

실무율적 사고 활동지

주간에 다음의 활동지를 활용하여 당신의 머릿속을 스치는 실무율적 생각을 기록하거나, 당신이 그러한 생각을 인식하게 되면 스스로에게 큰 소리로 말하도록 하라. 각각의 생각에 있어 대안적인 사고를 적도록 하라. 여기에 예가 있는데, 당신이 원한다면 그 아래에 제시되어 있는 활동지의 빈칸에 이를 다시 한 번 적어 보아도 좋다.

날짜	실무율적 사고	대안적 사고
3/15	나는 직장에서 절대 승진하지 못할 것이다.	나는 이미 나의 사장으로부터 내가 잘하고 있다는 말을 들었고, 그것은 좋은 신호이다. 아마도 나는 직장에서 승진하는 것과 관련하여 그와 대화를 나눠 볼 수 있을 것 같다.
3/17	나는 항상 일을 질질 미루고, 그것에 관하여 내가 할 수 있는 것은 전혀 없다.	나는 내가 해야 할 일의 목록을 적어 보고 그것들을 어떻게 해야 할지 스케줄을 짤 수 있을 것이다. 나는 내가 정말 하고 싶어 하는 일은 결코 미루지 않는다.

과도한 일반화

개별적이고 특수한 사례만을 관찰한 후 광범위하고 일반적인 규칙이나 법칙을 정립하고자 하는 것을 '과도한 일반화' 라고 한다. 실무율적 사고와 같이 이러한 종류의 인지적 왜곡은 당신의 불안을 증가시킬 수 있다. 직장에서 상사가 당신에게 당신이 작업했던 프로젝트에 실수가 있었다고 말하였다고 치자. 우린 사람이다. 모든 사람이 실수를 한다. 그러나 만약 당신이 하나의 실수를 가지고 다른 상황으로까지 과도하게 일반화를 하게 되면, 당신의 사고는 '나는 오늘 직장에서 실수를 했어. 나는 업무 능력이 형편없고, 나의 사장은 틀림없이 내가 멍청이라고 생각할 거야.' 와 같이 흘러가게 될 것이다. 이는 비합리적이고, 과도하게 일반화된 반응이다. 이런 사고 대신에 '나는 오늘 직장에서 실수를 했어. 뭐 그럴 수도 있지. 나는 보통은 그런 종류의 실수를 하지는 않아. 그러니까 이번 경우를 통해 배우게 된 거고 다음번에는 이런 실수를 하지 않도록 노력하면 돼.' 라고 생각할 수도 있다. 처음에 제시한 생각은 과도한 일반화일 뿐만 아니라 부정적인 사고로 가득 찬 것이기도 하다. 두 번째 생각이야말로 보다 합리적이고, 구체적이며, 객관적인 것이라 할 수 있다. 당신의 사고를 상황의 복잡성을 인식한 가운데에 구체적으로 재구성하게 되면, 당신은 당면한 문제에 있어 보다 적절한 해결책을 찾을 수 있게 되고 부정적인 사고 패턴에 걸려들지 않을 수 있다.

과도한 일반화 활동지

주간에 다음의 활동지를 활용하여 당신의 머릿속을 스치는 과도하게 일반화된 생각을 기록하거나, 그러한 생각을 인식하게 되면 스스로에게 큰 소리로 말하도록 하라. 각각의 생각에 대한 대안적인 사고를 적도록 하라. 여기에 예가 있는데, 당신이 원한다면 그 아래에 제시되어 있는 활동지의 빈칸에 이를 다시 한 번 적어 보아도 좋다.

날짜	과도한 일반화	대안적 사고
8/15	오늘 우리 아이가 학교에서 다른 아이를 때렸다. 이 일로 인해 우리 아이가 공격적이고 다루기 힘든 사람으로 성장할 것이라는 결론을 내렸다.	우리 아이가 다른 아이를 때린 것은 이번이 처음이다. 그는 기분이 나빴었을 뿐이고 금세 미안해하며 다시는 그러지 않겠다고 말하였다. 그는 또한 다른 아이가 놀려서 기분이 울적한 상태이기도 했었다. 그는 자신의 짜증을 다루기 위한 다른 방법을 배울 필요가 있어 보인다.
8/17	나는 남자 친구와 헤어졌고, 앞으로 절대로 다른 사람을 찾지 못할 것이다. 나는 영원히 혼자 남겨질 것이다.	남자 친구와 이제 막 헤어졌기 때문에 지금 당장은 힘들 수밖에 없다. 그러나 이런 일은 다른 사람들에게도 일어나고, 보통 잘 이겨 낸다. 이번에 남자 친구와 헤어졌다는 사실이 내가 다른 누군가를 절대 찾지 못할 것임을 의미하는 것은 아니다.

파국적 사고

불안을 유발하는 또 다른 인지적 왜곡은 '파국적 사고', 또는 '파국화'로서, 특정 사건 또는 경험의 중요성을 과장, 또는 극대화하고, 가능한 최악의 결과를 예상하는 것이다. 이러한 종류의 사고 틀 내에서는 긍정적인 특성들은 무시되거나 최소화되는 가운데에 부정적인 특성들은 과장될 수 있다. 이는 일상적으로 발생하는 상황에서도 동일하게 적용될 수 있다. 예를 들면, 최근에 당신이 두통으로 인하여 의사를 찾았다고 치자. 의사가 당신에게 그건 아마도 별것 아닌 것 같지만, 확진을 위해 몇 가지 검사를 해 보자고 하였다. 이 경우에 만약 당신이 파국적 사고를 가지고 있다면, 당신은 마음속에서 이런 상황을 다음과 같이 과장할 것이다. '몇 가지 검사를 한다고? 나에게 진짜 심각한 문제가 없다면 왜 의사가 나에게 몇 가지 검사를 해 보자고 했겠어? 나에게 암이 있는 게 분명해 …. 아마도 뇌종양일 거야. 나는 아마도 50세 생일도 맞이하지 못하고 죽게 될 거야.' 라고 생각할 것이다. 이런 사고가 바로 파국적 사고라 할 수 있는데 그 이유는 두통의 대부분이 암 또는 심각한 질병으로 판명되지 않기 때문이다. 두통은 스트레스 등 많은 다른 것들과 관련될 수 있지만, 당신이 파국적 사고를 통해 두려워하는 최악의 시나리오를 만들게 될 경우, 이는 삶에 불필요한 스트레스와 불안을 초래할 것이다.

당신은 침소봉대하는가

파국적 사고는 작은 일을 큰일로 확대해석하는 것을 포함하는데, 이는 확실히 당신의 불안을 증가시키고 밤에 잠들기가 더욱 힘들어지게 만들 수 있다. 예를 들자면, 당신이 가벼운 자동차 사고를 당하였고 이 때문에 당신 차의 왼쪽 후미등을 교체해야 한다고 치자. 아무도 다치지 않았고, 모든 상황을 확인한 결과, 상황은 경미한 자동차 사고 수준이었다. 그러나 그러한 긍정적인 세부 사항을 기억하는 대신에, 당신은 오직 부정적인 측면에만 집중하고, 그로 인해 그 상황은 중대한 손실을 입은 자동차 사고로 돌변하게 된다. 당신은 '나는 정비소에 갈 텐데 자동차 정비소에서는 아마도 후미등을 교체하는 데에 엄청난 돈을 요구할 거야. 그리고 나의 보험료는 상향 조정될 거야.

문서화된 보고서가 있을 거고 그들은 무슨 일이 있었는지 확인할 거야. 나는 아마도 보험사 측에 입힌 손실 때문에 고소당할 거고, 그들은 나의 집을 빼앗아 가려 할지도 몰라.' 라고 생각한다.

당신은 사소한 사건을 엄청난 파국적 상황으로 확대하였고, 이 모든 것은 당신의 머릿속에서 벌어진다. 비록 여러 가지 생각 중의 일부는 사실일지 모르나(당신의 보험료가 상향 조정된다거나 후미등 교체 비용이 비쌀 것이라는 예상), 당신은 실제 상황보다도 더 과도하게 문제를 만들고, 이는 보다 높은 불안과 좌절감을 당신에게 가져다줄 것이다. 낮 동안의 당신의 스트레스 수준에 더하여, 이와 같은 사고방식은 불안을 일으키고 당신으로 하여금 밤에도 깨어 있게 만들 수 있기 때문에, 이를 멈추는 것은 중요한 일이다.

파국적 사고는 어떻게 수면에 영향을 미치는가

최악의 상황을 생각하는 당신의 성향은 아마도 대부분의 상황에 적용될 것이고 수면을 포함한 당신 삶의 여러 국면에 영향을 미칠 것이다. 예를 들면, 당신이 잠들기 힘든 밤을 보낼 때, 당신은 '내가 오늘 밤 잠을 잘 자지 못하게 되면, 나는 내일 직장에서 완전히 망가질 거야. 나는 생산적이지 못하고, 기분도 나쁠 거야. 나의 동료들은 내 형편없는 업무수행 능력에 대해 상사에게 말할 거고, 나는 해고당할지도 몰라. 만약 내가 충분한 잠을 자지 못한다면, 그건 정말 끔찍할 거야.' 와 같이 생각할 것이다. 비록 이러한 생각이 일부 측면에서는 말이 될 수 있을지도 모르나, 거기에는 확실히 비합리적인 면이 있다. 왜냐하면 당신이 잠을 못 잔 적이 이미 여러 번 있어 왔음에도 불구하고 여전히 당신은 직장에서 생산적이었기 때문이다. 비록, 다른 날들과는 다르게 컨디션이 좋지는 않았겠지만, 그렇다고 해서 당신이 반드시 나쁜 기분을 느끼거나 특별히 실수를 계속하지는 않았을 것이다. 이러한 파국적 사고는 불편한 상황을 견딜 수 없거나 통제 불가능한 상황으로 느끼게 만들 수 있다. 비록 당신이 나쁜 잠을 자고 난 후 최고의 기분을 느낄 수는 없겠지만, 그 생각에 빠져들어 가능한 최악의 결과에 집중하는 것은 오직 상황을 더욱 나쁘게 보도록 만들 뿐이다. 이는 당신의 불안을 증가시키고 다른 것들에 대해 집중하는 것을 어렵게 만들고, 파국적 사고를 하지 않는 것에 비하여 야간 수면을 더욱 악화시킬 것이다.

파국적 사고 활동지

아래의 활동지를 사용하여 당신이 파국적 사고를 할 때에 그들을 기록해 보도록 하라. 상황과 관련된 당신의 파국적 사고를 모두 기록해 보고, 그 상황에 대한 대안적 사고를 생각해 보도록 하라. 대안적 반응들을 적어 봄으로써, 당신의 파국적 사고를 보다 현실적인 생각들로 대체할 수 있고, 이는 당신의 불안을 감소시키도록 도와줄 것이다. 여기에 예가 있는데, 당신이 원한다면 그 아래에 제시되어 있는 활동지의 빈칸에 이를 다시 한 번 적어 보아도 좋다.

날짜	과도한 일반화	대안적 사고
6/15	오늘 직장에서 일할 때, 컴퓨터 사용과 관련하여 직장 동료에게 도움을 요청하였다. 그녀는 아마도 나를 바보라고 생각했을 텐데, 왜냐하면 나도 내가 뭘 하고 있는지 몰랐기 때문이다. 나는 당황스럽고 기분이 상하였는데 그녀가 나보다 아는 것이 훨씬 더 많았기 때문이다.	누구나 때로 도움을 필요로 한다. 나의 동료는 나에게 매우 잘해 주었고 문제를 어떻게 해결해야 할지 알려 주었다. 그녀는 종종 컴퓨터상에서 같은 문제를 겪었고 그런 일은 모두에게 일어난다고 말하였다.
6/16	오늘 밤 파티에서 미끄러져 많은 사람들 앞에서 넘어졌다. 나는 얼뜨기 같이 느껴졌다. 나는 너무나 어설프고 멍청하다. 모두가 나를 그들 중 최고의 실패자라고 생각했을 것이다.	그곳 바닥이 젖어 있었기 때문에 내가 넘어진 것이다. 그 후에 사람들이 내게 괜찮은지 물어본 걸로 봐선, 나를 걱정한 것이 분명하다. 그리고 나는 보통은 잘 넘어지지 않고, 그렇게 실수를 많이 하지도 않는다. 그러니까 그에 대해 너무 기분 나빠할 필요는 없다.

부정적인 자동적 사고

불안하거나 우울한 사람들은 보통 하루 종일 '부정적인 자동적 사고'를 반복하는 경향이 있다. 일반적으로 이러한 것들은 스트레스나 실망스러운 상황에 처했을 때에 수면 위에 떠오르는 생각 또는 이미지를 말한다. 예를 들면, 만약 당신이 다른 사람들과 함께 있는 상황에서 다른 사람들이 당신에 대해 어떻게 생각하는지에 대해 걱정하고 있다면, 당신은 '그들은 내 옷차림을 좋아하지 않을 거야.' 또는 '그들은 아마도 내가 무슨 소리를 하는지 나 자신조차도 모른다고 생각할 거야.'와 같은 부정적인 생각을 할 수 있다. 이러한 부정적인 사고 경향성은 당신이 다른 사람들과 상호작용하는 방식, 주변 세계를 바라보는 방식, 그리고 미래를 조망하는 방식에 영향을 미친다. 따라서 당신의 부정적인 생각을 밝힘으로써, 당신은 부정적인 생각을 보다 긍정적인 생각으로 변화시킬 수 있을 것이다. 이는 당신으로 하여금 다른 이들과 보다 긍정적인 방향으로 상호작용하고 세상과 미래에 대해 보다 낙관적인 관점을 갖게 해 줄 것이다.

당신의 잔은 반쯤 비었는가 아니면 반이나 찼는가

만약 당신이 자주 부정적인 자동적 사고에 빠져든다면, 그러한 생각은 당신의 삶의 질을 분명히 손상시킬 수 있다. 특히 당신이 대부분의 것들을 부정적으로 바라보는 성향을 갖고 있다면, 이를 바꾸는 것은 쉽지 않은 과제가 될 수 있는데, 그 이유는 부정적인 생각은 당신의 정서에도 영향을 미칠 수 있기 때문이다. 예를 들면, 만약 당신이 건강과 관련한 문제에 대해 부정적인 생각을 갖고 있다면, 당신이 강한 불안을 경험할 경우, 불안은 당신의 심장박동률을 증가시키고, 당신이 심장박동률의 증가를 인지하게 될 때면, 이미 당신의 뇌는 심장박동률의 증가가 아주 심각한 질병의 원인이라는 결론을 내릴 수 있을 것이다. 이후에도 운동을 할 때마다 당신은 당신의 심장박동을 심장 발작으로 잘못 해석하게 될지 모르고, 그렇게 될 경우 당신은 더욱더 많은 불안감과 불쾌감을 느끼게 될 것이다. 이런 과정 속에서 당신은 아마도 운동하기를 멈추고 당신의 부정적인 생각에 빠져들 것이다. 그에 따른 결과로서, 당신의 삶은 더욱 제한되고 당신의 건강은 실제로 문젯거리가 되어 버릴 것이다. 부정적인 생각은 당신의 기억과 집중에 영향을 미칠 수도 있고, 그렇게 될 경우 이는 더욱더 불쾌한 생각을 불러일으키게 될 것이다(Fennell 1998). 부정적 사고는 또한 마치 변화를 만들거나 상황을 호전시키기 위해 당신이 할 수 있는 것은 아무것도 없는 것처럼 생각하게 하여 당신으로 하여금 무력감을 느끼게 만들 수도 있다. 그러나 이는 사실이 아니다. 항상 당신에게는 상황을 개선시킬 수 있도록 노력할 만한 무엇인가가 있게 마련이다. 이를 해결하기 위해 당신의 부정적인 생각을 변화시키고 보다 긍정적으로 생각하는 것에서부터 시작해 보도록 하자.

부정적인 생각은 어떻게 당신의 삶에 영향을 미치는가

부정적인 생각은 당신의 행동, 즉 당신이 사람들과 어울리는 방식과 상황에 반응하는 방식에 영향을 미칠 수 있다. 예를 들면, 내일 당신이 직장에서 발표를 해야 한다고 치자. 당신은 매우 잘 준비하였고, 이미 준비 자료를 몇 번이나 본 상태이며, 배우자 앞에서 리허설까지 한 상황이다. 그런데 다음 날 직장에 출근하고 난 후, 당신이 유용할 거라고 생각했던 유인물을 놓고 왔다는 것을 깨닫게 된다. 사실 당신이 발표하는 데에 있어 그것이 꼭 필요한 것은 아니었음에도 불구하고 만약 그때에 당신의 부정적인 생각이 다시 떠오른다면, 당신은 '나는 쓸모없는 인간이야. 나는 제대로 하는 게 하나도 없어. 나는 그 유인물을 잊어버렸고, 이제 그 때문에 내 발표를 망치게 될 거야. 어떤 것도 이 상황을 좋게 만들 수 없어."라고 생각할 것이다.

부정적인 생각은 당신의 관계에도 또한 영향을 미칠 수 있다. 삶에 대해 항상 부정적인 누군가를 주위에 둔다는 것은 힘든 일이다. 이러한 상황을 상상해 보기 바란다. 당신은 새로운 식당에 저녁을 먹으러 갔다. 당신이 막 식사를 주문하였는데, 그때에 셔츠에 물을 쏟았다는 사실을 알아차리게 되었다. 당신은 얼룩지지 않을 걸 알았지만, 당신의 부정적인 사고는 기분을 엉망으로 만든다. 당신은 '나는 정말 덜렁대. 나는 형편없어. 나는 항상 이렇게 바보 같은 꼴로 다닐 거야. 이것 때문에 오늘밤을 망쳤어. 나는 왜 이런 것까지 신경 쓰나 모르겠어.' 라고 생각할 것이다. 이제, 기분 좋게 저녁 외출을 즐기는 대신에 당신은 부정적인 측면을 곱씹고 있을 것이다. 비록 당신이 이와 같은 생각을 밖으로 크게 표출하지는 않았다 하더라도, 당신은 여전히 그것들에 대해 생각하고 있고, 이는 당신의 정서에 영향을 미칠 것이다. 다른 이들도 곧 이에 대해 알게 될 것이고, 이는 그들의 저녁 시간에도 영향을 미치게 될 것이다. 결국 당신 자신의 기분만 나빠지는 것이 아니라, 다른 사람들 또한 어찌할 바를 모르게 되는 상황에 이르게 될 것이다.

만약 당신이 주어진 상황이나 다른 사람들에 대해서 부정적인 면을 보려 하는 경향이 있다면, 스트레스 상황에 처할 경우 자동적으로 최악의 상황을 가정하거나 긍정적인 사건은 무시한 채 부정적인 사건만을 곱씹음으로써, 부정적인 생각을 하게 될 것이다. 하지만 다행히도 당신은 자신이 생각하는 방식을 변화시킬 수 있다. 실무율적 사고 또는 파국적 사고를 변화시킴으로써 당신은 대안적 사고에 한 걸음 더 가까워질 수 있고, 이는 당신의 기분과 정서, 그리고 수면까지도 긍정적으로 변화시킬 수 있을 것이다.

부정적 사고 활동지

다음의 활동지는 주어진 상황에 대한 부정적 사고 및 그와 관련된 정서, 그리고 대안적 사고의 파악을 돕기 위해 만들어진 것이다. 우선 날짜를 기록하고, 주어진 상황을 기술하도록 하라. 정확하게 어떤 일로 당신의 부정적 사고들이 촉발되었는지 기록한다. 다음에는 상황에 따른 결과로서 당신이 느낀 정서들을 나열하고 0~10 사이의 척도로 평가하는데, 10은 매우 강한 정서를 의미한다. 다음으로, 당신의 부정적인 사고를 기술하고 당신이 그들을 실제로 얼마나 믿고 있는지를 0~100퍼센트에 걸쳐 평가한다. 만약 당신이 90퍼센트라고 적었다면, 당신이 그러한 부정적인 사고를 진실이라고 강하게 믿고 있다는 것을 뜻한다. 다음으로, 보다 합리적인 대안적 사고를 적고, 당신이 그들을 얼마나 믿고 있는지를 0~100퍼센트 사이에 걸쳐 다시 평가한다. 이러한 대안적 사고가 당신의 정서 또는 정서적 경험의 강도를 변화시키는 데에 도움이 되는지 확인한다. 여기에 예가 있는데, 당신이 원한다면 그 아래에 제시되어 있는 활동지의 빈칸에 이를 다시 한 번 적어 보아도 좋다.

날짜	상황	정서(0~10)	부정적인 자동적 사고 (0~100%)	대안적 사고 (0~100%)
5/5	나는 슈퍼마켓에 왔고, 그제서야 지갑을 잊고 온 것을 알게 되었다.	불안: 8 슬픔: 5 화남: 6	나는 진짜 멍청이야. 나는 너무 잘 잊어버리고 정리가 안 돼. 나는 당혹스럽고 이 슈퍼마켓에는 다시는 오지 못할 거야. 90%	모두가 가끔 잊어버리곤 해. 50% 나는 집에서 황급히 나와서 애들을 학교에서 태우고 가게로 향한 거야. 나는 늦어서 뛰고 있었기 때문에 그걸 잊었다는 것을 알아채지 못했어. 80% 나는 보통은 잘 정리하는 편이고, 이런 실수는 이번이 처음이야. 75%

결론으로 뛰어들기

당신의 삶에서 불안을 일으킬 수 있는 또 다른 인지적 왜곡은 '결론으로 뛰어들기'이다. 이는 당신이 그러한 결론을 지지할 만한 충분한 증거를 확보하기도 전에 마치 그렇게 될 것처럼(보통은 부정적인 사건) 가정하는 것을 말한다. 이러한 종류의 사고에는 점치기, 또는 일어나기도 전에 상황이 어떻게 될지 예견하기, 그리고 독심술 또는 다른 사람들이 어떤 생각을 하고 있는지 당신이 알고 있다고 가정하기가 포함된다. 이러한 종류의 사고의 공통점은 결론에 지나치게 빨리 뛰어든다는 것이다. 특히 독심술과 같은 경우에는 상대방이 자신을 표현할 기회를 박탈하는 것과 같다. 예를 들어, 당신이 직장의 상사에게 질문할 것이 있다고 치자. 그러나 상사가 당신을 귀찮아할 뿐 아니라 당신이 '스스로가 뭘 하고 있는지도 모르는 얼간이'라고 생각할 것 같아 질문을 해도 될지 걱정스럽다. 그러나 질문을 하지 않고 있음으로 인하여 당신은 실제로 당신의 불안을 더욱 증가시키고 있다 할 수 있는데, 왜냐하면 당신이 하고 있는 일에 대해 스스로가 확신을 갖지 못할 것이기 때문이다. 따라서 이러한 상황에서 고통을 받는 건 바로 당신 자신일 것이며, 상사는 당신의 질문이 귀찮을 수도 혹은 아닐 수도 있지만, 그것까지 당신이 미리 알 수는 없다. 따라서 당신이 확실히 알 수 있는 유일한 길은 곧바로 질문함으로써 상사의 반응을 실제로 확인하는 길 밖에는 없다.

결론으로 뛰어들기에 대한 또 다른 예가 있다. 당신은 병원에서 예약한 진료를 받기 위해 기다리고 있다. 당신은 서명을 하고 당신이 먼저 온 후에 도착한 몇몇 사람들을 보게 된다. 만약 당신이 결론으로 뛰어들기를 시작한다면, 당신은 병원 직원이 당신을 싫어하고 의도적으로 다른 사람들을 당신보다 빨리 진료받게 하려 하는 것으로 가정(독심술)할 수도 있을 것이다. 그러고 나서 당신은 또 다른 결론으로 뛰어들기를 할 수 있는데, 의사가 당신을 더 이상 진료해 주지 않으려 한다고 가정하는 것이다(점치기). 결론으로 뛰어들기보다 더 나은 접근은 그냥 병원 직원에게 물어보는 것이다. 어쩌면 다른 사람들이 더 이른 시간으로 예약을 했고 진료실은 환자의 도착 시간보다는 예약 시간에 기준해서 운영되고 있거나, 또는 다른 환자들이 의학적으로 응급상황이어서 바로 진료를 받아야 했는지도 모르는 것이다. 어떠한 경우든지 간에, 당신의 의사가 당신을 더 이상 진료해 주지 않으려고 한다는 것과 관련된 증거는 없다. 병원 진료실은 바쁘고, 종종 기다림을 요구한다. 이로 인해 짜증이 날 수는 있겠지만, 보통 개인적인 감정을 가질 만한 것은 아니다.

가능한 사실들을 모두 취합하기도 전에 가정을 하는 것은 당신과 다른 사람들과의 관계를 손상시킬 수도 있다. 만약 당신이 다른 사람들이 어떤 생각을 하는지 또는 어떤 의도를 갖고 있는지 다 알고 있다고 생각한다면, 당신은 그들에게 직접 물어볼 필요성을 느끼지 못할 것이다. 이는 종합적인 문제를 일으킬 수 있다. 예를 들면, 당신이 전화로 친구와 통화를 하고 있고 갑자기 부엌에서 작은 불이 난 것을 알아차렸다고 치자. 당신은 무슨 일이 일어났는지 설명할 시간이 없고, "나중에 전화할게."라고 짧게 말한 후 전화를 끊을 것이다. 만약 당신의 친구가 결론으로 뛰어들기를 시작한다면, 그녀는 '이런, 그녀는 내가 토요일 밤에 갔던 파티에 대해 말한 것 때문에 기분이 나빠진 게 분명해. 난 그녀가 초대받지 못했다는 것을 알지 못했어. 나는 아무 말도 하지 말았어야 했는데. 이제 그녀는 나에게 화가 났고 더 이상 나하고 만나고 싶지 않을 거야.'라고 생각할 것이다.

결론으로 뛰어들기는 주어진 상황에서 불필요한 불안감을 불러일으킬 수 있다. 위의 예에서 아마도 당신은 파티 주최자와 그만큼 친분이 있지 않기 때문에 파티에 초대받지 못했다고 생각하고 그것에 대해 상관하지 않았을 것이다. 그리고 당신은 우정에 진정한 가치를 두기 때문에 별것 아닌 일로 관계가 틀어지도록 그냥 두고 보지는 않을 것이다. 그러나 당신의 친구가 결론으로 뛰어들기를 하게 될 경우, 이는 감정에 상처를 주고, 오해를 낳고, 스트레스를 증가시킬 수 있다. 만약 다음에 당신이 결론으로 뛰어드는 방향으로 생각하고 있다는 것을 알아채게 된다면, 스스로 그것을 멈추고 더 많은 정보를 얻기 위해 노력하도록 하라. 사실적인 정보들을 모두 알게 되기만 한다면, 당신의 머릿속에서 벌어지는 것이 아니라 현실에 기반하여 보다 나은 결정을 내릴 수 있게 될 것이다.

결론으로 뛰어들기 사고 활동지

다음의 활동지를 사용하여 주어진 상황에서 결론으로 뛰어들기를 하는 당신의 사고를 기록해 보라. 만약 당신이 다른 사람들의 생각 또는 의도를 안다고 가정한다면, 그러한 가정에 대해 MR(mind reading, 독심술)이라고 표기하라. 만약 당신이 주어진 상황이 어떻게 판명될지 예견하고 있다면, FT(fortune telling, 점치기)라고 표기하라. 그러고 난 후 그러한 상황에서의 대안적 사고에 대해 적도록 하라. 여기에 예가 있는데, 당신이 원한다면 다음 페이지에 제시되어 있는 활동지의 빈칸에 이를 다시 한 번 적어 보아도 좋다.

날짜	결론으로 뛰어들기	대안적 사고
7/15	오늘 직장에 도착했을 때, 나의 동료들 중 몇 명이 함께 모여 있었다. 그들은 아마도 나에 대해 흉을 보고 있었을 것이다. (MR)	나의 동료들은 내가 어떻게 지내는지 종종 물어보곤 했고, 보통 꽤 친절하다. 나는 그들이 뒤에서 다른 사람들의 흉을 보는 것을 본 적이 없다. 따라서 나는 결론으로 뛰어들기를 하지 않을 것이다.
7/16	사장이 오늘 퇴근하기 전에 자신을 한 번 방문하라는 메시지를 남겼다. 그는 아마도 지난번에 내가 한 일에 대해 만족하지 못하는 듯하다. 아마도 그는 나를 해고하고 싶어 하는 것 같다. (MR/FT)	아마도 사장이 지난번에 내가 한 일에 대해 정말 큰일을 해냈다고 말하려 하는 것 같다. 아니면 그는 그저 나에게 별다른 일은 없는지 궁금해하는 건지도 모른다. 내가 알 수 있는 방법은 없으므로 미팅을 할 때까지 기다릴 것이고, 결론에 뛰어들기는 하지 않을 것이다.

인지적 왜곡 논박하기

앞서 기술한 인지적 왜곡들이 당신의 생각에는 꽤 논리적이고 그럴듯하게 들릴지 모르지만, 일반적으로 그들은 합리적 사고라 할 수 없다. 예를 들면, 파국적 사고란 실제로 그러한 일이 일어날 가능성이 매우 희박해 보이는 상황에서조차도 가능한 최악의 결과를 예상하는 것을 말한다. 앞의 연습 과제에서 당신은 대안적 사고 찾기를 해 보았다. 이와 같은 종류의 브레인스토밍은 당신으로 하여금 다른 가능성들을 볼 수 있도록 도와줄 것이다. 인지적 왜곡을 제거하거나 약화시키기 위한 다음 단계는 당신의 생각을 지지하거나 반대하는 증거들을 저울질해 보는 것이다. 만약 당신의 생각의 줄기가 자신의 두려움과 부정적인 자기-대화로부터 파생된 것이라면, 그 생각을 지지할 만한 증거들을 찾기 힘들 것이다. 증거에 기반하지 않은 채 결론을 내리는 성향에 대해 인지하게 됨으로써, 당신은 보다 합리적으로 생각하기 시작하고 불필요한 불안을 줄이게 될 것이다.

실제로 일어난 무언가에 대해 지지와 반대 증거들을 평가하는 방법에 대하여 살펴보도록 하자. 예를 들면, 당신이 차를 운전하고 있는데 1초 정도 지속되는 이상한 소음을 들었다고 치자. 당신은 운전을 계속하면서 차가 어딘가 고장 난 것은 아닌가 하는 두려움을 느끼기 시작한다. 타이어에서 바람이 빠졌거나, 또는 차의 엔진이 멈추기 직전인지도 모른다는 생각과 함께 당신의 심장박동이 빨라지고 호흡이 보다 격해지면서, 당신의 마음은 이러한 두려운 가능성들에 있어서의 대처 능력과 관련한 부정적인 생각으로 가득 차는 것을 느끼게 될 것이다. 불안이 자리 잡았다는 것을 알아채는 순간, 당신의 두려움에 대한 지지와 반대 증거들을 평가해 볼 필요가 있다.

지지: 나는 1초간 지속되는 이상한 소음을 들었다. 차에서 발생하는 이상한 소음은 뭔가 문제가 있다는 것을 의미할 수 있다.

반대: 차는 여전히 잘 주행하고 있다. 아마도 내가 길의 요철이나 파편 위를 지났나 보다. 나는 지난주에 정기적인 자동차 정비를 받았고, 정비사로부터 모든 것

이 괜찮다는 말을 들었다. 따라서 기계적인 문제는 아마 아닐 것이다. 엔진이 멈출 만한 명백한 이유가 없고, 만약 바퀴에 바람이 빠졌다면, 내가 운전하는 동안 느낄 수 있었을 것이다. 모든 것이 문제가 없어 보인다.

이 예에서 보면, 두려움을 지지하는 증거에 비하여 그에 반대하는 증거들이 훨씬 더 많아 보인다. 당신은 이러한 두려움들에 있어 어느 쪽이 더 현실적으로 개연성이 있다고 생각하는가? 현실적으로 보았을 때에 지지 증거는 매우 적어 보이는데, 아마도 10개의 증거들 중에서 1개를 찾기도 힘들 것이다.

그리고 당신이 두려워하는 상황(가능한 최악의 시나리오)에 대한 당신의 대처 능력을 돌아보는 것도 의미가 있는데, 이에 대한 당신의 대처 능력을 보다 현실적으로 평가하는 것은 상황에 대해 보다 많은 통제감을 갖도록 하여 줄 것이다. 이 경우에 당신은 스스로에게 '엔진이 실제로 멈춘다면 정말 재수가 없는 일일 거야. 내 차는 산 지 겨우 2년밖에 되지 않았고 지난주에 막 서비스를 받았는데 말이지. 타이어에서 바람이 빠지는 것 또한 진짜 흔한 경우가 아니고, 그렇게 나쁜 상황이 일어나기도 쉽지 않아. 나는 지금까지 운전 중에 단 한 번 타이어에서 바람이 빠지는 경험을 했었지. 나는 매우 긴장했었지만 안전하게 갓길에 차를 세우고 도움을 요청했어. 따라서 만약 그런 일이 일어난다 하더라도 나는 동네 정비사를 부르거나 친구에게 도움을 요청하거나 아니면 내가 직접 고치면 그만이야. 나는 지난번에 타이어에서 바람이 빠졌을 때에 아주 잘 대처했었고, 이번에도 제대로 하지 못할 이유는 전혀 없어.' 라고 말해 줄 수 있을 것이다.

비합리적 사고 활동지

다음 페이지에 제시되어 있는 활동지는 당신이 두려워하는 일이 현실에서 일어날 가능성을 평가하고, 만약 당신이 두려워하는 상황이 실제로 일어난다면 그에 대한 당신의 대처 능력은 어떠한지에 대해 탐색해 볼 수 있도록 도와줄 것이다. 우선, 당신을 불안하게 만든 상황을 기술한다. 그런 다음, 당신이 두려워하는 바가 실제로 일어난다면 어떠할지에 대해 적는다. 그다음의 두 개의 열에 당신의 두려움이 실제로 일어나는 것에 대한 지지와 반대 증거를 기록한다. 지지와 반대 증거를 충분히 저울질해 보고 두려워하는 상황이 일어날 가능성이 현실적으로 얼마 정도나 되는지를 검토한 후 수치(%)를 적어 넣는다. 마지막으로, 실제로 당신이 두려워하는 상황이 일어났을 때를 상상해 보고, 그 상황에 대한 당신의 대처 능력을 평가해 본다.

상황	당신이 두려워하는 예측 상황	두려워하는 상황이 실제로 발생할 가능성에 대한 지지 증거	두려워하는 상황이 실제로 발생할 가능성에 대한 반대 증거	현실적인 발생 가능성 (0~100%)	당신의 대처 능력에 대한 평가
자동차를 운전하고 있는 상황에서 소음을 들었다.	타이어에서 바람이 빠졌거나 엔진이 멈출 것이다.	타이어에서 바람이 빠지는 것은 언제든 일어날 수 있고, 과거에 한 번 그런 경험이 있다.	내 차는 최근에 정비를 받았고 아무 문제가 없다고 하였다. 나는 계속 운전을 할 수 있었고 차에서 어떠한 문제도 찾을 수가 없었다. 차에서는 작은 소음이 종종 발생하고, 아무 문제가 없는 상황에서도 그럴 수 있다. 만약 타이어에서 바람이 빠졌다면, 내가 느꼈을 것이고, 만약 엔진이 멈추었다면 차는 이미 멈추었을 것이다.	5% 미만	나는 과거에 그랬던 것처럼 타이어에서 바람이 빠져도 잘 대처할 수 있을 것이다. 나는 친구를 부르거나, 정비소에 가거나, 스스로 고칠 수 있다. 전체적으로, 나는 상황을 꽤 잘 다룰 수 있다.

상황	당신이 두려워하는 예측 상황	두려워하는 상황이 실제로 발생할 가능성에 대한 지지 증거	두려워하는 상황이 실제로 발생할 가능성에 대한 반대 증거	현실적인 발생 가능성 (0~100%)	당신의 대처 능력에 대한 평가

끝없는 생각

불안을 악화시킬 수 있는 또 다른 생각 패턴은 '끝없는 생각'이다. 이는 멈출 줄 모르는 생각을 말한다. 이러한 생각은 우리 일상에서 너무도 흔한 것으로서, 하루 중에 당신이 한 일들, 나누었던 대화, 들었던 음악, TV에서 본 것들, 다양한 걱정 등과 같은 것들이다. 이러한 생각은 빠르게 일어나고 억제되지 않는다. 다른 말로 하자면, 그들은 그저 계속 밀려온다. 만약 당신에게 문제가 되는 부분이 바로 이것이라면 당신의 마음을 가라앉히기 위해 시도해 볼 수 있는 몇 가지의 기법들이 있는데, 바로 사고 분산 기법과 사고 중지 기법이다.

사고 분산 기법

끝도 없이 계속되는 생각과 관련된 문제를 갖고 있을 때에 당신이 시도해 볼 수 있는 사고 분산 기법에는 좋은 기억 떠올리기, 정신 운동 하기, 몰두할 수 있는 활동 하기, 특정 대상에 집중하기, 그리고 신체감각의 자각 높이기와 같은 다양한 종류의 것들이 있다(Fennell 1998). 이들 각각에 대해 살펴보도록 하자.

좋은 기억 떠올리기는 끝없는 생각과 불안을 줄이는 데에 도움을 줄 수 있다. 과거에 대한 긍정적인 기억에 대해 다시 회상해 보는데, 즐거웠던 파티 또는 멋진 휴가와 같은 기억을 떠올리고, 그때 얼마나 즐거웠었는지 그리고 그때 얼마나 이완되었고 행복했었는지를 생각해 보는 것이다. 가급적 매우 구체적인 것들을 떠올리고 집중하도록 한다. 당신은 어디에 있었는가? 당신 말고 누가 같이 있었는가? 당신이 많이 웃고 미소 지었던 것이 기억나는가? 당신은 또한 과거에 보았던 좋은 영화에 대해 생각할 수도 있다. 주인공들의 이름, 기억에 남는 장면들 등에 대해 기억하려고 노력해 보라. 또는 최근에 당신이 즐겨 읽었던 책에 대해 생각해 볼 수도 있다. 무엇이든 당신이 선택한 것에 대해 자세한 세부 사항을 기억하려고 노력해 보라.

정신 운동 하기도 유용할 수 있는데, 왜냐하면 그것을 하기 위해서는 당신의 생각에 집중해야 하기 때문이다. 예를 들면, 단어 A로 시작하는 국가들 또는 도시들을 최대한 많이 생각하려 노력해 보는 것이 있다. 다음에는 단어 S 등을 시도해 본다. 어떠한 단어든지 골라서 과제에 집중해 본다. 그런게 아니라면, 1에서 시작하여 3씩 더하면서 100까지 세어 보거나 암산을 할 수도 있다. 또 다른 방법으로 당신이 좋아하는 노래 구절들을 떠올려 볼 수도 있다. 당신이 이러한 종류의 정신 운동들에 몰두하고 있을 때에는 불안하거나 끝없는 생각에 붙잡히거나 압도당하지 않을 것이다.

몰두할 수 있는 활동 하기는 당신의 마음과 신체 양측 모두를 사로잡을 수 있는 활동을 하는 것이다(Fennell 1998). 예를 들면, 당신은 마방진, 크로스워드 퍼즐이나, 아니면 보다 신체적인 활동들을 해 볼 수 있다. 어떤 종류의 활동들은 당신의 마음을 충분히 사로잡지 못하고, 끝없는 생각을 멈추는 데에 별로 도움이 되지 않는다. 예를 들면, 수영과 조깅은 단조로운 활동이기에 정신 집중을 덜 필요로 한다. 그러나 테니스, 농구, 스쿼시, 또는 축구와 같은 스포츠는 당신으로 하여금 매우 적극적으로 생각하게끔 유도하므로 유용할 수 있다. 운동 비디오를 보며 따라 하는 것 또한 좋은데, 왜냐하면 이는 당신의 마음과 신체 양측 모두를 집중시킬 수 있기 때문이다. 비디오에 집중하고 운동을 따라 하는 것은 끝없는 생각을 줄이는 데에 도움을 줄 수 있다.

특정 대상에 집중하기는 하나의 특정 대상에 당신의 모든 주의를 기울이는 것을 말한다. 하나의 대상을 자세하게 묘사하는 데에 자신의 모든 것을 바쳐 본다. 그것은 무엇인가? 그것의 색깔은 무엇인가? 그것은 어디에 있는가? 그것은 무엇에 사용되는가? 그것은 얼마나 큰가 혹은 작은가? 그것은 냄새가 나는가? 그것은 무엇으로 만들어졌는가? 특정 대상을 묘사하는 방법들은 거의 끝이 없을 정도로 많을 것이다. 이러한 방식으로 대상에 집중하는 것은 불안을 유발하는 상황에 처했을 때의 끝없는 생각을 감소시키는 데에 특별히 도움을 줄 수 있다.

신체감각의 자각 높이기는 당신의 모든 감각들을 활용하여 당신이 속해 있는 주변 상황에 집중하는 것이다. 당신의 오감, 즉, 미각, 촉각, 후각, 청각, 그리고 시각을 모두 활용한다. 당신의 신체를 포함하여 당신이 속한 주변 상황에 무슨 일이 벌어지는지에 대해 최대한 집중하려 노력해 보라. 의자에 앉아 당신 주변을 둘러보라. 무엇이 보이는가? 무엇이 들리는가? 당신의 신체는 어떻게 느끼고 있는가? 어떠한 맛을 느끼고 있지는 않은가? 냄새를 맡고 있지는 않은가? 이와 같은 방식으로 신체 감각과 주변 상황에 집중하는 것은 끝없는 생각과 불안을 가라앉히는 데 도움이 될 수 있는데, 이는 어디서든 어떠한 상황에서든 수행할 수 있다.

사고 중지 기법

사고 중지는 불안하고, 방해가 되는 끝없는 생각을 멈추는 것을 말한다. 이에는 두 가지 기법들이 있다. 양쪽 모두 시도해 보고 당신에게 맞는 것을 찾아보도록 하라. 첫 번째 기법은 다음과 같다. 정신적으로 괴로움을 주는 생각이 당신의 머릿속에 떠오르면, "그만!"이라고 속으로 또는 밖으로 크게 외친다. 그리고 이와 동시에 커다랗고 빨간 멈춤 신호 표지판을 머릿속에 떠올린다. 적어도 몇 초 동안 불편한 생각은 멀리 사라질 것이다. "그만!"이라고 말한 후, 대안적인 긍정적인 생각(평화로운 장면 또는 당신이 최근에 재미있게 했던 활동과 같은)을 떠올린다. 사고 중지의 두 번째 기법은 당신의 팔목에 고무줄을 차고 하는 것이다. 침입적이거나 불편한 생각이 당신의 머릿속에 떠오를 때마다 당신 손목에 차고 있는 고무줄을 잡아 늘였다가 놓는다. 이때에도 이것을 하는 동안 멈춤 신호 표지판을 떠올리는 것이 도움이 될 수 있다. 첫 번째 기법과 마찬가지로, 이는 불편한 사고를 적어도 일시적으로나마 멈추게 할 수 있다. 당신이 고무줄을 잡아 튕긴 후에, 불편한 사고를 대체시키기 위해 대안적인 긍정적 사고를 할 수 있다.

수면과 관련된 두려움과 역기능적 신념들

사람들은 매우 다양한 두려움을 갖고 있다. 죽음에 대한 두려움, 통제를 잃는 것에 대한 두려움, 다른 이들 앞에서 당황하는 것에 대한 두려움, 질병에 대한 두려움, 사랑하는 사람을 잃는 것에 대한 두려움, 그리고 그 외에도 많은 것들이 있을 수 있다. 당신은 또한 다른 두려움을 갖고 있을 수 있는데, 이에는 당신의 자녀, 부모, 친구, 또는 재정적인 상황에 대한 두려움이 있을 수 있고, 물론 당신의 수면에 대한 두려움도 포함될 수 있다. 두려움이 특정 상황과 환경에 대한 자연스러운 반응일 수도 있지만, 이는 또한 미래에 대한 불안감 또는 불확실함에 기초한 것일 수도 있다. 원인이 무엇이건 간에 두려움은 당신으로 하여금 불안하고 걱정되는 느낌을 갖게 할 수 있고, 그들은 또한 그들 스스로 생명력을 갖고 당신의 삶에 부정적인 영향을 미칠 수 있다.

만약 당신이 자신의 두려움을 다루지 않는다면, 그러한 두려움은 삶의 다양한 국면에서 당신의 수행과 즐거움을 앗아갈 수 있다. 이전에 배운 바와 같이, 자신의 두려움이 현실에 기초한 것인지 아닌지를 아는 것이 중요하다. '그들을 지지할 만한 증거들이 있는가?' 와 같은 질문을 통하여 자신의 두려움을 평가하는 것은 당신의 전반적인 불안을 감소시키는 것을 도와줄 것이고, 이는 아마도 당신의 수면을 개선시키는 데 도움이 될 것이다.

수면에 대한 당신의 신념이 불면증을 더욱 악화시키는지 아닌지 알기 위해서는 이에 대해 반드시 평가할 필요가 있다. 예를 들면, 당신은 자신의 수면에 대하여 비현실적인 기대들을 갖고 있는가? 당신은 다음 날 잘 기능하기 위해서는 하룻밤에 8시간은 반드시 자야 한다고 생각하는가? 만약 그러하다면, 이전 훈련에서 '특정한 두려움을 지지하고 반대하는 증거를 평가하기' 와 같이 그러한 생각과 관련하여 저변의 증거들을 살펴보는 것이 도움이 될 수 있다.

당신의 수면에 대해 당신이 생각하는 방식은 확실히 당신의 기분과 행동에 영향을 준다. 예를 들면, 만약 당신이 밤에 잠을 잘 자지 못하게 된다면 다음 날 직업 수행 능력이 손상될 것이라고 믿는다면, 당신은 화가 나고 짜증이 날 것이고, 또는 그러한 생각을 하기만 해도 불안해질 것이다. 만약 당신이 한밤중에 이러한 생각과 감정에 사로잡히게 된다면, 계속해서 깨어 있게 될 것이다. 만약 당신이 이러한 생각을 다음 날 직장에서도 하고 있다면, 당신은 직장에서 당신의 수행 능력이 완벽하게 정상일 때조차도 좌절감을 느끼고 기분이 나빠질 것이다. 또한, 만약 당신이 저녁 식사를 마친 후부터 수면에 대해 걱정하기 시작한다면 이는 당신이 또 잠 못 이루는 밤을 보내게 될 것임을 예견해 줄 것이고, 당신으로 하여금 무력감, 통제불능감, 불안감, 또는 걱정하는 느낌을 갖게 만들 것이다(Morin 1993). 이러한 느낌들은 그날 밤 당신의 수면 문제를 더욱 악화시킬 것이다. 누가 알겠는가, 애초에 당신이 그러한 걱정들을 시작하지 않았더라면 어떠한 수면 문제도 갖게 되지 않았을지도 모르는 것이다. 당신의 정서는 잠들거나 수면을 유지하는 능력을 포함하여 당신의 행동 전반에 걸쳐 영향을 미친다는 것을 항상 마음속에 새겨 두도록 하라.

수면에 대한 역기능적 신념들과 태도들(DBAS)

수면에 대한 당신의 역기능적 신념과 태도를 평가하기 위하여, Charles Morin 박사(1993)가 만든 일반적인 수면 관련 신념에 대한 다음 질문지를 작성해 보도록 하라.

수면에 대한 사람들의 신념과 태도를 반영한 몇 개의 서술문들이 다음 페이지에 제시되어 있다. 당신이 각 서술문들에 개인적으로 얼마나 동의 또는 동의하지 않는지를 표시하도록 하라. 옳거나 그른 답변은 없다. 각 서술문들에 있어 당신 자신의 개인적인 신념에 상응하는 번호에 동그라미 치도록 하라. 당신의 상황에 직접적으로 맞지 않는 측면이 있다 하더라도 모든 문항에 답하도록 하라.

강하게 비동의										강하게 동의
0	1	2	3	4	5	6	7	8	9	10

1. 낮에 기운을 차리고, 일을 잘하려면 8시간은 자야 한다.

0	1	2	3	4	5	6	7	8	9	10

2. 전날 잠을 충분히 못 자면, 다음 날 낮잠을 자거나 잠을 좀 더 오래 자서 보충해야 한다.

0	1	2	3	4	5	6	7	8	9	10

3. 만성 불면증이 내 건강에 심각한 영향을 미칠지도 모른다는 염려를 한다.

0	1	2	3	4	5	6	7	8	9	10

4. 잠을 잘 조절할 수 있는 능력을 잃을지 모른다는 걱정을 한다.

0	1	2	3	4	5	6	7	8	9	10

5. 밤에 잠을 잘 못 자면 다음 날 일상 활동을 하는 데 지장을 준다고 알고 있다.

0	1	2	3	4	5	6	7	8	9	10

6. 낮 동안 맑은 정신으로 일을 잘하기 위해서는, 밤에 잠을 잘 못 자느니 수면제를 먹는 것이 더 낫다고 생각한다.

0	1	2	3	4	5	6	7	8	9	10

7. 낮에 짜증나고 우울하거나 불안하게 느낀다면, 그건 대개 전날 밤에 잠을 잘 못 잤기 때문이다.

0 1 2 3 4 5 6 7 8 9 10

8. 하룻밤 잠을 잘 못 자면, 그것이 그 주 전체의 수면 스케줄에 지장을 준다고 알고 있다.

0 1 2 3 4 5 6 7 8 9 10

9. 충분히 잠을 못 자면 다음 날 낮에 기능을 거의 할 수 없다.

0 1 2 3 4 5 6 7 8 9 10

10. 밤에 잠을 잘 수 있을 것인지 절대 예측할 수 없다.

0 1 2 3 4 5 6 7 8 9 10

11. 수면 장애로 인해 생기는 부정적인 문제들에 대처할 만한 능력이 거의 없다.

0 1 2 3 4 5 6 7 8 9 10

12. 낮에 피곤하고, 기력이 없거나 기능을 잘 못한다고 느낄 때는, 보통 그 전날 밤에 잠을 잘 자지 못했기 때문이다.

0 1 2 3 4 5 6 7 8 9 10

13. 불면증은 근본적으로 화학적 불균형에 의해 생긴다고 생각한다.

0 1 2 3 4 5 6 7 8 9 10

14. 불면증 때문에 인생을 즐기지 못하고, 내가 원하는 것을 하지 못하게 된다고 느낀다.

0 1 2 3 4 5 6 7 8 9 10

15. 잠을 못 잘 때 유일한 해결책은 약물치료일 것이다.

0	1	2	3	4	5	6	7	8	9	10

16. 밤에 잠을 잘 못 잔 다음 날은 사회 혹은 가정에서 내가 해야 할 일들을 피하거나 취소하게 된다.

0	1	2	3	4	5	6	7	8	9	10

* 역자 주: 본 척도는 국내에서 유은승, 고영건, 성기혜, 권정혜(2009)에 의해 타당화되었음.

당신은 DBAS의 서술문들 중 많은 것들에 동의하는가? 만약 그렇다면, 당신은 자신의 수면과 관련하여 역기능적 신념을 일부 갖고 있다고 할 수 있다. 이는 아마도 당신이 자신의 수면과 관련하여 생각하는 방식이 꽤 부정적이고, 그로 인하여 당신의 수면이 더욱 악화된다는 것을 의미한다. 이러한 신념의 변화를 돕기 위하여, 각 진술들에 입각하여 문제가 되는 측면을 자세히 살펴보도록 하자.

신념 1은 '낮에 기운을 차리고, 일을 잘하려면 8시간은 자야 한다.' 이다. 만약 당신이 이 진술에 동의한다면, 당신은 매일 밤 필요한 수면 시간에 대하여 역기능적 신념을 갖고 있는 것이다. 왜냐하면 수면에 대한 요구량은 개인마다 다르므로, 이처럼 일반화된 진술문이 가능하지 않기 때문이다. 논의한 바와 같이, 많은 사람들이 8시간보다 적게 자고도 재충전된 기분을 느끼고 낮 동안 잘 기능할 수 있는 반면, 어떤 이들은 보다 많은 시간을 필요로 하기도 한다. 당신이 6시간 또는 7시간만 자고도 괜찮다고 느끼고 다음 날 잘 기능했던 날들이 있지는 않았는지 생각해 보도록 하라. 반드시 8시간을 자야 한다는 잘못된 신념을 고수하지 않아야 한다. 이는 단지 수면에 대한 보다 많은 불안을 일으킬 뿐이고 당신의 수면 문제를 악화시킬 수 있다.

신념 2는 '전날 잠을 충분히 못 자면, 다음 날 낮잠을 자거나 잠을 좀 더 오래 자서 보충해야 한다.' 이다. 만약 당신이 이 진술에 동의한다면, 당신은 잠을 잘 자지 못한 다음 날에는 그것을 보상해야 한다고 믿고 있는 것이다. 그러나 낮잠을 자는 것은 실제로 당신의 수면 문제를 악화시킬 수 있는데, 24시간 주기 내에서 당신은 오직 일정한 수면량만을 필요로 하기 때문이다. 그리고 평소보다 더 오래 잠을 자게 되면 그다음 날 밤에는 잠들기가 더욱 힘들어질 수 있다. 지난밤에 몇 시간을 잤건 상관없이 같은 수면-각성 스케줄을 유지하는 것이 좋다.

신념 3은 '만성 불면증이 내 건강에 심각한 영향을 미칠지도 모른다는 염려를 한다.' 이다. 이것이 완전히 역기능적인 신념이라고는 할 수 없는데, 만성 수면 박탈은 건강과 관련한 문제를 낳을 수도 있기 때문이다. 그러나 불면증을 가진 대부분의 사람들이 지나치게 많은 시간을 이와 같은 건강 관련 문제들에 대해 걱정하며 보내고 있고, 이는 그들의 수면 문제를 더욱 악화시킬 뿐이다. 아직 발생하지 않은 건강 문제들에 대해 걱정하기보다는, 당신의 불안을 감소시키는 방법을 찾는 데에 보다 집중함으로써 당신의 전반적인 수면이 향상되고 그와 함께 당신의 건강 또한 좋아지게 될 것이다.

신념 4는 '잠을 잘 조절할 수 있는 능력을 잃을지 모른다는 걱정을 한다.' 이다. 만약 당신이 이 진술에 동의한다면, 당신은 아마도 스스로 자신의 수면을 조절할 수 없다고 믿고 있을 것이다. 그러나 당신의 행동과 대처 방법은 반드시 당신의 수면에 영향을 미친다. 만약 당신이 자신의 수면에 대해 통제 능력을 잃어버린 것 같다고 생각한다면, 이는 낮 동안의 당신의 생각과 행동이 자신의 수면에 영향을 미치지 않는다고 생각하는 것과 같고, 그와 같은 생각에 따르면 결국 수면은 당신의 통제 밖에 놓여 있다고 볼 수 있다. 그러나 이러한 생각은 진실이 아니다. 당신은 자신의 수면을 통제할 수 있고, 긍정적인 행동 변화와 자신의 불안 수준을 감소시킴으로써 야간에 보다 나은 수면을 취할 수 있다.

신념 5는 '밤에 잠을 잘 못 자면 다음 날 일상 활동을 하는 데 지장을 준다고 알고 있다.' 이다. 다음 날 당신이 좀 더 피곤하다 느낄지 모르지만, 당신은 아마도 잘 기능하며 하루를 마칠 수 있을 것이다. 사실상, 불면증을 가진 많은 사람들이 그들의 주간 기능이 손상되었다는 것을 인정하지 않는다. 비록 사람에 따라 다르고 상황에 따라서도 다르겠지만, 이러한 신념을 붙들고 있는 것은 좋은 생각이 아니다. 당신의 활동이 다음 날에도 영향을 미칠 거라는 생각은 당신으로 하여금 보다 스스로를 의식하게 하고 당신이 하는 모든 것을 필요 이상으로 인식하게 만들 것이다. 비록 당신이 제대로 자지 못했을 경우 좌절감을 느끼게 될지는 모르겠으나, 다음 날 당신은 여전히 잘 생활해 나갈 수 있을 것이다. 이러한 생각을 지나치게 반복하지 않는 것이 좋다.

신념 6은 '낮 동안 맑은 정신으로 일을 잘하기 위해서는, 밤에 잠을 잘 못 자느니 수면제를 먹는 것이 더 낫다고 생각한다.' 이다. 그러나 수면제는 실제로 당신에게 있어 숙취 효과를 일으킬 수도 있으므로, 당신은 다음 날에 보다 명료한 정신을 갖기보다는 더 어지럽고 힘 빠진 느낌을 가질 수 있다. 많은 연구들은 수면제가 실제로 다음 날 당신의 수행과 기능을 저하시킬 수 있다는 것을 보여 주고 있다. 그래서 만약 당신이 수면제를 먹었을 때에 보다 나은 기능을 발휘할 수 있다고 믿고 있다면, 다시 한 번 생각해 볼 필요가 있다. 그리고 기억해야 할 것은, 수면제가 항상 매일 밤 같은 정도의 좋은 효과를 발휘하지는 않으므로, 수면제를 복용할지 말지를 고민할 때에는 그 장단점을 따져보는 것이 중요하다.

신념 7은 '낮에 짜증나고 우울하거나 불안하게 느낀다면, 그건 대개 전날 밤에 잠을 잘 못 잤기 때문이다.' 이다. 만약 당신이 이 신념에 동의한다면, 당신은 자신의 정서에 나쁜 수면이 미치는 영향력을 과대평가하였다고 볼 수 있다. 비록 수면 부족이 주간의 짜증, 우울, 또는 불안에 영향을 미칠 수 있을지 모르나, 많은 다른 요인들 또한 이와 같은 감정을 불러일으킬 수 있다. 특정한 낮 시간대의 사건이 원인이 될 수도 있고, 또는 당신이 수면과 관련 없이 독립적으로 정서 장애를 갖고 있어서일 수도 있을 것이다. 후자의 경우, 당신은 이전에 당신이 몇 시간을 잤는지와 상관없이 짜증나고, 우울하거나 불안할 수 있다. 곰곰이 생각해 본다면, 그처럼 짜증나고, 불안하거나 우울감을 느낄 만한 여러 다른 이유들을 찾아낼 수 있을 것이다.

신념 8은 '하룻밤 잠을 잘 못 자면, 그것이 그 주 전체의 수면 스케줄에 지장을 준다고 알고 있다.' 이다. 하룻밤 잠을 제대로 자지 못한 것이 당신의 일주일 전체의 수면 스케줄을 방해하지는 않는데, 만약 당신이 그렇게 될 것이라는 신념에 동의한다면, 당신은 상황에 대해 파국적 사고를 하고 있는 것이다. 그 대신에 당신은 하룻밤 잘 자지 못한 것을 일주일의 나머지 날들 동안 당신의 수면을 보다 잘 통제할 필요가 있다는 신호로서 사용할 수 있을 것이다. 그것은 수면 위생 지키기, 평소에 매일 이완 훈련하기, 규칙적인 수면-각성 스케줄 유지하기, 그리고 잠자리에서 15분 내에 잠이 들지 않을 경우 침대 밖으로 나오기와 같은 자극 조절 수칙들을 실천하는 것을 말한다. 당신의 불면증을 극복하는 것은 당신 자신의 노력이 개입되는 일련의 과정들로서, 하룻밤 잠을 잘 자지 못했다고 해서 당신의 일주일 모두를 망치게 될 것이라는 신념을 믿을 필요는 없다.

신념 9는 '충분히 잠을 못 자면 다음 날 낮에 기능을 거의 할 수 없다.' 이다. 이 질문지에 있는 다른 역기능적 신념들과 비슷하게, 이 신념은 당신이 나쁜 잠을 잔 것의 효과를 과장한다는 것과 일맥상통한다. 당신은 다음 날 여전히 잘 기능할 수 있을 것이고, 마음속으로 이에 대해 강박적으로 사고하는 것은 당신의 기분만 나쁘게 만들 뿐이다. 형편없는 잠을 자고 난 이후에도 아주 잘 기능했던 순간들을 기억하려 노력해 보라. 당신이 또다시 그렇게 하지 못할 이유가 있는가?

신념 10은 '밤에 잠을 잘 수 있을 것인지 절대 예측할 수 없다.' 이다. 만약 당신이 이 신념에 동의한다면, 당신은 아마도 수면 일지를 아직 작성해 보지 않았기 때문일 것이다. 당신이 수면 일지를 작성하게 되면, 당신은 좋은 밤과 나쁜 밤을 구분할 수 있는 요인들을 여러 개 발견할 수 있게 될 것이다. 일단 당신의 수면을 호전시키거나 악화시키는 요인이 과연 무엇인지를 알게 된다면, 당신은 더 나은 수면을 촉진시킬 수 있는 변화를 만들어 갈 수 있게 될 것이다.

신념 11은 '수면 장애로 인해 생기는 부정적인 문제들에 대처할 만한 능력이 거의 없다.' 이다. 이러한 역기능적 신념은 당신이 낮 동안에 자신의 행동 또는 생각을 조금밖에 또는 전혀 통제할 수 없다는 당신의 신념을 반영해 준다. 그러나 당신은 자신의 낮 시간을 통제할 수 있고, 나쁜 잠을 잔 날의 결과들을 조절할 수 있다. 당신이 할 수 있는 것이 하나도 없다고 생각한다면, 당신은 무력감을 느끼게 된다. 그에 따른 결과로서, 당신은 그러한 상황에 대해 어떠한 것도 시도해 보려 하지 않을 수 있다. 보다 나은 접근은 당신이 다른 스트레스를 다루듯 나쁜 잠을 잔 날의 결과들 또한 조절할 수 있다는 사실을 기억하는 것이다. (9장에서 낮 시간의 스트레스를 다루는 지침에 대해 다루고 있다.)

신념 12는 '낮에 피곤하고, 기력이 없거나 기능을 잘 못한다고 느낄 때는, 보통 그 전날 밤에 잠을 잘 자지 못했기 때문이다.' 이다. 당신이 피곤하고, 에너지가 고갈되거나, 낮 동안에 전처럼 잘 기능할 수 없다고 느끼는 데에는 여러 가지 이유가 있을 것이다. 이 모든 것이 당신의 수면과 관련이 있는 것은 아니다. 예를 들면, 만약 당신이 아프다면, 이는 당신의 활력과 낮 동안의 기분에 영향을 미칠 수 있다. 만약 당신이 그 전날 쉴새 없이 매우 힘든 일을 하였다면, 당신은 그로 인해 여전히 매우 지친 느낌을 갖게 될 것이다. 특정 약물들 또한 에너지 수준에 영향을 미칠 수 있고, 당신이 섭취하는 음식도 그럴 수 있다. 오랫동안 앉아 있는 것도 당신을 피곤하게 만들 수 있으므로, 일어나서 돌아다니며 조금 움직일 필요가 있다. 직관에 어긋난다고 느껴질지 모르지만, 운동은 에너지 수준을 향상시켜 준다. 무조건 나쁜 잠이 범인이라고 지목하는 대신에, 낮 동안 당신이 왜 피곤한지에 대한 다른 원인들을 살펴보는 것은 좋은 생각이다.

신념 13은 '불면증은 근본적으로 화학적 불균형에 의해 생긴다고 생각한다.' 이다. 이는 그저 진실이 아니다. 연구결과는 불면증을 가진 사람들 중 대부분이 어떤 종류의 화학적 불균형을 갖고 있을 거라는 생각을 지지하지 않는다. 이에 더하여, 만약 당신이 이러한 진술에 동의한다면, 당신은 아마도 당신의 불면증이 완전히 당신의 통제 밖에 있고 수면제만이 유일한 해답이라고 생각할 것이다. 그러나 사실상, 대부분의 불면증은 한 개인이 형편없는 잠에 조건화시킨 행동과 생각의 조합에 기인한다. 그러한 행동과 생각을 변화시키는 것은 당신 자신의 조건반사를 제거하고 불면증을 극복하도록 도와줄 것이다.

신념 14는 '불면증 때문에 인생을 즐기지 못하고, 내가 원하는 것을 하지 못하게 된다고 느낀다.' 이다. 이는 역기능적 신념인데 왜냐하면 불면증 자체는 당신으로 하여금 삶을 즐기고 당신이 원하는 것을 못하도록 막지 않기 때문이다. 당신이 친구들을 만나러 가지 않기로, 파트너와 저녁 식사를 하러 가지 않기로, 자녀들과 밖에서 놀지 않기로, 또는 일을 마친 후에 동료들과 함께 어울리지 않기로 마음먹는 매 순간마다 당신은 '스스로' 결정하는 것이다. 만약 당신이 외출을 하게 되면 그날 밤 잠을 잘 자지 못할 것이라고 믿고 있거나 또는 그 전날 밤 잠을 잘 자지 못하였기 때문에 가지 않기로 결심하였다면, 당신은 불면증이 당신의 결정을 통제할 수 있도록 허용해 준 것이다. 사실상, 당신은 당신이 좋아하는 것들을 하게 될 때 더 나은 잠을 자게 될 것이고, 친구들 또는 가족들과 외출을 하게 되면 당신의 수면에 대한 반추들로부터 생각이 분산될 수도 있을 것이다. 당신은 이러한 가능성들을 저버리지 않고, 삶을 보다 즐겨야 하고, 그렇게 하는 것이 당신의 수면을 개선시키는지 아닌지 지켜볼 필요가 있다.

신념 15는 '잠을 못 잘 때 유일한 해결책은 약물치료일 것이다.' 이다. 이는 분명히 역기능적인 신념이지만, 많은 사람들이 그렇다고 생각한다. 이는 상당 부분 제약회사가 소비자인 당신에게 정말 훌륭한 광고 전략을 펼쳤기 때문이다. 많은 일차 치료 기관의 의료인들이 수면 장애에 대해 충분히 교육받지 못하였고, 그로 인해 보다 나은 치료적 선택이 있다는 것을 인지하지 못하고 있기 때문이기도 하다. 미국 수면 의학회는 일차와 이차 불면증 모두에 있어서 심리적 그리고 행동적인 치료를 추천하는데, 그 이유는 잘 구조화된 연구에서 이러한 접근이 효과적인 것으로 검증되었기 때문이다(Morgenthaler et al. 2006). 수면제는 불면증에 대한 유일한 해결책이 아니다.

신념 16은 '밤에 잠을 잘 못 잔 다음 날은 사회 혹은 가정에서 내가 해야 할 일들을 피하거나 취소하게 된다.' 이다. 만약 당신이 질 낮은 수면으로 인하여 사회적 그리고 가족적 의무들을 피하거나 취소한다면, 당신은 당신의 수면을 개선시킬 수 있는 기회들을 실제로 잃어버리고 있는 것이다. 당신이 매일 밤 몇 시간을 자는가와 상관없이, 가능한 한 정상에 가까운 삶을 유지하도록 노력하는 것이 최선이다. 다시 한 번 말하지만, 형편없는 잠으로 인하여 당신이 활동들을 취소하기 시작하면, 당신은 잠이 당신의 삶을 통제하도록 허용하는 것이 된다. 만약 당신이 칩거하거나 혼자서만 시간을 보낸다면, 당신은 당신의 수면 문제에 더욱 붙잡혀 있게 되기 쉽고, 그렇게 될 경우 당신의 불안감만 커질 뿐이다. 삶을 더욱더 즐기기 위하여 의식적으로 노력하도록 하라. 당신은 당신의 수면 때문에 사회적 그리고 가족들 간의 만남의 기회들을 놓치고 싶지는 않을 것이다.

수잔은 자신이 얼마나 불안하고 걱정하고 있는지에 대해 친구에게 말했고, 그녀의 친구는 그녀에게 전문가의 도움을 받기를 권유하였다. 수잔은 자신의 기분과 전반적인 삶의 질을 향상시키기 위해서 조치를 취해야 할 필요성에 대해 동의하였다. 그녀는 몇 차례의 인지행동치료를 받았고 일부 중요한 불안 감소 기술들에 대해서도 배웠다. 그런 후 그녀는 자조 워크북에서 배운 훈련들을 시행하면서 일주일에 한 번씩 진행되는 불안 지지 집단에 참여하였다. 그녀는 자신의 부정적인 자동적 사고를 보다 긍정적이고 대안적인 사고로 바꾸고, 사고 분산 기법과 사고 중지 기법 등을 사용하여 조절함으로써 이를 통제할 수 있다는 것을 학습하였다. 그녀는 또한 주어진 상황에서 그녀가 얼마나 빨리 부정적인 결론으로 뛰어드는지를 알아차리기 시작하였다. 그녀는 자기 자신에게 또는 다른 사람들에게 충분한 시간을 갖고 올바른 질문을 던짐으로써 불필요한 불안과 혼란을 잘 피해 나갈 수 있다는 것을 깨닫기 시작하였다. 비록 왜곡된 사고와 싸우는 것이 시간을 필요로 하는 과정이기는 하나, 수잔은 이미 취침 시간에 자신의 불안이 감소된 것을 감지하였다. 그녀는 더 이상 자신의 문제들에 대해 걱정하며 침대에 누워 있을 필요가 없어졌다. 그 대신, 그녀는 취침 시간에 평화롭고 고요한 생각에 집중하였고, 매일 그녀의 불안을 통제하기 위한 이완의 시간을 설정하였다. 그녀는 단지 신체적으로 그리고 정서적으로만 호전을 경험하는 것이 아니라 그녀의 삶에 실제적인 영향력을 미치는 다양한 관계 속에서도 개선을 느끼게 되었다.

요약

당신이 생각하는 방식은 당신의 기분과 전반적인 세계관에 영향을 미친다. 어떻게 인지적 왜곡을 수정하고, 끊임없는 생각을 감소시키고, 그리고 당신의 불안에 대해 현실적으로 평가하는지 배움으로써, 당신은 낮 동안 더 나은 기분을 느끼게 될 것이고, 이로 인해 밤 시간의 기분 또한 호전될 것이며, 그럼으로써 당신의 수면이 촉진될 것이다. 당신이 수면에 대해 갖고 있는 역기능적 신념이 어떠한 것이든지 그것을 바꾸는 것이 특히 중요하다. 역기능적 신념은 당신의 수면과 전반적인 삶의 질을 방해하는 생각과 행동의 패턴에 당신을 가둬 둘 수 있기 때문이다.

09

주간 스트레스를 관리하고 건강한 라이프스타일 유지하기

크리스는 스트레스가 많은 직장에 다니는 바쁜 변호사이다. 45세에 그는 재직 중인 로펌에서 파트너(이사) 자리에 앉았고, 다른 사람들로부터 항상 최고가 되어야 한다는 압박을 받는다. 두 살에서 열 살에 이르는 그의 네 자녀들은 비싼 사립학교에 다니고 있다. 그의 부인은 몇 년 전부터 직장을 그만두고 자녀들을 돌보아 왔기에, 가정의 모든 재정적인 책임은 크리스의 어깨 위에 얹혀 있었다. 그는 이에 대해 개의치 않았는데, 왜냐하면 그와 그의 부인 모두 그것이 최선이라 여기기 때문이다. 그러나 때때로 그는 맞벌이를 했으면 하고 바라기도 한다. 크리스는 종종 늦게까지 일하고, 보통은 밤 8시 또는 9시에 귀가한다. 그는 가족들과 함께 저녁 식사를 하고 싶지만, 그 이상 빨리 귀가할 수는 없다는 것을 알고 있다. 주말에 그는 고지서들과 다른 집안일들을 처리하고 자녀들과 시간을 보내기 위해 노력하였다. 그는 몇 년 전부터 하루 중 한시도 짬을 낼 수 없음을 느끼고 운동을 그만두었다. 그는 아침에 몇 잔의 커피를 마시고, 아침 식사를 건너뛰고, 보통은 점심시간에 한 잔 또는 두 잔의 커피를 더 마신다. 그는 동네 식당에서 점심을 주문하고 일하면서 책상에서 먹는 경향이 있다. 회사에서의 공식적인 역할을 제외하고는 부인과 함께 외출하거나 시간을 보내는 일이 없다. 그는 밤중에 침대에 누워 다음 날 그가 해야 할 모든 일들에 대해 생각한다. 크리스는 대부분의 시간 동안 스트레스에 짓눌린 느낌을 받지만 이를 바꿀 수 있을 거라 생각하기보다는, 이것이 높은 지위의 변호사로 살아가는 것에 따른 한 부분이라고 생각한다.

크리스의 이야기는 예외적으로 특별한 경우가 아니다. 빠르게 흘러가는 현대 문화 속에서, 우리들 중 많은 사람들이 매일의 일상에서 스트레스를 느끼고 있다. 이러한 스트레스는 현대사회에 만연해 있는 다양한 수면 문제의 원인 중 하나라고 할 수 있다. 당신이 주간에 느끼는 스트레스는 당신의 야간 수면에 영향을 미칠 수 있기 때문에, 이 장은 당신이 당신의 주간 스트레스를 건강하게 다룰 수 있는 방법을 배울 수 있도록 도와줄 것이다. 만약 매일의 일상 속에서 스트레스 관리 기술들을 실천한다면, 당신은 잠자리로 걱정거리를 가져갈 확률을 줄일 수 있을 것이다. 스트레스를 다루기 위한 대처 기술들은 크게 행동적인 것과 인지적인 것으로 나누어진다. 행동적인 접근은 운동, 이완할 수 있는 시간 찾기, 잘 먹기, 그리고 필요할 경우 휴식 시간 갖기를 포함한다. 인지적인 접근은 걱정의 시간 갖기와 가족과 친구들로부터 지지 찾기를 포함한다. 이 장은 당신으로 하여금 주간 스트레스를 보다 잘 다룰 수 있도록 도와줄 것이고, 이를 통해 당신은 야간에 깨어 있지 않게 될 것이다.

행동적 기법들

당신의 주간 스트레스를 보다 건강한 방향으로 다루는 법을 배우는 것은 당신의 현재 행동들의 변화를 수반하게 될 것이다. 예를 들면, 당신이 스트레스에 대한 당신의 일반적인 대처 방식으로 인해 결국에는 기분이 더 나빠지게 되는 식이었다면, 당신의 스트레스를 다루는 방식에 있어 개선의 여지가 있는 것이다. 각 개인에 따라 효과적인 기술이 다르므로, 이 장에 나와 있는 제안들을 모두 실천해 보고 당신에게 가장 잘 맞는 방법이 무엇인지 찾아보도록 하라. 이러한 행동적인 변화들 중 일부는 다른 것들에 비해 실천하기가 조금 더 힘들 수 있지만, 자신에게 맞는 것을 찾아 가는 과정으로서 제시되어 있는 모든 것을 실천해 보는 것이 반드시 필요하다.

이완 훈련

이완 훈련을 당신의 일상적인 일과로 만드는 것은 당신의 스트레스를 감소시키고 당신이 어려운 상황들을 보다 잘 다룰 수 있도록 하는 데에 도움이 될 수 있다. 예를 들면, 복식호흡 훈련들은 당신이 스트레스에 짓눌렸을 때에 상승되는 호흡률을 낮추어 주는 훌륭한 방법으로, 고요하고 이완된 느낌에 집중하는 것이다. 다음번에 당신이 불안하거나 기분이 상한다고 느끼거나 무언가를 걱정하고 있는 자신을 발견하게 된다면, 5분 정도의 휴식 시간을 갖고 복식호흡을 하도록 하라. 그 후에 당신은 보다 이완된 느낌을 갖게 되고, 주어진 과제에 더 잘 집중할 수 있게 될 것이다. 이는 5장에 제시되어 있는 이완 훈련 기법 모두에 적용되는 사실이다. 안내된 심상 또는 점진적 근육 이완 훈련을 연습하는 것은 당신이 주간에 스트레스를 덜 느낄 수 있도록 도와줄 것이다. 만약 당신이 직장에서 일을 한다면, 당신의 점심 휴식시간은 이완 훈련을 할 수 있는 좋은 시간이다. 힘든 하루를 보내고 난 후 저녁 시간에 이러한 종류의 이완 훈련을 하는 것 또한 당신의 마음을 비우는 좋은 방법이며, 자신에게 오직 10~15분만 투자하면 되는 것이다.

건강한 식사

잘 먹는 것은 당신이 스트레스를 보다 잘 다룰 수 있도록 도와준다. 건강한 음식은 당신에게 자연스러운 에너지와 활기를 주는 데에 반하여, 건강하지 않은 음식은 당신으로 하여금 진 빠지고 피곤한 느낌을 갖게 만들 수 있다. 많은 사람들이 먹는 것으로 스트레스를 푸는데, 보통 이때에 건강에 유익한 음식을 먹지는 않는다. 아마도 당신은 쿠키 한 박스, 튀김 봉지, 또는 설탕이 많이 들어간 음료를 잡을 것이다. 비록 정크푸드를 먹음으로써 스트레스를 푸는 것이 흔한 일이기는 하나, 이것이 최선의 선택은 아니다. 이러한 습관으로 인해 쓸모없는 칼로리만 증가하고, 뇌와 신체가 최상의 기능을 발휘하는 데에 반드시 필요한 영양분을 포함한 음식은 잘 먹지 않게 될 것이다. 당신의 체중이 증가할 수도 있다. 최악의 상황은 당신이 스트레스를 받을 때에 정크푸드를 먹는 것이 역효과를 일으키는 것인데, 설탕, 소금, 지방, 그리고 카페인이 첨가된 음식들은 당신으로 하여금 신체적으로 더욱더 많은 스트레스를 받는다고 느끼게 만들 수 있다(Magee 2004).

만약 스트레스가 당신의 먹는 행위에 대한 유일한 이유라면, 최고의 선택은 당신이 배고플 때까지 먹는 것을 피하는 것이다. 그러나 만약 당신이 진짜로 배가 고프다면, 건강한 간식을 찾도록 한다. 여기 몇 가지 제안들이 있다. 이들은 정크푸드에 대한 보다 나은 대안이고, 당신이 필요로 할 때에 당신의 신체가 재충전되고 에너지를 보충할 수 있도록 도와줄 수 있다.

- 후무스(hummus), 야채 소스, 또는 살사(salsa)와 함께 한 당근 스틱(carrot sticks)과 다른 생야채들
- 후무스 또는 가지 소스와 함께 한 피타 빵(pita)
- 그래놀라 바(granola bar)
- 생 견과류들(저 염도 또는 소금이 첨가되지 않은)
- 신선한 또는 말린 과일
- 첨가물이 없는 땅콩 잼을 얹은 과자 또는 셀러리 스틱(celery sticks)
- 땅콩 잼이나 저지방 크림치즈와 함께 한 작은 통 곡물 베이글

간식을 한꺼번에 먹어 버리고 싶은 욕구를 피하기 위해 아침 식사를 하면서 하루를 시작하는 것은 좋은 방법이 될 수 있다. 많은 영양 전문가들이 아침 식사를 하루 중 가장 중요한 식사라고 여기는 데는 이유가 있다. 아침 식사를 하는 것은 당신의 신진대사에 시동을 걸어 준다. 이는 또한 안정된 혈당 수준을 촉진시킨다. 만약 당신이 지난밤 이후로 아무것도 먹지 않았다면, 당신의 신체는 굶주린 상태가 될 것이고, 당신은 건강한 음식으로 당신의 에너지를 재충전해 줄 필요가 있다. 비록 다른 식사들 또한 중요하지만, 아침 식사를 거르는 것은 그날 내내 에너지 수준을 저하시킬 수 있다.

최상의 건강과 웰빙, 그리고 하루 종일 일정한 에너지 수준을 유지하기 위해서 대부분의 전문가들은 단백질과 복합 탄수화물이 풍부한 신선한 과일과 채소, 콩류, 그

리고 통 곡물 식품을 추천한다(Kemper and Shannon 2007). 단백질이 풍부한 식품에는 콩, 버터, 그리고 고기가 있고, 복합 탄수화물이 풍부한 식품에는 모든 채소, 콩과 식물, 곡물, 빵, 시리얼, 그리고 파스타와 같은 통 곡물 식품이 있다. 통 곡물은 도정된 곡물에 비하여 보다 많은 섬유질과 영양분을 갖고 있으므로, 좋은 대안이 될 수 있다. 복합 탄수화물 식품은 소화시키는 데에 있어 더 많은 시간을 필요로 하기 때문에 당신에게 지속적인 에너지를 제공하고 지방으로 전환되어 당신의 신체에 저장되는 당분의 양도 제한한다. 하얀 밀가루, 다른 도정된 곡물들, 그리고 고당도의 음식(케이크, 사탕, 그리고 쿠키)에서 발견되는 정제된 탄수화물은 당분을 혈류에 빠르게 흘려보냄으로써 당신의 혈당 균형을 망칠 수 있다. 만약 당신이 이러한 종류의 음식을 한 번에 많이 먹게 된다면, 당신의 신체가 이러한 당분을 지방으로 전환시킬 가능성이 증가하게 된다.

여기에 건강한 식생활을 통해 스트레스를 감소시키는 방법들이 제시되어 있다.

매일 아침 식사로 하루를 시작하라. 당신의 하루를 건강하게 시작하는 것은 아침 식사로 통 곡물 시리얼, 과일과 함께 한 저지방 요구르트, 치즈 한 조각과 함께 토스트, 달걀과 같은 음식을 섭취하는 것을 의미한다. 아침 식사를 함으로써 당신은 밤늦게 과도하게 배가 고플 가능성을 줄일 수 있다.

하루 종일 균형잡힌 식사를 하라. 신체는 다양한 영양소를 필요로 하므로, 견과류, 통 곡물, 그리고 단백질과 함께 다양한 과일과 야채를 식단에 포함시키는 것이 좋다. 영양소가 풍부하고 균형 잡힌 식사를 함으로써 당신은 정크푸드에 대한 갈망을 감소시키고 당신의 기분과 에너지 수준을 개선시킬 수 있다.

하루 동안 먹을 수 있는 건강한 간식을 준비하라. 이는 당신이 일하는 직장이나 집을 떠나 있는 동안 간식을 가지고 다니라는 것을 의미한다. 만약 당신이 혼합 견과류, 말린 또는 신선한 과일, 당근 스틱, 통 곡물 그래놀라 바, 요거트, 또는 잘게 자른 야채와 같이 건강한 간식들을 갖고 있다면, 쿠키, 과자, 사탕, 또는 설탕이 들어 있는 콜라를 먹을 확률이 줄어들 것이다. 당신의 집에서 정크푸드를 없애고 건강한 간식으로 대체하도록 노력하라. 물론 가끔씩 쿠키를 먹는 정도는 상관없지만, 당신이 습관적으로 정크푸드를 먹는 사람이라면 아예 멀리하는 편이 나을 것이다.

식사를 거르지 말라. 당신은 에너지 수준과 좋은 기분을 유지하기 위해 좋은 영양소를 섭취할 필요가 있다. 어떤 사람들은 적은 양을 보다 자주 먹는 것이 하루 중 그들의 에너지 수준을 좀 더 안정되게 유지시켜 준다는 것을 발견하였다. 이는 당신의 기분을 안정되게 유지하는 데에 있어서도 중요하다.

카페인 섭취를 중단하거나 줄이도록 하라. 만약 당신이 카페인의 영향에 민감하다면, 당신의 일일 카페인 섭취량을 줄이도록 노력하는 것이 좋다. 카페인은 당신의 야간 수면뿐만 아니라 당신의 기분과 에너지 수준에도 영향을 미칠 수 있다. 카페인은 자극제로서, 효과가 다하게 되면 애초에 이것을 먹지 않았을 때보다 심신이 더 피로해질 수 있다. 카페인에 대한 민감도는 개인마다 다르므로, 이는 꼭 당신에게 그대로 적용되지 않을 수도 있다. 어떤 경우이든, 당신이 주간에 스트레스를 경험할 때에 커피 한 잔 또는 카페인이 함유된 음료를 섭취하는 것은 도움이 되지 않고, 자극제의 효과는 실제로 상황을 더욱 악화시킬 수 있다. 그보다는 카페인을 피하고 스트레스를 줄이기 위한 다른 방법을 찾도록 하라.

당신이 마시는 알코올의 양을 주시하라. 알코올은 우울감을 증가시킨다. 비록 한 잔 정도는 당신을 이완시킬지 모르나, 만약 당신이 이미 무언가에 대해 기분이 상한 상태라면 알코올은 당신의 기분을 더욱 악화시킬 수 있다. 만약 당신이 스트레스를 느낄 때마다 규칙적으로 알코올을 섭취한다면, 당신이 그렇게 하게 되는 이유를 살펴보는 것이 중요하다. 애초에 당신의 기분을 상하게 한 원인이 무엇이든, 일반적으로 음주는 이를 회피하게 만들 뿐이므로 스트레스를 조절하는 방법으로는 적절하지 않다. 그리고 심각한 음주 문제를 초래할 수도 있다. 그러므로 당신은 스트레스를 풀기 위한 다른 방법을 찾아야 한다.

레저 활동

재미있는 활동을 하는 것은 당신의 스트레스를 감소시켜 줄 수 있다. 저녁 식사를 하러 외출하고 영화를 보고 친구를 초대하는 일 등은 걱정거리나 스트레스로부터 벗어나 즐거움을 느끼는 데 도움이 될 것이다. 당신은 즐거움을 느끼기 어려운가? 많은 사람들이 삶에서 즐거움을 찾아내는 데 익숙하지 않지만, 건강을 위해서는 변화가 필요하다. 우리는 누구나 즐거움을 느낄 권리가 있고, 다른 이들과 함께 웃고 즐기는 것은 스트레스를 줄일 수 있는 매우 훌륭한 방법이다. 실제로, 일부 연구는 유머와 웃음은 스트레스 호르몬 수치를 감소시키고, 기분을 호전시키고, 통증을 줄이고, 창의성을 증가시키고, 면역력을 증강시키고, 혈압조차도 감소시키는 등 건강에 유용한 효과가 있다고 제안하고 있다(Hassed 2001). 주간에 즐거운 경험을 함으로써, 당신은 밤에 더 잘 잘 수 있다. 당신 마음에 걱정을 덜게 되면, 당신은 취침 시간에 더욱 편안하게 이완될 수 있을 것이다. 만약 당신이 단지 즐거움을 위해 무언가를 하는 데에 익숙하지 않다면, 당신은 보다 많은 레저 활동을 하기 위해 도움이 필요할 수도 있다. 다음에는 많은 사람들이 재미있다고 느끼는 활동들이 몇 가지 나열되어 있는데, 맨 아래의 빈칸은 당신이 채워 넣도록 한다. 이러한 활동들 중 당신이 재미있다고 느끼는 활동들을 체크하고, 이러한 활동들을 좀 더 자주 하기 위해 노력하도록 한다.

______ 친구들 또는 가족과 함께 저녁 식사를 하러 외출하기
______ 영화 보러 가기
______ 춤추러 가기
______ 집에서 영화 보기
______ 친구들 또는 가족들 초대하기
______ 공원에 가기
______ 해변에 가기
______ 박물관에 가기
______ 콘서트, 연극, 또는 다른 공연을 보러 극장에 가기

_____ 코미디 클럽에 가기
_____ 주말 여행 가기
_____ 책 가게나 대형 서점에 가기
_____ 카페에서 친구 만나기
_____ 친구들과 함께 카드나 보드게임 하기
_____ 퍼즐 맞추기
_____ 취미활동 하기
_____ 음악, 예술, 또는 글쓰기와 같은 무언가 창의적인 활동하기
_____ 산책 가기
_____ 신체, 얼굴 마사지 또는 그 밖에 이완이 되는 서비스 받으러 스파 가기
_____ 당신의 자녀들과 놀기
_____ 다른 것: ________________________________
_____ 다른 것: ________________________________
_____ 다른 것: ________________________________
_____ 다른 것: ________________________________

신체적 운동

신체적 운동은 주간 스트레스 관리에 있어 매우 훌륭한 방법이 될 수 있다. 연구에 따르면 다양한 신체적 운동을 규칙적으로 하게 될 경우 당신의 정서가 향상되고, 에너지 수준이 증가되고, 심장병의 위험이 감소되고, 체중 관련 문제들이 감소되고, 통증이 줄어들고, 주간의 수행 능력이 향상되고, 당신의 수면까지도 개선되는 것으로 나타났다(Kempter and Shannon 2007; Leppämäki et al. 2004). 이러한 여러 가지 유익을 가져오는 운동은 당신의 마음에 평화를 가져다줄 수도 있다. 8장에서 언급한 바와 같이, 수영이나 조깅과 같이 단조로운 형태의 운동을 할 경우, 걱정 또는 반추를 오히려 더 많이 하게 될 수도 있다. 따라서 이러한 종류의 운동을 할 때에는 당신이 하고 있는 활동 자체에 더욱더 집중하려 노력하는 것이 중요하다. 만약 당신이 수영을 하고 있

다면, 팔 젓기, 당신의 호흡, 그리고 느껴지는 물의 느낌이 얼마나 좋은지 등에 대해 생각하여야 한다. 만약 당신이 달리기를 하러 간다면, 당신의 걸음걸이에 집중하고 일정한 빠르기를 유지하도록 한다. 운동을 하는 동안 음악을 듣는 것 또한 당신의 마음에서 걱정거리를 몰아내는 데에 도움을 줄 수 있다. 만약 당신이 원한다면 함께 따라 부르거나 당신이 원하는 대로 흥얼거려도 좋다. 당신이 하고 있는 활동에 집중하고 운동을 하는 동안 걱정과 불안으로부터 자유로워짐으로써, 당신은 당신의 주간 스트레스 관리에 있어 중요한 한 발자국을 내딛게 되는 것이다.

비록 매일 운동을 하는 것이 건강에 있어서는 가장 좋겠지만, 막상 이를 할 시간을 찾기가 힘들 수도 있다. 이에 더하여, 만약 당신이 대체로 비활동적이었다면, 갑작스러운 운동은 부담이 될 수 있으므로, 천천히 시작하는 것이 중요하다. 당신의 운동 프로그램을 시작할 때에는 일주일에 적어도 두 번 정도는 하려고 노력하는 것이 좋다. 운동할 시간을 조금이라도 만들고 이를 고수하도록 한다. 규칙적인 신체적 운동의 효과를 한 번 느끼기 시작하면, 당신은 좀 더 자주 하기를 원하게 될 것이다. 그러므로 당신이 좋아하는 활동을 찾고, 당신의 스케줄 내에서 이를 소화하는 것이 당신의 운동 프로그램의 성공에 있어 중요하다. 물론, 만약 당신이 어떠한 심각한 의학적 문제를 갖고 있거나 건강으로 인해 운동을 하는 것에 대해 걱정하고 있다면, 운동 프로그램을 시작하기에 앞서 의사와 반드시 의논하여야 한다.

규칙적인 운동을 더 즐겁게 만들기

당신이 하고 있는 운동의 종류에 변화를 주는 것은 운동 프로그램의 신선함을 유지하고 지루함을 예방하며 중도 포기의 가능성을 줄이는 데 효과적인 방법이 될 수 있다. 예를 들어, 당신이 일주일에 세 번 운동을 하기로 마음먹었다고 가정하자. 첫 주에는 빠른 걸음으로 걷기를 이틀 하고 하루는 운동 강좌에 참여한 후, 그다음 주가 되면 하루는 자전거를 타고 또 하루는 러닝머신에서 뛰기를 하고 또 다른 날에는 빨리 걷기를 하는 식으로 변화를 줄 수 있다.

여러 사람이 함께하는 운동 강좌도 운동의 흥미를 높이는 데 효과가 있다. 이러한 운동 강좌의 내용은 스텝 에어로빅(step aerobics), 킥복싱에서부터 요가나 필라테스

(pilates) 같이 체형을 교정해 주는 운동까지 매우 다양하다. 만약 높은 강도의 운동이 너무 어렵거나 힘들게 느껴진다면 워터 에어로빅(water aerobics), 강도가 약한 에어로빅, 요가, 필라테스 같은 운동이 더 적절할 수도 있다. 만약 일반적인 운동 환경이 당신에게 맞지 않는다고 느껴진다면, 노약자나 임신한 여성 등을 위해 고안된 운동 프로그램도 아주 많이 있다는 것을 기억하라. 여러 사람이 함께하는 운동 강좌의 또 다른 이점은 타인과 운동의 즐거움을 공유할 수 있고, 강사의 지도에 따름으로써 혼자 할 때보다 더욱 의욕적으로 운동을 할 수 있다는 것이다.

만약 당신에게 자녀들이 있다면, 규칙적인 운동 시간을 그들과 공유하라. 당신이 달리기를 할 때에 그 옆을 따라서 자녀들이 자전거를 타고 따라오게 할 수도 있고 온 가족이 모두 함께 자전거를 탈 수도 있다. 만약 당신이 자녀들을 공원에 데려간다면, 벤치에 앉아 그저 아이들을 바라보고 있기보다는 아이들과 함께 달리기와 언덕 오르기를 할 수도 있다. 만약 자녀들이 어리지 않다면, 저녁 식사 전이나 후에 함께 산책을 가 보는 것은 어떠한가? 이는 자녀들과 함께 시간을 보내면서 하루 동안 있었던 일들을 나누고 동시에 당신의 건강 또한 챙길 수 있는 좋은 방법이다.

운동 친구를 찾는 것이 운동 프로그램을 꾸준히 하는 데에 매우 큰 도움을 줄 수 있다. 예를 들면, 친구와 함께 그저 산책을 가기로 하는 것만으로도 당신은 건강을 개선시키기 위한 노력을 시작한 셈이다. 이에 더하여, 그 친구는 당신이 산책이라는 운동을 할 것이라고 기대하게 된다. 이는 동기적 측면에서 최고의 방법이 될 수 있는데, 단지 운동만 하는 것이 아니라, 그것을 하는 동안 친구와 교감할 수 있는 시간 또한 가질 수 있기 때문이다. 친구와 함께 자전거를 타러 가거나 빨리 걷기를 해 보도록 한다.

운동을 하기 위한 최상의 시간

당신의 수면을 개선시키고 이를 악화시키지 않기 위해서는 당신이 운동하는 시간대가 중요하다는 것을 반드시 기억하도록 하라. 4장에서 언급한 바와 같이, 취침하기 4~5시간 전에 운동을 하는 것이 이상적이다. 만약 당신이 그때에 운동을 할 수 없다면, 아침 또는 점심의 휴식 시간에 하도록 한다. 만약 당신의 사무실이 당신의 집에서 가깝다면, 직장까지 자전거를 타고 가는 것은 어떠한가? 또는 당신의 직장이 체육관 근처에 있다면, 30분 정도 그곳에서 운동을 하고도 제시간에 직장에 도착할 수 있을 것이다. 점심 시간에 산책하기도 또 다른 방법이 될 수 있는데, 이때에 영양가 넘치는 점심 식사를 마칠 수 있는 충분한 시간은 남겨 두어야 한다. 오전이나 취침 4~5시간 이전에 운동을 하는 것은 당신의 주간 스트레스를 관리해 줄 뿐만 아니라 야간의 수면까지도 개선시켜 줄 것이다.

당신의 운동 프로그램 기록하기

당신의 운동 프로그램을 성공적으로 유지시키기 위해서는 우선 프로그램 완수에 대해 굳게 약속하는 과정이 필요하다. 다음으로 앞에 제시되어 있는 정보들을 모두 고려하여 당신이 지속적으로 할 수 있는 운동들을 정한 후 아래에 제시되어 있는 활동지를 작성하고 이를 꾸준히 지키도록 노력한다. 이 활동지를 복사하여 앞으로 당신이 운동 프로그램을 바꿀 때마다 새롭게 빈칸을 채워 사용할 수 있을 것이다.

요일	운동의 종류	하루 중 운동 시간
월		
화		
수		
목		
금		
토		
일		

타임아웃 시간 갖기

아이들에게는 효과적인 타임아웃(time-out)이 당신에게는 적용되지 말란 법이 있겠는가? 타임아웃 시간을 갖는 것은 당신이 집중력을 회복하고 차분함을 유지하고 스트레스에 짓눌리거나 기분이 상했을 때 문제에 대해 객관적으로 조망하는 데 도움이 된다. 아이들이 화를 내거나 난리를 칠 때에 타임아웃을 갖는 데에는 이유가 있는데, 왜냐하면 그것이 매우 효과적이기 때문이다. 당신이 아이들처럼 발작적으로 짜증을 내지는 않겠지만, 보다 명확하게 생각하기 위해 몇 분간만이라도 스트레스를 받는 상황으로부터 스스로를 분리시키는 것은 상당히 큰 도움이 될 수 있다. 당신은 당신의 부모님이나 조부모님이 당신이 화가 났을 때에 열까지 세라고 했던 말을 기억하는가? 이것이 바로 타임아웃의 한 가지 예이다. 당신이 스트레스에 짓눌리게 되었을 때에 5~10분간 타임아웃 시간을 갖는 것은 궁지로부터 벗어나는 데 도움이 될 것이다. 효과적인 타임아웃 시간에 대한 지침이 여기 제시되어 있다.

1. 스트레스를 일으키는 환경으로부터 당신을 신체적으로 분리시킨다. 예를 들면, 다른 사람들에게 양해를 구하고 다른 방으로 가거나 밖에서 짧은 산책시간을 갖는다.
2. 당신의 호흡과 심장박동률을 낮추려고 노력한다. 심호흡을 하는 등 5장에 제시되어 있는 호흡 훈련을 활용함으로써 스스로를 차분하게 만들고, 스트레스 및 불안을 감소시키는 데에 도움을 받을 수 있을 것이다.
3. 스트레스 상황으로 급하게 돌아가지 않도록 한다. 적어도 5~10분간은 당신 자신을 차분하게 가라앉히고 상황에 대해 생각한다.
4. 타임아웃 후에 스트레스가 많은 상황으로 다시 돌아가게 될 경우, 고요함을 유지하도록 노력한다. 다시 화를 내는 것은 스스로에게 아무런 도움도 되지 않는다. 그것은 그저 당신의 마음과 신체에 부정적인 대가만을 치르게 할 뿐이다.

당신이 스트레스를 느낄 때에 타임아웃을 하는 데에는 많은 이점들이 있다. 이는 다른 사람들로부터 방해받거나 혼동되지 않은 채 자신의 생각을 정리할 수 있도록 도와주고, 비록 임기응변일지라도 문제에 대한 해결책을 생각해 볼 수 있는 시간을 마련해 줄 수 있다. 타임아웃 시간을 갖는 동안 당신은 몇 차례 심호흡을 함으로써 신체적으로나 정신적으로 보다 나은 느낌을 가질 수 있도록 스스로를 차분하게 가라앉힐 수 있다. 불쾌한 상황으로부터 신체적으로 벗어나는 것은 스트레스를 받고 있는 상황에서는 중요한 부분이 될 수 있다. 그리고 이는 '이 상황이 그처럼 기분 나빠할 만큼의 가치가 있는가? 이것이 나의 웰빙에 어떠한 대가를 치르게 하고 있는가?'와 같이 자문할 시간을 갖게 함으로써 당신에게 문제를 객관적으로 바라볼 수 있는 기회를 줄 수 있다.

스트레스가 많은 상황으로부터 한 걸음 물러나 자신의 마음을 가라앉히는 것은 당신에게 있어 합리적이고 보다 사려 깊게 대응할 수 있는 기회를 증가시켜 준다. 당신이 스트레스가 많은 상황에서 충동적으로 대응하게 된다면, 후에 당신이 한 말과 행동으로 인해 후회하게 될 수 있다. 즉각적으로 반응하고 나중에 당신의 반응으로 인하여 기분 상해하는 것보다는 필요할 때에 타임아웃 시간을 갖는 것이 훨씬 나은 선택이다. 이를 통해 당신은 스트레스 조절 능력뿐만 아니라 다른 사람들과의 관계 또한 개선시켜 나갈 수 있을 것이다.

인지적 기법들

지금까지 논의된 스트레스 관리 기술들은 건강하고 스트레스가 적은 삶을 이끄는 데에 필요한 행동적 접근들에 초점을 맞춰 왔다. 이완 훈련하기, 건강한 식단 짜기, 즐거운 레저 활동 하기, 충분히 운동하기, 그리고 필요시 타임아웃 시간 갖기와 같은 활동들은 모두 긍정적이고 건강한 라이프스타일의 일부분이라 할 수 있다. 당신은 또한 당신의 주간 스트레스를 줄이기 위해 인지적 기법들을 사용할 수 있다. 이들 중 일부는 불안과 비합리적 생각을 조절하는 것과 관련된 것들로서, 이미 이전 장에서 소개되었다. 인지적 왜곡과 끊임없이 계속되는 생각을 변화시키는 데에는 지속적인 노력이 필요하다. 왜냐하면 오래되고 습관적인 사고 패턴을 바꾸는 데에는 그만큼의 시간이 필요하기 때문이다. 그와 같은 노력을 기울이는 동시에 여기 제시되어 있는 단순한 인지적 방법들을 활용함으로써 당신의 주간 스트레스를 관리하는 데에 도움을 받을 수 있을 것이다.

걱정의 시간

밤중에 잠자리에 누워 불안한 생각에 집중하는 경향을 감소시킬 수 있는 방법 중 하나는 걱정의 시간(worry time)을 갖는 것이다. 이를 위해 매일 그날의 당신의 큰 걱정거리들을 기록할 수 있는 시간(걱정의 시간)을 따로 마련하도록 한다. 낮 동안 이러한 생각을 적어 내려 감으로써 당신은 무엇이 당신을 괴롭히는지에 대해 짚어 볼 수 있게 된다. 이를 매일 할 수 있도록 따로 시간을 만들기 위해 노력하라. 편안한 장소에서 필요한 만큼 길게 할 수 있지만 너무 늦은 밤 시간에는 하지 않는 것이 좋다. 왜냐하면 이러한 걱정거리를 마음속에 가지고 잠자리에 들어가는 것을 원치는 않을 것이기 때문이다. 당신이 걱정하는 바가 무엇인지 그리고 이를 어떻게 다루고 있는지 또는 어떻게 다룰 것인지 단순히 적어 본다. 그리고 만약 밤중에 당신이 잠자리에 누워 있을 때에 걱정의 시간에 적었던 것과 같은 걱정이 불현듯 당신의 머릿속에 떠오를 때면, 당신은 스스로에게 당신의 지정된 걱정의 시간에 이에 대해 이미 다루었고 해결책도 이미 만들어 놓았다는 것을 상기시켜 줄 수 있을 것이다. 당신 자신에게 그 걱정이 이미 처리되었으므로 더 이상 당신의 수면에 방해가 될 필요가 없음을 확신시키도록 한다.

비록 이러한 기법이 단순해 보이거나 그렇게 하는 것이 바보스러워 보일지 모르나, 이는 분명히 변화를 만들어 낼 수 있다. 만약 당신이 밤중에 걱정을 많이 한다면, 이 기법은 특히 큰 도움이 될 것이다. 만약 몇 주 동안 이를 실천해 보고도 수면에 개선의 여지가 없다면, 낮 동안의 걱정은 아마도 당신의 수면 문제의 원인이 아닐 것이고, 따라서 당신에게 맞는 다른 접근을 시도해 보는 것으로 초점을 바꿀 수 있을 것이다.

당신의 걱정거리 기록하기

어떠한 형식이든 당신에게 맞는 것으로 걱정들을 적어 본다. 가능한 형식에는 노트북에 적기, 인덱스(목록) 카드에 매 장당 걱정거리 한 가지씩 적기, 또는 걱정에 초점을 둔 일기 쓰기 등이 있다. 그러나 시작하는 데에 있어 약간의 도움이 필요하다면, 여기에 제시되어 있는 걱정의 시간 활동지를 활용해도 좋다. 요지는 당신이 걱정하고 있는 것이 무엇이든지 간에 그것을 적고, 그다음에는 그 상황을 당신이 어떻게 다루고 있는지 또는 앞으로 어떻게 다룰 것인지에 대해 적는 것이다.

당신이 걱정하거나 신경쓰고 있는 것에는 무엇이 있는가? 구체적으로 예를 들자면, 당신은 경제적 문제, 결혼 또는 관계상의 갈등, 자녀들과의 문제, 직장 관련 문제, 건강, 또는 그 밖의 다른 것들에 대해 걱정하고 있는가?

이러한 걱정거리를 다루기 위해 당신은 무엇을 하고 있는가? 다시 구체적으로 예를 들면, 당신은 더 많이 저축하기, 배우자 또는 파트너와 더 많이 대화하고 관계 회복을 위해 노력하기, 자녀에게 관심 갖기, 상사 또는 동료와 더 많이 대화하기, 운동하고 좋은 음식 먹기, 또는 그 밖의 다른 것들을 하고 있는가? 당신의 해결방법은 무엇인가?

매일 당신의 걱정거리를 적고 그것들에 대해 다루는 시간을 가짐으로써 당신은 전반적인 스트레스를 감소시킬 수 있다. 다음번에 이러한 걱정들 중 한 가지가 마음속에 떠오를 경우, 당신은 스스로에게 이미 그것에 대해 인지하고 있고 처리했음을 상기시켜 줄 수 있을 것이다. 당신은 그 걱정에 대한 해결 방안을 이미 적어 놓은 것이다.

가족과 친구들로부터의 지원

당신은 걱정거리를 마음속에 꼭꼭 담아 두는 스타일인가? 당신은 아마도 그들이 진심으로 걱정하지 않거나 그에 대해 듣기를 원치 않을 거라 생각하기에 가족 또는 친구들에게 당신의 문제 또는 걱정거리에 대해 말하기를 피할 것이다. 또는 만약 당신이 당신의 삶에 무슨 일이 일어나는지에 대해 그들에게 말한다면 그들에게 부담을 주게 될 것이라 생각할 수도 있다. 그렇지 않다면, 당신은 다른 사람들에게 말을 한다는 것은 당신이 약하다는 것에 대한 신호이기 때문에 당신의 문제를 혼자서만 간직하는 것이 최선이라고 느낄 수도 있다.

이러한 종류의 느낌과 두려움은 매우 흔하다. 많은 사람들이 다른 사람들로부터 받게 될 반응이 두렵기 때문에, 또는 '그들의 정체가 밝혀지기' 를 원치 않기 때문에, 그리고 그들의 삶의 모든 것이 완벽하고 멋진 것은 아니라는 것이 알려지길 원치 않기 때문에 다른 사람들에게 다가서지 않는다. 그러나 현실은 모든 사람은 문제를 갖고 있고, 가족과 친구들에게 당신을 힘들게 하는 것이 무엇인지에 대해 말하는 것은 도움이 될 수 있다. 뿐만 아니라 자신의 느낌과 경험에 대해 솔직해짐으로써, 다른 사람들과의 관계 또한 개선됨을 느낄 수 있게 될 것이다.

당신은 다른 사람에게 다가서는 것이 당신의 주간 스트레스 관리에 어떻게 도움을 줄 수 있는 것인지 의아해할 수 있다. 가장 최근에 직장 또는 가정에서 크게 스트레스를 받았던 날을 하루 떠올려 보라. 당신은 누군가에게 그에 대해 말하였는가 아니면 짜증을 그냥 속으로 삭혔는가? 만약 당신이 그에 대해 누군가와 이야기를 나누었다면, 당신은 다른 사람들과 감정을 나누는 것의 이점에 대해 이미 알고 있을 것이다. 이는 당신의 짜증을 표현할 수 있게 해 줄 뿐만 아니라, 그렇게 함으로써 스트레스도 함께 흘려보낼 수 있고, 다른 사람들로부터 의미 있는 피드백 또한 받을 수 있게 해 준다. 당신이 스트레스에 짓눌려 있고 문젯거리에 집중해 있을 때에는 당신을 둘러싼 세계에 대해 현명한 시야를 갖는 것이 힘들어질 수 있다. 당신 삶의 스트레스 또는 걱정들에 대해 다른 사람들과 함께 나누게 될 경우, 당신은 그에 대한 다른 사람들의 생각을 들을 수 있게 되고, 이를 통해 문제 해결에 대한 도움 또한 받을 수 있게 될 것이다.

어느 날 직장에서 크리스는 팔의 통증과 함께 호흡 곤란을 경험하였다. 직장 동료가 그를 황급히 병원으로 데려갔고, 그는 병원에서 그가 심장마비를 경험하기 바로 직전이었고 빨리 응급실에 도착한 것이 행운이었다는 말을 들었다. 이는 크리스에게 충격을 주었다. 심장마비로 45세의 나이에 죽게 된다면 힘든 직장생활의 의미가 과연 무엇이란 말인가? 의사와 부인과 대화를 나눈 후 크리스는 마음을 느긋하게 갖고 자신의 건강과 웰빙을 위해 스트레스를 줄이기로 결심하였다. 바쁘게만 살아왔던 크리스에게 변화라는 것이 쉽지만은 않았다. 그는 커피를 적게 마시고 가족들과 함께 건강한 아침 식사 하기와 같이 작은 것들부터 노력하기 시작하였다. 그러자 그의 자녀들만이 아버지와 함께 아침을 먹게 된 것에 대해 좋아한 것이 아니라, 크리스 또한 그 시간을 통하여 충만감을 느낄 수 있었다. 크리스는 또한 항상 그랬듯 식당에서 점심을 주문해서 먹기보다는 건강한 재료로 만들어진 도시락을 직장에 싸 가고 커피를 끊기로 결심하였다. 이러한 작은 단계들을 밟아 감에 따라 그는 신체와 정신 모두에 있어 변화를 느끼기 시작하였고, 이는 그에게 보다 큰 변화에 대한 동기를 불러일으켜 주었다.

크리스에게 있어서 가장 어려운 변화는 6시 이후로는 직장에 절대 남아 있지 않기로 결심한 것이었다. 처음 며칠 동안에 그는 그것에 대해 죄책감을 조금 느끼기도 하였지만, 점차 그 시간에 사무실을 떠나는 사람이 자기 외에도 더 있다는 것을 알아차리게 되었고 이전의 그가 일에만 지나치게 몰두했었다는 것을 깨닫게 되었다. 그의 삶이 얼마나 불균형했던가를 알게 됨으로써 그는 또한 가족 및 친구들과 함께 즐거운 시간을 갖기 위해 정기적으로 외출할 필요가 있다는 것을 깨닫게 되었다. 크리스가 일하는 사무실 건물에 체육관이 있었기 때문에, 그는 매일 일을 마친 후 30분 동안 체육관에서 운동을 하기로 결심하였다. 이렇게 하여도 그는 저녁 7시 전에 집에 도착할 수 있었고, 매일 저녁 가족들과 함께 저녁 식사를 할 수 있게 되었다. 크리스의 부인은 집에서 할 수 있는 시간제 일을 하기로 결심하였고, 따라서 집안 재정에 대한 크리스의 걱정이 줄어들었다.

크리스는 의사의 권유에 따라 그의 지역 병원에서 하는 일련의 스트레스 관리 워크샵에 참석하였고 스트레스 대응 및 관리와 관련한 다양한 방법들에 대해 배우게 되었다. 예를 들면, 그는 부인과 친구들에게 그의 걱정들에 대해 털어놓기 시작하였고, 이는 그에게 효과가 있어 보였다. 심장마비를 경험하고 나서 거의 6개월의 시간이 지난 후, 의사로부터 그의 건강이 매우 좋아졌고 계속해서 그와 같은 식으로 잘 유지하라는 말을 들었을 때 크리스는 기쁨과 안도의 마음이 들었다.

요약

적절히 관리되지 않은 주간 스트레스는 당신을 밤늦게까지 깨어 있게 할 수 있다.

그와 같은 이유로, 다양한 종류의 스트레스 관리 기술들을 배우고 그중 당신에게 가장 잘 맞는 것이 무엇인지 결정하는 것이 중요하다. 당신이 직면한 스트레스의 종류에 따라 각기 다른 종류의 기법들이 보다 효과적으로 작용할 수 있다. 따라서 어떤 날에는 운동을 하기 위해 골프를 치는 것이 도움이 될 수 있고, 또 다른 날에는 짜증나는 상황에 직면했을 때에 타임아웃을 하는 것이 필요할 수도 있고, 또 다른 날에는 등 마사지가 도움이 될 수도 있다. 중요한 것은 각 상황마다 당신에게 효과적인 스트레스 해결 방법이 무엇인지를 아는 것이고, 당신의 삶에서 스트레스를 감소시키는 것이 당신의 신체적 그리고 정서적 건강을 개선시킬 수 있다는 것에 대해 스스로에게 계속해서 상기시킬 수 있도록 동기부여를 해 주는 것이다.

10

재발방지

질은 28세의 간호사로 20대 초반부터 불면증이 있다 없다를 반복해 왔다. 그녀는 항상 그녀의 문제가 교대근무로 인한 것이라고 생각했지만, 과거 몇 년 동안 그녀는 오직 주간 근무만을 해 왔다. 1년 전쯤 그녀는 심하게 불면증을 앓았다. 그때에 그녀는 약혼자와 헤어진 직후였고 매우 우울했다. 그녀는 우울증으로 인해 치료를 받았고, 그 결과 그녀의 우울 증상은 호전된 반면 수면 문제들은 여전히 남아 있었다. 그러한 이유로 그녀는 수면 전문가에게 의뢰되어 인지행동치료를 받았다. 수면 위생을 개선하고, 수면 일지를 기록하고, 자극 조절법과 수면 제한 요법을 활용함으로써 그녀는 몇 주 뒤에 다시 숙면을 취할 수 있게 되었다. 이후에 그녀는 가끔씩 잠이 오지 않을 경우 지나치게 그에 대해 걱정하지 않고 배운 대로 반복함으로써 자신의 수면을 조절할 수 있었다.

6개월 동안 그녀는 거의 매일 밤 숙면을 취할 수 있었으나, 몇 개월 전 그녀가 새로운 사람과 데이트를 하기 시작하면서부터 모든 것이 변하게 되었다. 그녀의 수면 스케줄이 보다 불규칙해졌고, 수면 위생 또한 엉망이 되었다. 그녀의 남자 친구는 침대에서 TV 보기를 좋아하였는데 이 때문에 그녀는 잠을 설치는 일이 많았고, 이 문제에 대해 남자 친구와 상의하기도 어려웠다. 밤늦게까지 잠들지 못하게 되면서부터 그녀는 낮 동안 너무나 탈진된 느낌이 들었고 그로 인해 오후에는 몇 잔의 커피를 마시기

> 시작하였다. 처음에는 이러한 변화가 그녀의 수면에 별다른 영향을 미치지 않는 것처럼 보였으나, 어느 날 밤, 그녀는 시계를 쳐다보며 직장, 그녀의 관계, 그리고 그녀 삶의 모든 것들에 대해 걱정하고 있는 스스로를 발견하게 되었다. 그녀의 남자 친구가 바로 옆에서 잠을 자고 있었기 때문에, 그녀는 예전에 배운 대로 누워서 15~20분이 지나도 잠이 들지 않으면 밖으로 나오라는 지시를 따른다는 게 당혹스럽게 느껴졌고, 따라서 그녀는 영원처럼 느껴지는 시간 동안 그대로 누워서 몇 분이나 지났는지 시간만 재고 있게 되었다. 그녀는 전보다 더 불안한 상태에서 아침을 맞이하게 되었고 자신이 영원히 불면증에서 벗어나지 못할 운명이라고 확신하게 되었다.

당신은 이 책에서 안내하는 수면 프로그램 중 상당 부분을 익혔고, 지금쯤이면 질이 수면 전문가의 도움을 받은 후에 그랬던 것처럼 훨씬 더 잘 자게 되었을 것이다. 당신은 생각과 행동이 수면에 어떻게 영향을 미치는지를 배웠고, 그러한 정보를 수면 위생을 실천하고 자극 조절과 수면 제한 지침들을 따르며 주간과 야간 양쪽 모두의 불안을 조절하는 가운데에 함께 적용해 왔을 것이다. 이 장에서 다룰 내용은 당신이 지속적으로 잠을 잘 자기 위해서 알아야 할 마지막 단계에 관한 것이다. 그것은 바로 가끔씩 예전처럼 잠을 제대로 자지 못했을 때, 이전의 수면 문제가 다시 나타날 것이라고 단정짓지 않는 것이다. 모든 사람은 가끔씩 못 자는 날을 경험하곤 한다. 당신에게 그런 일이 일어난다고 해서 너무 좌절할 필요가 없는데, 잘못하다간 당신이 그 상황에 대해 전혀 통제할 수 없다고 생각하며 질과 같은 함정에 빠질 수도 있다. 그보다는 어떻게 하면 당신이 긍정적인 생각과 행동을 통하여 좋은 수면 패턴을 유지할 수 있을까에 집중하도록 하라.

지속적으로 노력하기

당신이 잠을 더 잘 자게 되었을지라도 좋은 수면 위생을 계속해서 유지하는 것은 항상 중요하다. 과거에 당신이 수면 문제를 겪어 보았기에 다시 그런 일을 겪을 만한 확률을 높이고 싶은 마음은 없을 것이다. 예를 들면, 정오 이후에 카페인 섭취의 양을 제한하는 것은 항상 좋은 생각인데, 왜냐하면 카페인은 당신의 신체에 오랜 시간 남아 있을 수 있기 때문이다. 비슷하게 늦은 저녁 시간보다는 취침 4~5시간 이전에 운동(아니면 오전에 운동)을 하는 것은 중요한데, 왜냐하면 당신의 신체 온도가 상승될 경우 잠들기가 힘들어지기 때문이다.

좋은 수면 위생을 유지한다는 것은 또한 잠자리에서 자극적이거나 각성을 유발할 만한 활동을 하지 않아야 한다는 사실을 기억하는 것을 의미한다. 당신의 잠자리(침대)는 오직 수면과 섹스만을 위한 장소이기 때문에, 전화 통화 또는 이메일 확인은 다른 방에서 해야 한다는 것을 기억하도록 하라. 잠자리에서 TV를 시청하거나 독서를 하는 것에도 똑같이 적용된다. 그리고 시계를 반복적으로 보지 못하도록 가려 평소보다 잘 자지 못할 때에 몇 시인지 알고 싶은 유혹을 조절해야 한다. 기억해야 할 것은, 시계를 보는 것은 오직 수면과 관련된 불안만을 증폭시킨다는 사실이다. 그리고 저녁에 밝은 빛에 노출되는 것을 피하게 되면 당신의 일주기 리듬에 혼란이 생기는 것을 막을 수 있다. 좋은 수면 위생을 만들고 유지함으로써 당신은 미래에 다시금 불면증을 경험할 확률을 줄일 수 있을 것이다.

당신의 수면에 영향을 미치는 요인에는 어떠한 것들이 있는지에 대해 아는 것은 좋은 수면 위생을 유지하고 새로운 불면증에 대한 재발을 예방하는 데에 도움을 줄 것이다. 6장에서 기술한 바와 같이 수면 일지를 기록함으로써 당신은 수면에 영향을 미치는 요인들에 대해 충분히 이해하게 되었을 것이다. 아마도 당신은 저녁 식사 때 과식하거나 매운 음식을 먹는 것이 당신의 수면을 방해하거나, 또는 늦은 오후에 마신 카푸치노가 밤늦게까지 당신을 깨어 있게 한다는 사실을 이제 알고 있을 것이다. 그리고 당신은 당신의 수면이 몇 잔의 술로 인해 방해받거나 또는 운동을 하는 시간대가 당신의 수면에 영향을 미친다는 사실을 알고 있을 것이다. 당신이 성취한 바를 유지하기 위해서는 이러한 요인들에 대해 계속해서 인식함으로써 미래에 다시금 이들이 수면 문제를 일으키지 않도록 하여야 한다.

나는 당신이 이미 당신의 삶에서 수면에 영향을 미칠 수 있는 이러한 요인들을 최소화하였기를 바란다. 만약 당신이 그렇게 하였다면, 당신은 스스로에 대해 자랑스러워

해야 한다. 당신의 행동과 습관을 변화시킨다는 것은 힘든 작업이고 당신의 사고 패턴들을 변화시키는 것은 훨씬 더 어려운 것이다! 그렇게 하는 것에는 의지력과 인내심이 필요하다. 당신의 수면을 개선시키기 위해 힘들게 애써 온 만큼, 당신이 이 책을 통하여 얻게 된 긍정적이고 새로운 습관들을 계속해서 유지하고 발전시켜 나가는 것 또한 중요하다. 한번 잠을 잘 자게 되면, 이 책을 통하여 배운 다양한 기술을 더 이상 사용하지 않으려는 유혹에 빠지게 될지 모른다. 그러나 이처럼 수면을 촉진하는 변화된 라이프스타일을 계속해서 유지하는 것이 가장 좋다. 당신은 계속해서 가족 및 친구들과 교류할 시간을 마련하고, 이완 훈련들을 하고, 건강한 식단을 유지하고, 보다 많이 운동하고, 즐거움을 느껴야 한다. 다른 말로 하자면, 당신은 당신의 삶에서 '완벽한 균형' 을 위한 작업을 계속해서 유지할 필요가 있는 것이다. 그러므로 지나치게 기분이 상하거나 불안해하지 않으면서 일상의 스트레스를 관리하고, 당신의 수면에 대하여 긍정적인 태도를 유지하기 위한 작업을 계속해 나가야 한다. 지금까지 당신이 해온 작업을 꾸준히 유지해 나감으로써 미래에도 당신은 계속해서 좋은 잠을 잘 수 있을 것이다.

간헐적으로 발생하는 수면 문제에 대처하는 방법들

가끔가다 제대로 못 자는 상황에 대처하기 위해서는, 이런 일이 누구에게나 흔하게 발생한다는 것, 그리고 이런 상황이 수면 문제의 재발을 의미하지는 않는다는 것을 명심해야 한다. 중요한 것은 문제의 원인을 밝혀내기 위한 노력이다. 당신은 직장과 관련하여 걱정거리가 있었는가? 아니면 배우자나 가족, 또는 당신에게 소중한 사람과의 관계에서 갈등을 겪었는가? 또는 재정적인 문제에 관해 걱정하고 있는가? 파티나 여행과 같은 다음 날 일정으로 인해 흥분해 있었는가? 과식으로 인해 소화불량이 생기거나 친구들을 만나 과음을 하지는 않았는가?

이러한 상황들과 또 다른 많은 요인들이 하루 혹은 이틀 정도의 일시적인 불면증을 일으킬 수 있다. 핵심은 이것이 다시 만성적인 문제로 가지 않게 하는 것이다. 이를 위한 최선의 방법은 이에 대해 호들갑 떨지 않고 좋은 수면 위생을 계속해서 유지하는 것이다. 어쩌다 못 자는 날에 대해 과잉반응하지 않음으로써, 당신은 주어진 상황에 있어 현실적이고 왜곡되지 않은 시각을 가질 수 있다. 당신은 만성적인 수면 문제를 일으키는 악순환을 부채질하는 '불면에 대한 불안감' 을 키우지 않아야 하는 것이다.

수면제의 함정에 저항하기

만약 당신이 가끔씩 잠을 못 자는 것뿐이라면, 수면제를 먹고자 하는 유혹에 빠지지 않도록 하라. 이는 '약물의 도움 없이는 잠을 자기 어렵다' 는 생각과 같은 심리적인 의존을 낳을 수 있다. 이쯤 되면 당신은 그것이 당신에게 해당되지 않는다는 것을 알고 있어야 한다. 그리고 만약 당신이 포기하고 계속해서 수면제를 복용할 경우, 당신의 신체는 이에 더욱 의존하게 될 것이고, 이는 결국 당신이 수면제 복용을 중단하였을 때에 더욱 심한 불면증이 발생하도록 만들 수 있다. 이 책을 통하여 당신은 어떻게 하면 수면제 없이 당신 스스로 불면증을 극복할 수 있는지에 대하여 배워 왔고, 따라서 당신에게는 수면제가 필요하지 않다.

당신의 수면 문제가 당신의 생각을 좌지우지하게 두지 말라

가끔씩 잠을 잘 자지 못하는 것은 일시적으로 나타나는 일일 뿐이다. 당신 자신이 이에 대해 그 이상으로 생각하도록 내버려 둬서는 안 된다. 이 수면 프로그램을 통하여 당신은 어떻게 생각이 수면에 영향을 미칠 수 있는지 보아 왔다. 만약 당신이 수면에 관한 부정적인 생각 또는 역기능적인 생각을 계속해서 유지하고 있다면, 8장으로 돌아가 그러한 생각과 신념에 대해 다시 다루도록 하라. 만약 당신이 특정한 사고방식을 오랫동안 유지하였다면, 당신은 자동적으로 다시 그러한 사고방식으로 돌아갈 수 있고, 특히 스트레스를 받고 있는 상황에서는 더욱 그러하다. 이것이 바로 당신이 새로운 인지적 기법들을 배우고 계속해서 연습해야 하는 중요한 이유이다. 그렇게 함으로써 당신의 새롭고 긍정적이며 수면을 촉진하고 불안감을 줄여 주는 생각이 습관처럼 굳어지게 된다. 결국 수면에 대한 부정적인 생각이 잘 자는 데 도움이 되는 생각과 신념으로 바뀌게 될 것이다.

당신이 배운 것들을 꾸준히 연습하기

지금쯤이면 당신도 주제를 감지했을 텐데, 좋은 잠을 유지할 수 있는 열쇠란 바로 당신이 이 책에서 배운 것들을 꾸준히 연습하는 것을 말한다. 이에는 좋은 수면 위생 지켜 나가기, 이완 훈련들 연습하기, 자극 조절과 수면 제한(만약 필요하다면)의 지침들 따르기, 불안을 조절하고 인지적 왜곡들 교정하기, 그리고 주간 스트레스 조절하기와 같은 것들이 포함된다. 당신의 삶 속에서 이러한 훈련들을 모두 지속적으로 지켜 나가도록 한다. 특히 자극 조절의 원칙들을 마음에 새기는 것이 중요하다. 예를 들면, 만약 당신이 15~20분 내에 잠들 수 없다면, 당신은 침대에서 나와 다른 방으로 가서 당신이 졸린 느낌을 갖게 될 때까지 무언가 지루하고 이완된 활동을 해야 한다. 어쩌다 한 번 못 자는 날이라 할지라도 반드시 이를 지켜야 하는데, 왜냐하면 당신은 다시는 당신의 잠자리와 좌절감 또는 부정적인 사고들 간에 연합이 형성되기를 원치 않기 때문이다. 특히나 당신이 이를 무효화시키기 위해 매우 애써 왔다면 말이다. 당신이 배운 모든 것을 계속해서 지켜 나감으로써, 당신은 미래에 또다시 수면 문제를 갖게 될 가능성을 줄일 수 있다.

내재되어 있는 우울 또는 불안감 다루기

2장에서 논의된 바와 같이, 수면 문제를 갖고 있는 사람들 중 일부는 불면증과는 별개로 우울 또는 불안 문제를 함께 갖고 있다. 비록 이 책이 수면 문제를 갖고 있는 모든 이들에게 적용될 수 있는 내용의 것이기는 하나, 만약 당신이 우울 또는 불안 문제를 갖고 있다면, 당신은 이러한 문제들과 관련하여 집중적인 도움이 필요할 수도 있다. 중요한 것은 당신이 심리학자 또는 정신과 의사와 같이 검증된 정신건강 전문가로부터 도움을 받아야 한다는 것이다. 이를 위해 우선 당신의 일차 진료의에게 당신의 증상들에 대해 이야기해 보고 도움을 받을 수 있는 기관이 어디에 있는지 문의해 보도록 하라. 만약 당신이 도움을 받아야 한다는 것에 대해 거부감을 갖고 있다면, 우울증과 불안 장애는 둘 다 수면에 부정적인 영향을 미칠 수 있다는 것, 그리고 치료를 받지 않는다면 미래에 불면증을 앓게 될 가능성이 증가하게 된다는 사실을 기억하도록 하라.

당신의 수면이 나아졌음에도 불구하고 여전히 의기소침해 있다면

만약 이 책에 기술되어 있는 접근들을 사용하여 당신의 수면이 호전되었음에도 불구하고 당신이 여전히 우울함을 느끼고 있다면, 당신은 정서 장애를 갖고 있을 가능성이 크고, 이는 우울증 치료를 통해 나아질 수 있다. 종종 사람들은 그들의 불면증이 개선되기 전까지는 그들이 독립적으로 정서 장애를 갖고 있다는 사실을 깨닫지 못한다. 만약 우울증이 당신에게 문제가 된다면, 아마도 당신은 항상 이것이 당신의 불면증과 관련되어 있을 것이라고 생각해 왔을 것이다. 많은 사람들이 실제 그렇기도 하다. 그러나 또 다른 이들의 경우에는 수면 문제를 해결했음에도 불구하고 우울증이 남아 있는 것을 볼 수 있다. 우울감을 느끼는 것은 매우 고통스러울 수 있는 것으로서, 당신의 삶에 심각하게 부정적인 영향을 미치고, 당신으로 하여금 무력감과 절망감을 느끼게 하고, 사회적 관계를 회피하게 만들 수 있다. 그러나 당신은 이를 무조건 참아낼 필요가 전혀 없다. 우울증을 치료하는 데에는 많은 효과적인 치료법들이 있기 때문이다.

만약 당신에게 우울증이 있다는 사실을 인정하는 것에 대해 당신이 두려움을 갖고 있다면, 그와 같은 두려움은 당신 혼자만의 것이 아니다. 우울증을 갖고 있다는 사실에 대해 직면하는 것은 쉬운 일이 아니다. 당신은 다른 사람들의 도움 없이 당신 스스로 이를 극복하기 위하여 노력해야만 한다고 느낄 수도 있다. 어쨌든 당신은 항상 당신의 문제를 해결해 왔다. 우울증이라고 그러지 못할 이유가 있을까? 그러나 불행하게도 우울증을 스스로 다루려는 노력은 매우 어려운 작업이 될 수 있다. 우울증의 증상들에는 슬픔, 즐거운 활동에 대한 관심의 결여, 피로감 또는 에너지 상실, 자신의 존재 가치가 없다는 느낌 또는 과도한 죄책감, 감소된 주의 집중력, 몸무게 변화, 그리고 자살에 대한 생각 등이 포함된다. 이러한 증상들은 그 자체가 매우 고통스러울 뿐만 아니라, 그들 중 많은 것들이 당신 스스로 우울증을 극복하는 것을 힘들게 만들 수 있다. 다른 도움을 구하는 것에 대해 불안해하거나 망설일 필요가 없다. 이는 반드시 해야만 하는 일이고, 실제로 한 개인의 진정한 강점을 보여 주는 것이기도 하다.

많은 자원들이 당신의 우울증을 극복하는 데에 도움을 줄 수 있다. 무엇보다도, 당신의 가족 주치의나 일차 의료기관의 진료의에게 당신이 어떻게 느껴 왔는지에 대해 말해 보는 것이 좋다. 대부분의 의사들이 우울증을 갖고 있는 사람들을 매일 진료실에서 접하기 때문에 당신을 의뢰할 수 있는 좋은 기관을 알고 있을 것이다. 치료적인 선택 사항에는 개인 정신치료(특히 인지행동치료), 지지적 집단 치료, 그리고 항우울제가 포함될 것이다. 증상들을 무시하지 않는 것이 중요한데, 왜냐하면 그들이 매일 당신이 어떻게 느끼는지에 대해 영향을 미치고 당신의 전반적인 삶의 질을 감소시키기 때문이다. 도움을 구함으로써 당신은 더 나은 느낌을 경험하기 시작하고 다시금 삶을 즐길 수 있게 될 것이다.

수면과 관련되지 않은 많은 것들에 대해서 여전히 걱정하고 있다면

만약 당신이 지속적인 걱정들, 이완하기 힘든 것, 그리고 하루 종일 여러 문제들에 대해 반추하는 것과 같은 불안 문제와 고전분투하고 있다면, 이는 당신의 불안이 당신의 삶에 나쁜 영향을 주고 있다는 것을 의미한다. 만약 이러한 걱정거리들이 당신의 수면 문제와 관련되어 있지 않다면, 이는 당신이 불면증과는 별개로 불안 문제를 갖고 있다는 것을 뜻한다. 이 책을 통해 당신은 당신의 불안을 다루는 데에 도움을 줄 수 있는 다양한 기법들을 배워 왔다. 8장에 소개된 훈련 방법들을 지속적으로 연습하면 주어진 문제를 또 다른 관점에서 볼 수 있게 되므로 불안의 조절 및 통제에 도움이 될 것이다. 만약 당신에게 추가적인 도움이 필요하다고 느껴진다면 다양한 대안적인 방법을 찾을 수도 있다.

우울증에서와 같이, 인지행동치료는 불안에 있어서도 매우 효과적인 치료 방법이다. 어떤 이들은 그들이 느끼는 불안의 심각성에 따라 항불안제를 통해 도움을 받기도 한다. 그러나 수면 문제를 갖고 있는 사람이 불안을 조절하기 위해 벤조디아제핀계 약물을 복용하는 것은 바람직하지 않다. 왜냐하면 그와 같은 약물을 수면 문제 해결을 위해 복용하고 싶은 유혹을 느낄 수도 있기 때문이다. 만약 의사가 당신에게 항불안제 복용을 권유하고 당신도 이것을 시도해 보고 싶다면, 이러한 유혹을 느낄 수 있는 가능성에 대해 당신의 주치의와 논의해 보도록 하라. 다른 약물들, 예를 들면 부스피론 buspirone(부스파BuSpar)과 특정 SSRI 항우울제들은 불안에 대한 치료제로서 미국 식품의약국(FDA)으로부터 승인된 것으로, 의존성이 적은 약물들이다. 당신의 불안에 대한 치료를 약물을 통해서 할지 아니면 비약물적 치료를 통해서 할지에 대해서는 오직 당신만이 결정할 수 있다. 그러나 만약 당신의 불안이 주간에도 당신을 괴롭힌다면, 이러한 문제에 있어 어떤 형태로든 도움을 청해야 하는 것은 분명한데, 이것이 당신 삶에 좋지 않은 영향을 미칠 것이기 때문이다.

만약 당신이 많은 세월 동안 불안 속에서 살아왔다면, 당신은 당신의 삶에서 지속적인 걱정 없이 지낸 시간을 기억하기가 힘들 것이다. 아마도 당신은 매일의 일상 속에서 어느 정도의 불안이 삶에 부정적인 영향을 미칠지에 대해 지각하지 못하고 있을 것이다. 계속되는 생각과 걱정은 삶에서의 활동들을 즐기지 못하게 만들 수 있다. 이는 당신을 진정으로 이완하기 힘들게 만들 수 있는데, 왜냐하면 당신은 많은 시간 동안 긴장되거나 불안한 느낌을 갖고 있기 쉽기 때문이다. 이는 또한 당신의 사회적 관계들에도 영향을 미칠 수 있다. 당신은 두려움, 집착, 걱정들로 인해, 또는 사람들이 당신의 불안을 알아차리고 당신과 함께 있는 것을 불편해할까 봐 사람들과 함께 외출하는 것을 피할 수 있다. 양쪽 경우 모두, 당신은 사회적으로 보다 고립되기 쉽다. 불안은 또한 당신의 신체적 건강에도 영향을 미칠 수 있다. 예를 들면, 당신은 궤양, 잦은 두통, 등 또는 어깨 통증, 또는 다른 많은 증상들을 경험할 수 있다.

불안 문제에 대한 인지행동치료는 8장에 기술된 접근들과 비슷하다. 이는 부정적이고 비합리적인 생각과 두려움을 보다 긍정적이고 합리적인 생각으로 변화시키고, 심각한 불안을 일으킬 수 있는 모든 역기능적 신념에 대해 다룬다. 다른 말로 하자면, 만약 당신이 생각하는 방식이 당신의 불안을 악화시킨다면, 다른 방식으로 생각하는 법을 배우는 것은 당신의 불안을 감소시키고 당신으로 하여금 전반적으로 보다 나은 느낌을 가질 수 있게 도와줄 것이다. 당신의 행동들을 바꾸는 것 또한 불안을 극복하는 데에 있어 중요한 부분이다. 이완 훈련들을 연습함으로써, 당신은 불안을 멈추는 법을 배우고, 당신의 통제 밖에 놓여 있는 것처럼 느껴졌던 당신의 내면을 강하게 만들 수 있다. 당신은 또한 당신의 불안을 촉발시키는 것이 무엇인지 배울 수 있고, 그렇게 될 경우 이러한 상황들을 다루기 위해 필요한 보다 나은 방법을 찾아낼 수 있게 될 것이다. 일단 당신이 불안을 유발할 만한 상황에서 과거에 비해 불안감을 덜 느끼기 시작하면, 당신은 전반적으로 보다 편안해진 느낌을 가질 수 있게 될 것이다. 걱정, 비합리적인 생각, 두려움과 같은 부정적인 감정에서 벗어나게 될 경우, 당신은 삶을 더욱 더 즐길 수 있게 되고 불안으로 인해 압도당하는 느낌을 받지 않게 될 것이다.

질의 사례는 흔한 경우이다. 그녀는 자신이 더 이상 불면증 환자가 아니라고 믿기 시작하면서부터 좋은 수면 위생과 그녀가 배운 다른 기법들을 지키지 않았다. 그녀의 오래된 습관들로 다시 돌아가는 느낌을 갖게 되고, 그녀의 삶에서 새로운 상황들이 펼쳐지면서, 그녀는 불면증이 완전히 해결된 것은 아니라는 사실을 발견하게 되었다. 다행히도, 며칠간 잠 못 이루는 밤을 보내고 난 후 질은 만성 불면증의 길로 다시 들어서기 전에 스스로가 상황의 주도권을 잡아야겠다고 결심하였다. 즉시 그녀는 오후에 마시던 카페인 음료를 중단하였고 아침에만 커피 한 잔을 마셨다. 그녀의 남자 친구에게 이야기하는 것은 좀 더 힘든 문제였다. 비록 그녀가 이전에는 의사 외에는 어느 누구와도 그녀의 수면 문제에 대해 이야기를 나눠 본 적이 없었지만, 그녀는 남자 친구에게 자신의 어려움에 대해 설명하였다. 그는 그녀가 수면 문제를 겪고 있거나 그 문제에 그가 기여하는 부분이 있었다는 것을 눈치채지 못하고 있었고, 이야기를 듣자 즉각적으로 수긍하고 그녀에게 필요한 변화들을 돕기 위해 노력하였다. 그들은 저녁 시간에 침대에서 TV 보기를 그만두었고 대신 거실에서 보았다. 그들은 또한 규칙적인 취침 시간을 정하기로 하였는데, 이는 질이 다시 예전의 좋은 흐름으로 돌아가는 데에 중요한 한 걸음이 되어 주었다.

질은 그녀의 남자 친구에게 자극 조절에 대해 설명하였고 만약 자신이 깨어 있는 채로 잠자리에 지나치게 오래 누워 있게 되면 일어나야 하므로, 자신이 그렇게 할 경우 그가 그것에 대해 걱정하거나 의아해하지 않았으면 한다고 말하였다. 남자 친구에게 자신의 상황에 대해 얘기한 것은 그녀의 불안을 낮추는 데에 도움이 되었고, 그의 지지적인 반응은 관계에 대한 그녀의 많은 걱정들을 누그러뜨려 주었다. 다음 달이 지나고, 질은 며칠 더 잠을 설치기는 했지만, 그것이 그저 일시적이라는 것과 새로운 사람과 그녀의 삶의 새로운 일상에 익숙해지는 하나의 과정이라는 것을 깨닫게 되었다. 좋은 수면 위생을 지속적으로 유지하고, 새로운 상황에 적응해 감에 따라, 그녀는 거의 매일 밤 다시 잠을 잘 자기 시작하였다.

요약

모든 사람들은 가끔씩 잠을 잘 자지 못한다. 만약 당신이 이를 마음에 새기고 이에 대해 지나치게 큰 의미를 두지 않는다면, 당신은 불안과 불필요한 좌절감으로부터 스스로를 구할 수 있다. 만약 당신이 불면증과는 별개로 우울증 또는 불안 장애를 갖고 있는 것 같다면, 당신은 이러한 증상들과 관련하여 도움을 구할 필요가 있다. 당신이 치료되지 않은 우울 또는 불안 문제와 그에 따른 결과들을 견뎌야 할 이유는 어디에도 없으므로, 당신에게 필요한 도움을 구하는 것을 절대 미루지 말아야 한다.

편안하게 수면을 취하고 재충전하는 것은 당신의 건강과 전반적인 웰빙에 있어 너무나 중요하다. 이 책에 제시되어 있는 기법들을 연습하기 위해 당신이 쏟는 시간과 노력은 당신에게 보다 나은 수면과 더 나은 삶의 질로써 보답해 줄 것이다. 11장에서는 사건수면에 대해, 그리고 12장에서는 여성의 수면에 있어 특히 주의해야 할 사항에 대해 다루고 있다. 이 장들의 주제는 당신과는 무관한 것들일 수도 있다. 만약 두 장 중 어느 것도 당신과 관련이 없다면, 지금 이 책을 덮어 두고 더 읽지 않아도 좋다. 그리고 나는 우리의 여정을 조금 일찍 끝낸 독자들이 앞으로도 숙면을 취한 후 상쾌하고 새로워진 기분으로 깨어나길 기원하며 마지막 인사를 전하고 싶다.

11

사건수면

사건수면이란 하나의 수면 단계에서 다른 수면 단계로 전환되는 동안에 발생하거나 수면에서 각성으로 전환되는 동안 나타나는 행동들을 말한다(Rothenberg 2000). 이러한 행동들은 일반적으로 의도와 상관없이 수면 중에 일어나거나 수면으로 인해 더욱 악화된다(Kuhn 2001). 이 장에서 나는 몽유병, 수면 공포증, 혼동성 각성, 수면 관련 섭식 장애, 렘수면 행동 장애, 그리고 악몽 장애와 같이 보다 흔한 사건수면에 대해 기술할 것이다. 만약 2장에 제시되었던 체크리스트를 실시해 본 결과 당신이 사건수면 문제를 갖고 있을지도 모른다 생각한다면, 이 장에서 관련 있는 부분을 찾아 반드시 읽어 보도록 하라.

몽유병

수면 장애의 국제적 분류(International Classification of Sleep Disorders)에 따르면, 몽유병은 일련의 복잡한 행동들로서 일반적으로 서파 수면 중의 각성기에 시작되고 '변환된 의식 상태(altered state of consciousness)와 손상된 판단력하에서 걸어다니는' 결과를 낳는다(AASM 2005, 142). 이것이 보통 서파 수면 동안에 발생하므로, 종종 하룻밤의 총 수면 중 전반 1/3 또는 1/2기 내에서 볼 수 있다. (당신은 1장에서 대부분의 서파 수면 또는 N3 수면이 전체 야간 수면 중의 전반 1/2기에 발생하는 데에 반하여, 대부분의 렘수면은 후반 1/2기에 발생한다고 했던 것을 기억할 수 있을 것이다.) 몽유병은 각성의 장애로 간주되는데 왜냐하면 이것이 깊은 수면과 각성 간의 불완전한 전환기 동안에 발생하기 때문이다(Rothenberg 2000). 몽유병 상태 동안의 뇌파들은 서파 수면을 가리키지만, 그때에 발생하는 행동들은 보통 깨어 있을 때의 것과 관련되는 것들이다.

몽유병은 아동기에 매우 흔하게 나타나는데, 8~12세 아동을 대상으로 할 경우 유병률이 높게는 17퍼센트에까지 이른다(AASM 2005). 그 비율은 후기 아동기를 넘어서면서 확연히 감소한다. 만약 당신이 몽유병을 갖고 있다면, 당신은 안전한 수면 환경을 만들기 위하여 다양한 안전장치를 마련하여야 한다. 모든 창문들은 안전하게 닫혀 있거나 봉쇄되어야 하고 모든 날카로운 물건들은 덮여 있거나 치워져 있어야 한다. 그리고 당신의 침대 주변 바닥에 베개들을 놓아서 밤중에 당신이 다칠 확률을 감소시켜야 한다. 당신과 함께 살고 있는 모든 사람에게 바닥에 놓여 있는 물건들을 들어올려 당신이 잠든 채로 돌아다니지 못하도록 도움을 요청하여야 한다.

당신은 스스로가 수면 부족을 경험하지 않도록 조절함으로써 몽유병 발생 가능성을 감소시킬 수 있다. 연이어 며칠간 잠을 충분히 자지 못하게 될 경우, 델타 반동(delta rebound) 또는 서파 반동(slow-wave rebound)을 경험할 수 있는데, 이는 다음 날 당신이 더 많은 서파 수면을 취하게 될 것이라는 것을 의미한다. 몽유병이 보통 서파 수면 동안에 발생하기 때문에, 이는 몽유병의 발생률을 증가시킨다. 수면 손실뿐만 아니라, 갑상선기능항진증, 뇌손상, 뇌염, 편두통, 뇌졸중, 폐쇄성 수면 무호흡증, 그리고 다른 형태의 수면-호흡 장애들과 같은 다른 요인들 또한 몽유병의 발생 가능성을 증가시킬 수 있다(AASM 2005).

어떤 이들의 경우에는 잠자는 동안 부드러운 음악이나 백색소음기를 틀어 놓는 것이 몽유병 감소에 효과적인 전략이 된다. 이는 당신의 서파 수면을 감소시키는데, 그럼으로써 당신의 몽유병 발생 가능성을 줄여 줄 수 있다. 밤중에 불을 켜 두는 것도 비슷한 효과를 나타낼 수 있다. 이러한 전략들은 만약 당신의 몽유병이 매우 파괴적이거나 또는 만약 당신이 집을 떠나 멀리 있고 친숙하지 않은 환경에서 몽유병을 겪게 될

까 봐 불안해하고 있다면 특히 유용할 수 있다. 또한 중요한 것은 앰비엔Ambien(졸피뎀zolpidem), 루네스타Lunesta(에스조피클론eszopiclone), 그리고 소나타Sonata(잘레플론zaleplon)와 같은 특정한 수면제들이 몽유병의 악화뿐만 아니라, 자는 중에 먹기, 요리하기 또는 운전하기와 같은 비정상적인 행동을 야기할 수 있다는 것이다. 탄산리튬lithium carbonate, 특정 항정신병 약물들(antipsychotic medications), 그리고 일부 항콜린 작용제(anticholinergic medications) 또한 몽유병의 발생 가능성을 높일 수 있다(AASM 2005).

수면 공포증

야경증으로도 알려진 수면 공포증은 하룻밤의 전체 수면 시간 중 전반 1/3~1/2기 사이의 서파 수면 주기 내에서 시작하는 경향이 있다는 점에서 몽유병과 비슷하다. (당신은 1장에서 대부분의 서파 수면 또는 N3 수면이 전체 야간 수면 중 전반 1/2기에 발생하는 데에 반하여, 대부분의 렘수면은 후반 1/2기에 발생한다고 하였던 것을 기억할 수 있을 것이다.) 하나의 수면 공포증 에피소드는 보통 30초에서 3분 정도 지속되는데 비명, 혈압 증가, 호흡 속도 상승, 동공 확대, 뒤척임 등을 수반하는 공포 상태가 나타난다(Broughton 1999). 막 수면 공포를 경험한 누군가를 위로하거나 진정시키는 것은 보통 매우 힘든 일이다. 수면 공포증 에피소드가 진행되는 동안에 깨어난 사람들은 보통 혼돈스럽고 방향감각을 잃은 채 혼란스러워하고 보통은 일어난 에피소드를 기억하지 못한다(AASM 2005). 그러나 그들은 무서운 장면 또는 공포스러운 꿈의 단편들을 기억하기도 한다. 종종 가족 구성원들 또는 룸메이트들이 에피소드 동안에 무슨 일이 있었는지를 설명해 준다.

몽유병과 같이, 수면 공포증 또한 아동들에게서 보다 흔하게 나타나고, 보통 부모로부터 위안을 받는 것이 도움이 된다. 대부분의 아동들의 경우, 수면 공포증은 청소년기가 되면 저절로 사라진다. 그러나 성인들 또한 수면 공포증을 보일 수도 있다. 몽유병과 같이, 수면 박탈 후의 서파 수면 반동이 수면 공포증을 악화시킬 수 있으므로, 연이어 많은 날들 동안 짧게 자지 않도록 노력하여야 한다. 스트레스 또한 수면 공포증의 발생을 증가시킬 수 있으므로, 스트레스를 감소시키고 관리하는 것이 도움이 된다. 이완 훈련들, 심호흡, 그리고 심리치료 또한 도움이 될 수 있다. 심각한 수면 공포증은 매우 파괴적일 수 있으므로, 그와 같은 경우 약물치료를 생각해 볼 필요가 있다. 디아제팜diazepam(발륨Valium), 클로나제팜clonazepam(클로노핀Klonopin), 그리고 특정 삼환계 항우울제들(tricyclic antidepressants)이 에피소드의 발생 횟수를 줄이는 데에 효과적일 수 있다(Broughton 1999). 그러나 그들은 서투름과 혼동 또한 증가시킬 수 있는데, 이는 부상을 일으킬 수 있다. 에피소드 동안에 움직이거나 걸어 돌아다닐 수 있을 수 있기 때문에 만약 당신에게 수면 공포증이 있다면 몽유병에서 언급한 바와 같이 안전대책을 세워 두는 것이 현명하다.

혼돈 각성

'야간 수면 숙취(nocturnal sleep drunkenness)' 라고도 불리는 혼돈 각성은 몽유병 또는 수면 공포증과는 관련성이 없는 것으로서, 수면으로부터 각성이 되는 동안과 후에 심각한 혼돈을 보이는 에피소드들을 말한다(Broughton 1999). 에피소드 동안에 행동은 부적절하고, 생각은 느려지고 혼란스러워질 수 있고, 지남력을 상실할 수도 있다. 부분적으로만 깨어 있기 때문에, 그들의 생각은 불명확하고 비논리적일 수 있다. 몽유병과 수면 공포증과 같이, 혼돈 각성은 보통 서파 수면 중에 발생하고 에피소드는 일반적으로 아침에 일어났을 때에 기억나지 않는다.

진정-수면제, 중추신경계 억제제, 열병, 그리고 수면 박탈은 모두 혼돈 각성이 발생할 가능성을 높여 주고, 이는 몇 분에서 몇 시간 동안이나 지속될 수 있다. 아동의 17퍼센트가 혼돈 각성을 보일 수 있는 반면, 15세 이상의 사람들에게서는 오직 3~4퍼센트만이 그러한 증상을 보인다(AASM 2005). 아동들에게서는 증상이 약하게 나타나고 시간이 지나면 사라지지만, 성인들에게서는 문제가 보다 심각하고 장기적으로 지속될 수 있다. 성인들에게 있어서는 에피소드 동안에 자해 또는 다른 사람들을 상처 입힐 수 있는 위험성이 증가하고, 학교 또는 직장에서의 수행에 문제가 생길 수도 있다. 만약 에피소드 동안에 운전을 하려 한다면 교통사고의 위험성 또한 증가하게 될 것이다. 만약 당신이 혼돈 각성 에피소드를 과거에 겪었다면, 잠에서 깨어난 후 어떠한 것이든 잠재적으로 위험한 활동을 하기 전에 충분히 깨어날 수 있도록 기다려야 하고, 가족과 친구들에게 당신이 에피소드를 경험하고 있지는 않는지 지켜보고, 만약 그러한 경우라면 당신이 안전하게 있을 수 있도록 도와 달라고 요청하여야 한다.

스트레스 관리가 혼돈 각성의 치료에 도움이 될 수 있다. 다른 사건수면들과 마찬가지로, 매일 밤 충분한 수면을 취하는 것이 중요한데, 수면 부족과 그에 따른 서파수면 반동은 에피소드를 악화시킬 수 있다. 알코올 섭취, 약물 남용, 강제로 깨어나는 것, 작업 교대 또는 야간 교대근무, 그리고 폐쇄성 수면 무호흡증과 주기적 사지 운동 장애와 같은 특정 수면 장애들 또한 혼동 각성의 발생률을 증가시킨다(AASM 2005). 이러한 요인들을 최소화하는 것은 에피소드의 발생률을 감소시키는 데에 매우 효과적일 것이다. 당신이 복용하는 약물들 중 어떠한 것이든 문제를 악화시킬 만한 것이 있지는 않은지 확인해 보는 것도 좋은 생각이다. 그리고 항상 그렇듯이 좋은 수면 위생을 유지하는 것이 중요하다.

수면 관련 섭식 장애

수면 관련 섭식 장애는 잠든 상태로 음식을 먹는 것이다. 수면 관련 섭식 장애가 나타나는 동안의 의식 수준은 그 범위가 '사실상 거의 무의식 수준에서부터 다양한 수준의 부분적으로 깨어 있는 상태' 에 이른다(AASM 2005, 174). 다른 말로 하자면, 다음 날 아침에 깨어났을 때에 당신은 섭식 장애 에피소드에 대한 기억이 전혀 없거나 아주 분명한 기억을 갖고 있을 수도 있다. 섭식 장애 에피소드는 비자발적으로 일어나고, 이상한 조합의 음식이나 먹을 수 없는 물질의 섭취를 종종 보인다. 만약 이때에 오븐이나 스토브와 같은 가열 조리 기구를 사용한다면 상해가 발생할 수도 있다. 체중 증가, 콜레스테롤 수치 상승 및 당뇨병 악화와 같은 건강상의 문제를 초래할 수도 있다.

수면 관련 섭식 장애의 원인은 아직 명확히 밝혀지지 않았지만 몽유병, 하지 불안 증후군, 주기적 사지 운동 장애, 폐쇄성 수면 무호흡, 그리고 일주기 리듬 장애와 어느 정도 관련이 있는 것으로 보인다(Najjar 2007; AASM 2005). 주간 섭식 장애를 갖고 있는 사람들이 수면 관련 섭식 장애를 경험할 수도 있다. 그리고 수면 관련 섭식 장애는 간혹 다이어트를 하거나 낮 동안의 음식 섭취를 제한하는 사람들에게서도 발생한다. 과거 몇 년 동안의 연구에 다르면, 앰비엔Ambien(졸피뎀zolpidem) 복용은 실제로 수면 관련 섭식 장애 에피소드를 일으킬 수 있는 것으로 나타났다(Najjar 2007). 만약 당신이 하지불안 증후군, 주기적 사지 운동 장애, 또는 폐쇄성 수면 무호흡증과 같이 각성을 일으킬 만한 잠재적인 수면 장애를 갖고 있을 경우 수면 관련 섭식 장애가 발생할 가능성이 높아질 수 있다(Morgenthaler and Silber 2002). 이와 같은 발생 가능한 부작용(수면 관련 섭식 장애)는 이제 앰비엔의 상품 포장지에 다른 부작용과 함께 기재되어 있다. 수면 관련 섭식 장애 에피소드는 또한 할시온Halcion(트리아졸람triazolam), 탄산리튬lithium carbonate, 그리고 특정 항콜린제들(anticholinergic medications)과도 관련이 있다고 생각되어 왔다(AASM 2005).

가능한 치료적 방법들은 대체로 수면 관련 섭식 장애 에피소드의 발생률을 감소시키는 것으로서, 부엌장과 냉장고를 자물쇠로 잠그고 오븐과 스토브에 안전 선반이나 장치 설치하기와 같은 것들이 포함되며, 이는 안전을 위해서도 또한 중요하다. 잠자는 중에 먹거나 요리를 하는 것과 같이 보다 정교한 행동들을 하게 되면, 그 사람은 에피소드 도중에 깨어나거나 먹지 않고 잠자리로 돌아갈 가능성이 높다.

수면 공포증과 마찬가지로, 수면 관련 섭식 장애에 있어서도 스트레스의 감소 및 조절법과 주간 섭식 행동 관리법을 가르쳐 줌으로써 심리치료가 도움이 될 수 있다. 치료되지 않은 폭식증 또는 거식증과 같이 섭식 장애를 함께 갖고 있는 사람의 경우 치명적인 결과를 낳을 수 있기에, 반드시 이 분야의 전문가로부터 도움을 받아야 한다.

렘수면 행동 장애

지금까지 논의된 사건수면들이 델타 또는 서파 수면 중에 나타나는 것에 반하여,

렘수면 행동 장애(REM sleep behavior disorder, RBD)는 렘수면 중에 발생한다. 정상적인 렘수면 중에 나타나는 현상 중 하나로 근육 무긴장증이 있는데, 이는 근본적으로 마비를 일컫는다. 이는 당신으로 하여금 당신의 꿈을 실제적으로 행동화하지 못하도록 해 준다. 렘수면 행동 장애를 갖고 있을 경우, 사람들은 꿈꾸는 도중에 꿈에서와 같이 움직이며 강한 운동 활동(motor activity)을 보인다. 종종 꿈의 내용이 매우 폭력적이기도 하기에 움직임은 갑작스럽게 홱 움직이기, 올려치기, 발차기, 뛰기, 또는 침대에서 다이빙하기, 또는 가구나 벽에 들이받기와 같이 파괴적일 수 있다(Broughton 1999). 그에 따른 결과로서, 렘수면 행동 장애 에피소드 동안에 잠자고 있는 당사자나 다른 사람들이 상해를 입는 경우가 매우 흔하다. 렘수면 행동 장애를 갖고 있는 사람들은 빈번하게 그들의 꿈을 생생하게 기억하고, 꿈의 내용에 있어 싸우고 위험으로부터 도망치려 노력하였다고 묘사한다.

렘수면 행동 장애는 60대 또는 그 이상에서 가장 흔하게 나타나지만, 그 외의 다양한 연령대에서도 나타날 수 있다. 비록 렘수면 행동 장애를 갖고 있는 사람들 중 1/3~1/2에게 다양한 신경학적 장애들이 나타나지만, 그 외의 경우는 특발성으로 원인이 없는 것이다. 렘수면 행동 장애를 갖고 있는 사람들 중 대략 50퍼센트에서 기면증, 뇌혈관 장애, 또는 신경퇴행성 질병과 같은 중추 신경계 장애가 나타난다(Schenck and Mahowald 2003). 그러나 렘수면 행동 장애를 갖고 있는 사람들 모두는 보통 렘수면 동안에 근 긴장과 활동을 억압하는 기능을 하는 뇌간 영역에서 장애를 보인다(Broughton 1999). 연구에 따르면, 렘수면 행동 장애는 노년기의 파키슨병 발생 가능성을 나타내는 전조증상이다(Berg 2008). 원인과 치료가 다르기 때문에, 렘수면 행동 장애를 정확하게 진단하고, 악몽, 수면 공포증, 발작, 외상 후 스트레스 장애, 그리고 섬망과 같은 다른 장애들로부터 감별하는 것이 중요하다. 정확한 진단을 얻는 최선의 길은 공인된 수면 검사실에서 하룻밤에 걸쳐 수면 검사를 받아 보는 것이다.

렘수면 행동 장애의 전형적인 치료 방법은 클로나제팜clonazepam(클로노핀Klonopin)을 사용한 약물치료이며, 매우 효과적인 것으로 생각되고 있다. 데시프라민Desipramine(노르프라민Norpramin) 또한 렘수면 행동 장애의 치료에 사용되어 왔다. 앞에서 논의된 사건수면들에서와 비슷하게, 날카로운 물건을 치우고, 침대 옆에 베개들을 놓고, 에피소드 동안에 걸려 넘어지거나 다치게 할 수 있는 장애물들을 제거하는 등 수면 환경을 가능한 한 안전하게 조성하는 것이 매우 중요하다. 만약 당신이 당신의 꿈을 행동화하는 문제를 겪고 있다면, 당신이 렘수면 행동 장애를 갖고 있는지 여부를 정확하게 진단할 수 있고 필요시 이를 치료할 수 있는 수면 전문가를 찾아보도록 하라.

악몽 장애

악몽은 너무나 무서워서 당신이 깰 수밖에 없게 만드는 꿈들을 말한다. 악몽은 보통 하룻밤의 총 수면 시간 중 후반 1/2기 내의 꿈 수면 중에 발생하므로, 꿈이 보다 자주 나타나게 된다. 어떠한 꿈 내용도 기억하지 못하거나 그저 몇 개의 이미지만을 기억할 수 있는 수면 공포증과는 달리, 악몽 장애를 겪고 있는 사람은 악몽의 세밀한 부분까지 기억하는 경향이 있고, 이미지의 내용은 악몽이 진행될수록 더욱 공포스러워진다(Broughton 1999). 당신은 악몽의 내용으로 인하여 불안하고, 불쾌하고, 무섭고, 화가 나고, 당혹스러움마저 느끼며 깨어날 수 있다.

모든 사람들이 간혹 악몽을 꾸는 반면, 악몽 장애는 빈번하게 악몽을 꾸는 것으로서, 종종 "강한 충격을 주는 꿈 내용에 대해 회상하며 깨어나는 것으로서, 보통은 두려움 또는 불안과 같은 정서를 느끼게 되지만 분노, 슬픔, 역겨움, 그리고 다른 불쾌한 정서가 수반되기도 한다" (AASM 2005, 156). 다른 말로 하자면, 깨어날 때 강한 정서적 반응이 존재하고, 꿈의 내용이 기억된다는 것이다. 에피소드 중에 깨어나게 될 경우 혼란을 느끼게 되는 수면 공포증과는 달리, 악몽을 꾸고 난 후 깨어나게 될 경우에 당신은 보통 완전히 명료한 정신을 갖고 있고 바로 전에 매우 나쁜 꿈을 꾸었다는 것을 알고 있다. 악몽 장애를 갖고 있는 이들은 에피소드를 겪은 후에 다시 잠들기가 힘들고, 그들의 악몽은 일반적으로 하룻밤의 총 수면 시간 중 후반 1/2기 내에 발생하는 경향이 있다 (AASM 2005).

악몽은 아동들에게서는 매우 흔하고 연령이 증가함에 따라 감소하는 경향이 있지만, 어떠한 연령대에서도 발생할 수 있다. 트라우마의 과거력이 있을 경우 성인이 되어서도 악몽을 꾸게 될 가능성이 증가할 수 있다. 급성 스트레스 장애 또는 외상 후 스트레스 장애를 겪고 있는 사람들의 경우 보통 과거 트라우마와 관련하여 이를 벗어나거나 재경험하는 것과 관련한 빈번한 악몽 또는 회상(flashback)을 경험한다. (급성 스트레스 장애는 전형적으로 2~30일 동안 지속되는 것과 달리, 외상 후 스트레스 장애는 한 달 이상 지속된다.) 악몽은 또한 경계선 성격 장애, 분열성 성격 장애, 그리고 정신분열병을 갖고 있는 사람들에게서 보다 흔하게 나타난다(Broughton 1999). 또한, 항우울제, 파킨슨병 치료제, 그리고 고혈압 치료제와 같은 일부 약물들은 악몽을 증가시킬 수 있다(AASM 2005).

만약 당신이 악몽 장애를 갖고 있다면, 지지적 정신치료와 인지행동치료가 도움이 될 수 있다. 당신 삶에서 스트레스의 양 자체를 줄이는 것과 스트레스 상황에 대한 대처 능력을 향상시키는 것 또한 증상을 완화시킬 수 있다. 무엇보다도 당신 스스로 수면이 부족하지 않도록 관리하고 좋은 수면 위생을 지키는 것이 중요하다. 그리고 한밤중에 악몽으로 인해 잠에서 깨어난 후에는 가능한 한 누군가에게 그 악몽에 대해 털어놓는 편이 안정을 되찾고 정서적 지지를 느끼며 다시 잠드는 데 도움이 된다.

요약

이 장에서는 가장 흔하게 나타나는 사건수면의 유형에 대해 다루었다. 다른 수면 장애들과 마찬가지로, 만약 당신이 이들 중 한 가지를 갖고 있다는 생각이 든다면 공인된 전문가를 찾아 도움을 구하는 것이 중요하다. 비록 경중에 차이가 있기는 하지만, 그들 모두는 당신의 전반적인 수면의 질과 주간 기능에 영향을 미칠 수 있다. 사건수면은 종종 하지 불안 증후군, 주기적 사지 운동 장애, 또는 폐쇄성 수면 무호흡증과 같이 각성을 일으키는 다른 잠재되어 있는 수면 장애로 인해 발생할 수 있다. 그러한 이유로 인하여, 만약 당신이 이 장에서 논의된 사건수면들 중 한 가지라도 갖고 있다는 생각이 든다면, 당신에게 잠재되어 있는 수면 장애가 있지는 않은지 밝히기 위하여 수면 전문가와 상담해 보는 것이 필요하다.

12

여성과 수면

이 책을 집필할 때에 많은 사람들이 여성과 관련한 수면 문제를 특별히 다루는 것은 어떨지 물어 왔다. 여성들은 일생에 걸쳐 많은 생물학적 변화들을 겪기 때문에, 이 주제를 집중적으로 다루는 것은 적절해 보인다. 이 책에서 제시하고 있는 수면 프로그램은 남성과 여성 모두에게 있어 불면증 극복에 효과적으로 적용될 수 있을 것이다. 그러나 여성의 생리적 특성, 또는 삶의 여러 단계들 동안에 일어나는 많은 변화들을 고려해 본다면, 여성의 수면에 영향을 미칠 수 있는 추가적인 요인들에 대해 다루는 것은 의미 있는 작업이라 할 수 있겠다.

월경

많은 여성들이 부기, 경련, 그리고 불편감과 같은 월경 증상들을 경험하고, 이들은 모두 수면을 방해할 수 있다. 이러한 증상들의 심각성과 그것들이 수면에 미치는 영향은 여성들 간에도 각기 다르게 나타난다. 일부 여성들은 월경 증상과는 독립적으로, 월경 기간 중에 증가된 수면 문제와 주간 졸음을 경험하기도 한다(Manber and Bootzin 1997). 그들은 잠드는 데에 더 오랜 시간이 걸리고 밤중에 자다가 자주 깨고,

수면 효율성의 감소와 전반적인 수면의 질 저하를 경험한다. 수면 문제는 월경 주기의 특정한 며칠에 국한되는 경향이 있으므로, 월경과 관련된 수면 문제들을 다루는 데에 있어서는 진정-수면제 복용을 권하지 않는다. 이는 당신이 수면제 복용을 중단하였을 때에 반동 불면증이 발생하여 상황이 더욱 악화될 수도 있기 때문이다. 그보다는 당신의 수면이 월경 주기 동안 일시적으로 좀 더 안 좋아질 수 있으나, 이때에 수면 위생을 잘 지키고 수면에 대한 불안만 키워 나가지 않는다면 이것이 장기적인 문제로 발전할 가능성은 낮다는 것을 인식하는 것이 중요하다.

월경 전 증후군(premenstral syndrome, PMS) 또한 수면을 손상시킬 수 있다. 이러한 증상은 당신이 월경 전에 경련, 부기, 그리고 심각한 불편감을 경험해 보았을 경우에만 이해가 가능할 텐데, 이는 잠드는 것을 더욱 힘들게 만들 수 있다. 당신의 기분은 우울하고, 짜증이 나거나 의기소침해질 것이다. 비록 이 주제와 관련한 연구 결과들이 서로 다르기는 하지만, 일부 연구들에 따르면 월경 전 증후군을 가진 여성들에게서 N2 단계의 수면이 증가하고 렘수면 또는 서파 수면이 감소하는 등 수면 구조상의 변화가 나타날 수 있다는 것을 알 수 있다(Baker et al. 2007). 만약 당신이 월경 전 증후군을 갖고 있다면 통증, 불쾌감, 또는 다른 증상들로 인하여 한밤중에 자다가 쉽게 깨어날 것이다. 다시 한 번 말하지만, 이 기간 동안에 좋은 수면 위생을 유지하는 것이 중요하고, 이러한 문제가 일시적인 것에 불과함을 기억해야 한다. 당신의 수면이 월경 전 증후군으로 인하여 나빠질 수 있다는 사실을 정확히 인지하고 있다면, 그러한 상황으로 인하여 당신이 불안해할 가능성은 줄어들게 될 것이다. 당신은 다른 종류의 베개(몸을 지지해 주는 바디 필로우 같은)를 사용함으로써 통증을 감소시키는 데 도움을 받을 수 있을 것이다. 어떤 이들은 경련 완화를 위해 이부프로펜ibuprofen(예를 들면, 모트린Motrin과 에드빌Advil) 또는 나프록센naproxen(예를 들면, 알리브Aleve와 신플렉스Synflex)과 같은 약물을 사용한다. 이때에 잠자기 전의 따뜻한 목욕 또한 도움이 될 수 있다.

성적 활동

남성들은 섹스 후에 종종 피로해지고 기운이 다 빠져 버리곤 하지만, 여성들은 반대의 반응을 보이기 쉽다. 따라서 남성들은 섹스 후에 빠르게 잠이 드는 데에 반하여, 많은 여성들은 완전히 각성이 되곤 한다. 여성들이 보다 각성되는 이유가 심리적인 것에 기인한 것인지 신체적인 것에 기인한 것인지에 대해서는 아직 불명확하다. 아마도 양쪽 다 일 것이다. 대부분의 여성에게 있어서 성적인 친밀감이란 신체적인 것뿐만 아니라 정서적인 연결성까지도 포함한다. 이는 섹스 후에 당신이 대화나 느낌을 함께 나누고 싶어 할 수도 있다는 것을 의미한다. 그러나 그것은 당신의 파트너가 이미 잠에 빠져들었다면 하기 힘든 일이다! 또한, 당신은 신체적으로 각성되어 잠잘 준비도 되지 않았을 것이다. 이때에 당신의 파트너를 억지로 깨워 대화를 나누려 하거나 당신이 완전히 깨어 버린 것에 대해 좌절감을 느끼기보다는, 편안하게 생각하고 마음을 가다듬어 당신 자신을 잠자기 좋은 상태에 놓이도록 노력하는 것이 좋다. 그렇게 하기까지 대략 10~15분 정도의 시간이 필요할 텐데, 섹스 후에 당신에게는 신체와 마음의 긴장을 풀기 위한 시간이 조금 필요할 뿐인 것이다. 만약 당신이 섹스 후에 잠들기가 매우 어렵게 느껴진다면, 하루 중 다른 시간에 해 보는 것은 어떠한가? 아침이나 이른 저녁에 하는 섹스가 당신에게는 더 잘 맞을 수도 있다.

임신

임신은 많은 신체적 변화를 겪는 시기이고, 그들 중 많은 것들이 당신의 수면에 영향을 미칠 수 있다. 프로게스테론 수준의 증가로 인하여, 당신은 복부 팽창, 가스(gas)의 증가 그리고 복부 불편감과 같은 위장 증상들을 경험할 것이다. 당신의 장 활동 또한 보다 느려질 것이다. 당신은 이러한 증상들이 밤중에 잠자러 가서 누워 있을 때에 더욱 심해진다는 것을 발견하게 될 것이다. 임신 중에는 전보다 자주 소변을 보게 되는데, 이는 당신의 수면을 방해할 수 있다. 만약 당신이 매일 밤 소변을 보기 위해 여러 번 깨게 된다면, 그것이 임신 중의 한 과정임을 받아들여야 한다. 잠자기 바로 전이나 1시간 전쯤부터 음료수 섭취를 줄이는 것은 한밤중에 화장실에 가는 횟수를 조금 줄여 줄 뿐이다. 탈수 상태가 되길 원치 않는다면, 그보다 오랜 시간 동안 음료수를 마시지 않는 것은 금해야 한다.

당신의 수면을 방해할 수 있는 임신 중의 신체적 변화들외에도, 임신 중에는 불안, 집착, 또는 걱정과 같은 느낌을 갖기 쉽다. 이 모든 것들이 이 시기에 나타나는 정상적인 반응들이지만, 동시에 이들 모두는 수면에 영향을 미칠 수 있다. 당신의 삶에서 이 시기가 매우 흥미진진한 시기라는 사실 하나만으로도 당신을 잠들기 힘들게 만들 수 있다. 가족 또는 친구들에게 당신이 어떻게 느끼고 있는지에 대해 말해 보도록 하라. 임신에 대한 당신의 정서적 반응들은 아마도 다른 이들이 겪어 온 것과 매우 비슷할 것이고, 당신이 느끼고 있는 그 느낌이 혼자만의 것이 아니라는 것을 알게 되는 것만으로도 지지받는다고 느낄 수 있을 것이다.

피로감과 주간 졸음

임신 기간 중에 피로감 또는 졸음을 느끼는 것은 매우 흔한 일인데, 특히 임신 초기와 말기에 그러하다. 임신 초기에는 프로게스테론 수준의 증가가 당신을 졸리게 만들 수 있다. 당신은 과거에는 보통 낮잠을 자지 않았었다 할지라도 어느새 낮잠을 자고 있는 스스로의 모습을 발견할 수 있을 것이다. 당신은 아마도 카페인 섭취를 줄였거나 아예 중단하였을 것이다. 그것이 프로게스테론 수준의 증가와 맞물려 주간에 당신을 더욱 졸리게 만들 것이다. 보통은 이것이 임신 기간 내내 유지되지는 않지만, 임신 초기, 적어도 몇 주간은 심한 졸음을 유발할 수 있다. 이는 완전히 정상적인 현상이다.

만약 당신이 야간 수면 시의 어려움을 겪고 있다면, 낮잠은 문제를 더욱 악화시킬 수 있다는 것을 알아야 한다. 만약 당신이 낮 동안 절박하리만치 낮잠을 자고 싶은 느낌이 든다면, 그것은 당신의 신체가 더 많은 휴식을 필요로 한다는 것을 의미한다. 왜냐하면 당신의 신체는 너무나 많은 변화들을 겪고 있으므로, 낮잠이 활기를 되찾고 더 나은 느낌을 갖도록 하는 데에 있어 중요한 방법이 될 수 있기 때문이다. 그러나 이는 당신의 야간 수면을 악화시킬 수 있으므로 낮잠 시간을 제한하기 위해 노력해야 한다. 30분 또는 1시간 정도 낮잠을 자는 것은 2~3시간 동안 낮잠을 자는 것에 비하여 당신의 야간 수면에 미치는 영향이 적을 것이다.

불편감과 통증

임신 중에 당신은 가끔 통증이나 불쾌감을 겪게 될 것이다. 등 아래 부분의 통증은 매우 흔하고, 임신 후반기에는 특히 더하다. 실제로, 등 아래 부분의 통증은 모든 임산부들 중 50퍼센트 이상에게서 발생한다(Kryger 2000). 증가된 몸무게로 인하여 관절과 근육 통증이 발생할 수도 있다. 모든 통증은 당신의 수면에 영향을 미치고 밤에 깨어 있게 만들 수 있다. 당신은 다른 시간보다도 야간에 잠자리에 누워 있을 때에 더 많은 통증을 느낄 수 있다. 그 이유는 밤에 잠자리에 누워 있을 때에는 달리 정신 팔 데가 없기 때문이다. 그러나 이것이 오직 임신 기간 중에만 해당되는 것은 아니다. 통증은 종종 야간에 더 심해지는데 그 이유는 당신이 다른 활동에 적극적으로 관여하지 않게 됨으로써 당신의 신체 감각에 더욱 집중하게 되기 때문이다. 다리에 쥐가 나는 것 또한 임신 중에 매우 흔한 일이고 아픔으로 인해 잠에서 깨게 될 수 있다.

만약 당신이 편안한 수면 자세를 찾을 수 없다면, 임부용 베개, 바디 필로우, 또는 다양한 종류의 작은 베개들을 사용해 보도록 하라. 예를 들어, 만약 당신이 등 아래 부분에 통증이 있다면, 당신은 그 밑에 작은 베개를 받혀 통증을 조금 줄여 볼 수 있을 것이다. 임신 16주가 지나게 되면 당신은 임신으로 인하여 똑바로 누워 잘 수가 없게 된다(Curtis and Schuler 2004). 왜냐하면 아기의 몸무게가 당신의 하대정맥(당신의 신체의 하반신에서 오는 혈액을 당신의 심장으로 돌려보내는 주요 정맥)을 누를 수 있기 때문이다. 이는 당신의 혈압을 문제가 있는 수준으로까지 낮추고, 당신의 아기에게로 가는 혈류 또한 감소시킬 수 있다. 만약 당신이 똑바로 누워 자는 습관을 갖고 있다면 옆으로 누워 잠을 자는 것이 힘들 수도 있을 것이다. 그럴 경우 당신의 등에 베개나 쐐기 모양의 물건을 놓아서 당신이 잠자는 동안 굴러 등을 대고 눕지 않도록 만들어야 한다. 편안한 자세를 찾지 못한다고 해서 좌절할 필요는 없다. 시간이 지남에 따라 당신의 신체는 당신의 새로운 수면 자세에 적응하게 될 것이고, 곧 태어날 아기는 이 모든 희생을 보상해 주고도 남을 존재이기 때문이다.

좌골신경통

좌골신경통이 임신기간 동안에 발생할 수 있다. 만약 당신이 이를 전에도 경험한 적이 있다면, 당신은 이것이 극도의 통증을 느끼게 할 수도 있다는 것을 이미 알고 있을 것이다. 통증은 일반적으로 한쪽 엉덩이에서 시작되어 허리나 한쪽 다리로 뻗어 내려간다. 좌골신경은 자궁 뒤쪽에 위치하고 다리와 발 쪽으로 뻗어 내려오기 때문에 임신 중 자라나는 아기로 인해 증가된 압력은 이 신경을 압박할 수 있다(Curtis and Schuler 2004). 좌골신경통은 또한 탈구된 디스크로 인한 척추 뼈 또는 디스크의 손상으로도 발생할 수 있는데, 이는 신경 주변의 염증을 일으키거나 신경 자체를 직접 압박할 수도 있다. 당신은 반대쪽으로 돌아누움으로써 통증을 완화시켜 볼 수 있다. 또한 마사지나 특정 운동들로 약간의 이완 효과를 얻을 수도 있다. 물리 치료사가 당신에게 특정 운동 방법을 가르쳐 줄 수 있겠으나, 치료를 받기 전에 반드시 의사와 상의하도록 한다.

위장 변화들

임신 중의 프로게스테론 수치 증가는 가스(gas)의 증가, 더부룩함, 그리고 트림을 유발할 수 있다. 이는 프로게스테론이 소화 기관의 근육들을 포함하여 당신 신체의 전반적인 근육 세포들을 부드럽게 이완시키기 때문이다. 당신은 임신 초기부터도 위장의 불편감을 경험할 수 있는데, 특히 과식한 후에 그럴 수 있다. 따라서 하루에 2~3번에 걸쳐 많은 양을 먹기보다는 소량의 식사를 자주 하는 것이 도움이 될 것이다.

아기가 점차 커지기 시작하면, 당신의 자궁이 당신의 복부에서 더 많은 공간을 차지하게 되고, 이는 소화를 느리게 하고 더부룩함을 느끼게 만들 수 있다. 당신은 또한 임신 중에 변비 또는 속 쓰림을 경험할 수도 있다. 이러한 모든 변화들이 임신 중에는 분명 정상적인 것들이지만, 매우 짜증스러운 일임에는 틀림이 없다. 당신이 먹는 음식에 주의하고 가스를 촉진하는 음식(콩뿐만 아니라, 브로콜리, 양파, 양배추, 아스파라거스, 그리고 콜리플라워)을 먹지 않는 것이 도움이 될 수 있다. 그러나 이러한 음식들 모두가 건강에는 매우 이로운 것들이므로, 당신의 식단에서 이들을 완전히 제거하는 것은 적절치 않다. 따라서 적어도 초기에라도 조금씩 줄여 보고 당신의 몸의 느낌을 지켜보도록 한다. 임신 중에 탄산이 든 음료수는 먹지 않는 것이 좋은데, 그렇게 함으로써 가스와 더부룩함을 감소시킬 수 있다. 운동 또한 당신의 내장 기관에 도움을 줄 수 있다. 이는 신체가 자연스럽게 올바른 방향으로 흘러가는 것을 도와주고, 이를 통해 당신은 보다 나은 느낌을 갖게 될 수 있을 것이다.

가빠진 숨과 호흡 문제들

임신은 호흡에도 영향을 미친다. 당신은 하루 중 걷거나 가벼운 운동 또는 활동을 할 때조차도 가빠진 호흡을 경험할 수 있다. 같은 현상이 밤에도 일어나는데, 평소에는 그렇지 않았었다 하더라도 임신 중에는 코를 골게 될 수도 있다. 한 연구에 따르면, 임신한 여성의 23퍼센트가 임신 후반부에 코를 골았는데, 그들 중 오직 4퍼센트의 여성들만이 임신 전에도 코를 골았었다고 한다(Kryger 2000). 이 연구에서 코를 고는 이들은 이후에 고혈압 또는 자간전증 문제를 갖기 쉬웠다. 이러한 여성들의 태내에서 성장 중인 아기들도 평균치보다 유의미하게 낮은 체중을 보였고, 출생 후 낮은 아프가 점수(Apgar score, 생후 즉각적으로 신생아의 건강을 측정하는 평가 도구)를 보였다. 이러한 이유들로 인해 당신은 코골이와 관련하여 처방전 없이 받을 수 있는 치료법에 대해 산과의와 함께 논의하고 싶을 것이다. 만약 당신이 임신 중에 폐쇄성 수면 무호흡증을 갖고 있을 경우, 폐고혈압증, 임신성 당뇨병, 그리고 전자간증과 같은 합병증의 발생 위험이 증가하게 된다(Edwards et al. 2002). 만약 당신이 폐쇄성 수면 무호흡증을 갖고 있는 것 같다는 생각이 든다면, 즉각적으로 지속적 양압기(continuous positive airway pressure, CPAP) 등을 이용한 치료를 받는 것이 필요하다. 그렇지 않을 경우, 당신의 건강과 아기의 건강 모두가 위태로워 질 수 있다.

수면 중의 코골이 및 그 밖의 호흡 관련 문제들을 감소시키기 위해서는 등을 대고 누워 자는 것을 피해야만 한다. 이는 임산부뿐만 아니라 코를 고는 이들에게 적용되는 사실이다. 이미 언급한 바와 같이, 보통의 경우에 있어서 코골이는 임신 기간 중 첫 16주가 지난 이후부터 중요해지는 문제이다. 그러나 만약 당신이 임신 초기부터 코를 골거나 호흡이 짧아지는 것을 느낀다면, 바로 옆으로 누워서 자는 것이 좋다.

하지불안 증후군

임신 기간 동안 밤중에 다리에 벌레가 기어가는 듯한 느낌이나 다리를 움직이고 싶게 만드는 톡 쏘는 듯한 얼얼하고 불편한 느낌을 경험하는 것은 드문 일이 아니다. 한 연구에 따르면, 임신한 여성들 중 거의 20퍼센트에 해당하는 사람들이 하지불안 증후군(restlessness legs syndrome, RLS)을 갖고 있는 것으로 밝혀졌고, 이는 일반 인구에서의 하지불안 증후군의 유병률보다 높은 것이다(Suzuki et al. 2003). 임신 중의 하지불안 증후군은 철분 요구량의 증가에 따른 철분 부족으로 인한 것이거나(Cotter and O' Keeffe 2006), 임신 중에 발생하는 내분비 변화들 때문일 수도 있다(Winkelmann et al. 2000). 증상들은 종종 출산과 함께 자연스럽게 사라지지만(Goodman, Brodie, and Ayida 1988), 증상들이 나타날 때에 이를 개선시키기 위해 시도할 수 있는 몇 가지 방법들이 있다.

당신의 하지불안 증후군 증상들을 개선시키기 위한 비약물적 방법에는 매일 적당한 수준의 다리 운동 하기, 잠자기 전에 스트레칭 하기(특히 다리 부분), 그리고 카페인, 니코틴, 알코올 제한하기가 있다. 증상이 비타민 또는 미네랄 부족으로 인해 발생한 것은 아닌지 확인하기 위해서는 의사를 통해 철분, 페리틴, 마그네슘, 비타민 B12, 그리고 엽산의 수준을 확인하는 것도 중요하다(Montplaisir et al. 2000). 종종 부족한 비타민 또는 미네랄을 보충하는 것이 하지불안 증후군의 증상을 완화시켜 줄 수 있다. 물론 임신 중 어떠한 약물이든지 새로운 것을 복용하기 전에 당신의 산과의에게 먼저 확인받는 것이 필요하다.

야간 다리 경련

하지불안 증후군이 보통 잠드는 것과 관련된 문제를 낳는 것과 달리, 갑작스러운 다리 근육의 당김으로 인한 야간 다리 경련은 당신을 한밤중에 깨어나게 만들 수 있다. 임신한 여성들 중 5~30퍼센트가 야간 다리 경련을 경험하는 것으로 추정되었다(Dahle et al. 1995). 다리 경련은 당신이 자는 중에 갑자기 발생하고, 당신을 침대에서 고통 속에 깨어 있게 만들어 놓는다. 낮에 오랜 시간 서 있거나 다리를 꼬고 앉아 있는 것은 이 문제를 더욱 악화시킬 수 있다.

연구들에 따르면 마그네슘 보충제가 임신과 관련한 다리 경련에 도움이 되는 것으로 알려져 있다(Dahle et al. 1995). 그러나 당신은 어떠한 보충제든지 복용 전에 의사와 먼저 상의하여야 한다. 낮 동안 혹은 잠자기 전에 당신의 장딴지 근육을 스트레칭 하고 앉아 있을 때에 당신의 발목을 돌리거나 발가락을 씰룩씰룩 움직이는 것이 도움이 될 것이다. 하지불안 증후군과 같이, 매일 다리 운동을 하는 것이 도움이 될 수 있으므로, 매일 산책을 나가도록 하라. 탈수는 당신의 근육에 쥐가 나게 만들 수 있으므로, 매일 충분한 양의 물을 마시는 것을 잊지 않도록 한다.

만약 당신이 한밤중에 다리 경련을 일으킨다면, 당신의 발가락 끝을 안쪽으로 오므려서는 안 된다! 이렇게 할 경우 경련이 더욱 심해질 수 있다. 대신에 당신의 발뒤꿈치를 먼저 펴면서 다리를 쭉 뻗고, 천천히 발가락을 당신의 정강이 쪽으로 구부리도록 한다. 이는 근육 경련을 감소시켜 주고, 결국에는 통증을 사라지게 만들 것이다. 당신은 또한 당신의 다리를 마사지하거나 몇 분간 걸어다닐 수도 있다. 이러한 방법들은 통증을 사라지게 만들어 줄 수 있다. 만약 당신이 보다 지속적이고, 만성적인 통증이나 다리에 부기를 느낀다면, 즉각적으로 의사를 찾아가야 한다. 임신 중에 혈전(blood clots)이 발생할 수도 있는데, 그럴 경우 즉각적인 치료가 필요하다.

두 번째 업무

비록 많은 남성들이 자녀를 돌보는 데에 있어 과거에 비해 많은 역할을 하고 있고 집안일의 책임도 함께 나누고 있음에도 불구하고, 집과 자녀들을 돌보는 것에 대한 전통적인 의무들은 여전히 여성의 어깨 위에 얹혀 있다. Arlie Russell Hochschild와 Anne Machung(2003)은 직장 여성이 매일 저녁 집으로 돌아왔을 때에 벌어지는 현상을 기술하기 위하여 '두 번째 업무(the second shift)' 라는 용어를 새롭게 만들었다. 여성들은 퇴근 후 요리, 청소, 자녀 돌보기 등의 두 번째 업무를 하기 시작한다. 매일 저녁 집에서의 업무들이 당신의 삶에서 스트레스와 불안을 증가시킨다는 데에는 의심의 여지가 없을 것이다. 일하는 엄마들에게 있어서 반복적인 집안일과 직장에서의 책임들 사이에서 균형을 찾는 것은 힘든 일이 될 수 있다. 이는 남자들은 집에 왔을 때에 아무런 책임감도 느끼지 않는다는 것을 뜻한다기보다는, 우리 사회가 직장 생활을 하는 여성들에게 지나치게 높은 기준을 부과한다는 것을 말하고자 하는 것이다. 하루 종일 힘든 하루를 보낸 후 집에 와서 해야 할 집안일들을 보게 되면 짜증스럽고 압도되는 느낌을 받을 수 있고, 이는 많은 여성들이 흔하게 경험하는 일이다. 이러한 스트레스는 의심할 여지없이 밤중에 잠자는 것을 힘들게 만들 수 있다. 만약 당신이 집으로 돌아왔을 때에 이완할 시간이 없다면, 잠자는 시간이 되었을 때에 긴장을 누그러뜨리고 마음을 편안히 하기가 힘들 것이다. 만약 당신이 일하는 엄마로서의 압박감으로 인해 잠자기가 힘들어졌다고 느낀다면, 당신의 배우자, 다른 가족 구성원들, 그리고 친구들에게 지지를 구하도록 하라. 당신 자신에게 휴식을 주고, 어느 누구도 완벽한 사람은 없다는 것을 알아야 한다. 이는 당신 스스로 매일 요리를 하기보다는 일주일에 한 번쯤은 저녁을 사서 들어오는 한이 있다 하더라도 당신 자신에게 스트레스를 줄이고 휴식 시간을 갖게 해 줄 필요가 있다는 것을 의미한다.

폐경 전후 증후군과 폐경기

당신은 폐경 전후 또는 폐경기 동안에 수면 문제들을 경험하기 시작할 수 있다. 이 시기에 당신의 신체에서 생성되는 에스트로겐과 프로게스테론의 양은 줄어든다. 연구에 따르면, 대략 폐경 전기 여성들 중 24퍼센트, 폐경기 여성들 중 41퍼센트, 폐경 후기 여성들 중 41퍼센트가 수면 문제를 갖고 있다고 한다(Alexander et al. 2007). 이러한 수면 문제들 중 일부는 안면 홍조와 야간에 흘리는 식은땀 때문에 발생하는데, 이로 인해 잠들기 힘들고, 자다가도 자주 깰 수 있다. 얇은 옷을 입고 침실의 온도를 쾌적하게 하는 것이 홍조나 야간에 흘리는 식은땀을 감소시켜 줄 수 있을 것이다. 일부 여성들의 경우에는 폐경 전후와 폐경기에 한밤중에 자주 화장실에 가게 되면서 수면 문제가 발생하기도 한다. 또한 폐경기 여성들에게 있어서는 수면과 관련된 호흡 장애와 코골이에 대한 발생 위험이 증가하므로, 수면 문제가 더 많이 발생할 수 있다(Badheka, Sameen, and Rozensky 2005). 잠자기 어려운 것뿐만 아니라, 당신은 낮 동안 에너지가 떨어지고 피로감이 증가하는 것을 경험할 수 있다. 이러한 증상은 불충분한 잠으로부터 기인할 가능성이 높은데, 야간에 잠을 제대로 못자게 되면 낮 시간에 졸음과 피로감이 나타날 수 있다. 그리고 삶의 다른 시기에 나타나는 불면증이나 남성들 사이에서 발생하는 불면증과 똑같이, 폐경 전후기와 폐경기 동안의 불면증 또한 높은 수준의 불안 및 우울과도 관련이 깊다.

인지행동치료가 폐경 전후기와 폐경기 동안에 발생하는 수면 문제를 극복하는 데에 효과적일 수 있다(Alexader et al. 2007). 이러한 접근은 수면 위생 개선하기, 이완 훈련들, 자극 조절, 수면 제한, 그리고 스트레스와 불안 조절하기와 같이 이 책에서 논의된 기술들을 포함한다. 수면 프로그램의 인지적 요소는 불면과 관련한 파국적 사고와 같이 당신 자신이 만들어 낸 불안들을 극복하는 데에 특히 효과적일 수 있다.

일부 여성들은 호르몬 대체 치료법으로부터 도움을 받기도 한다. 이와 관련하여서는 의사와 함께 조심스럽게 득실을 따져 보며 당신에게 맞는 치료법인지 논의해 볼 필요가 있다. 일부 연구들에서는 에스트로겐 대체 치료법이 여성의 수면의 질을 개선시킬 수 있다고 밝힌 데에 반하여, 다른 연구들은 아무런 차이가 없다고 보고하였다 (Bliwise 2000). 그러한 이유로 인하여, 호르몬 대체 치료법이 당신의 수면을 정말로 개선시키는지 여부는 아직 불분명하고, 여성들마다 각기 다를 수 있다고 본다.

요약

불면증은 남성보다 여성에게서 더 흔하게 나타난다. 그 원인은 사람마다 다르겠지만, 호르몬 변화, 월경, 그리고 임신과 같은 신체적 요인들은 분명히 이러한 현상에 영향을 미칠 것이다. 주간 스트레스 줄이기, 수면 위생 개선하기, 이완의 시간 갖기와 같이 이 책에 기술되어 있는 방법들을 사용함으로써 당신의 전반적인 수면의 질을 개선시킬 수 있을 것이다.

참고자료

유용한 웹사이트들

국제 수면 재단(National Sleep Foundation, NSF)

www.sleepfoundation.org

국제 수면 재단은 수면 장애들과 관련된 교육, 연구, 그리고 지지를 지원하는 비영리적인 기구이다. 국제 수면 재단의 공식 웹사이트에서는 수면 장애, 수면 위생, 그리고 다른 수면 관련 주제들과 관련한 정보를 제공해 준다. 이는 일반인과 수면 전문가들 모두에게 있어 유용하다.

미국 불면증 협회(American Insomnia Association, AIA)

www.americaninsomniaassociation.org

미국 불면증 협회는 환자들이 주축을 이루는 협회로서, 불면증을 갖고 있는 사람들을 돕기 위하여 불면증에 관한 교육, 연구, 그리고 인식을 촉진하고 옹호한다. 웹사이트에서는 불면증의 원인, 치료적 선택들, 그리고 약물치료와 같은 불면증에 대한 정보와 수면 센터나 공인된 불면증 전문가를 찾는 것과 관련한 추가적인 자원들을 제공한다.

미국 심리학 협회(American Psychological Association, APA)

www.apa.org

심리학자와 일반인들 모두를 위한 웹사이트로서, 정신 장애에 대한 정보를 담고 있다. 당신은 수면, 우울, 불안, 그리고 '심리학 주제들(Psychology Topics)' 섹션에서 유용한 정보들을 찾을 수 있다. 만약 당신이 당신의 지역에 있는 심리학자를 찾고자 한다면, '심리학자 찾기(Find a psychologist)' 라는 링크에 접속하면 된다.

미국 수면 의학회(American Academy of Sleep Medicine, AASM)

www.aasmnet.org

당신의 거주 지역에 있는 공인된 수면 검사실을 찾기 원한다면, '환자와 지역(Patients & Public)' 에 접속하고 난 후 '수면센터 찾기(Find a Sleep Center)' 에 접속하여 지역별로 제시되어 있는 수면센터들을 찾아보라. 하룻밤에 걸친 수면 검사는 만약 당신이 폐쇄성 수면 무호흡증, 주기적 사지 운동 장애, 기면증, 또는 렘수면 행동 장애를 갖고 있을 경우 매우 유용할 수 있다.

미국 불안 장애 협회(Anxiety Disorders Association of America, ADAA)

www.adaa.org

이 웹사이트는 불안 장애의 증상들과 치료에 대한 정보뿐만 아니라 불안 장애에 있어서의 지지 집단들과 유능한 전문가들에 대한 목록과 도움을 받는 방법들에 대한 정보들을 제공해 준다.

미국 정신질환자 연맹(National Alliance on Mental Illness, NAMI)

www.nami.org

미국 정신질환자 연맹은 민중의, 자조적인, 비영리적인 지지 단체이다. 이 단체의 웹사이트는 정신적 질병, 당신의 지역사회에서의 자원들, 그리고 정신 장애에 대해 보다 많이 배울 수 있는 방법들에 대한 정보를 제공해 준다.

이완 훈련들

매우 다양한 종류의 이완 훈련들에 관한 자료를 CD와 MP3 형태로 구할 수 있다. 이와 관련하여 몇 개의 추천되는 자료들을 여기에 제시하도록 하겠다.

Stephanie A. Silberman(Ph.D., DABSM)

다양한 이완 훈련들을 다운로드하기 위하여, 당신은 www.sleeppsychology.com을 방문하여 이완 훈련 섹션을 클릭하면 된다.

Matthew McKay(Ph.D.), 그리고 Patrick Fanning

이완과 스트레스 감소 오디오 시리즈(New Harbinger Publications와 Amazon.com에서 구할 수 있음)

Applied Relaxation Training, ISBN: 978-1-57224-6379

Medication and Autogenics, ISBN: 978-1-57224-6409

Body Awareness and Imagination, ISBN: 978-1-57224-6386

Progressive Relaxation and Breathing, ISBN: 978-1-57224-6393

Stress Reduction, ISBN: 978-1-57224-6416, Audio CD

The Daily Relaxer Audio Companion: soothing Guided Meditations for Deep Relaxation Anytime, Anywhere: ISBN: 978-1-57224-6362, double set audio CD

Scott Gauthier

Welcome to Earth: Explorations in Body Awareness and Relaxation. 특히 깊은 이완 훈련과 관련된 부분이 이 책에 나와 있는 이완 훈련들과 비슷하다. CD는 Amazon.com과 CDbaby.com에서 구할 수 있다. 다운로드를 위해서 당신은 iTunes 또는 Rhapsody에 방문하면 된다.

참고문헌

유은승, 고영건, 성기혜, 권정혜(2009). 한국판 수면에 대한 역기능적 신념 및 태도 척도에 대한 타당화 연구. 한국심리학회지: 임상, 28(1), 309-320.

Alexander, J. L., T. Neylan, K. Kotz, L. Dennerstein, G. Richardson, and R. Rosenbaum. 2007. Assessment and treatment for insomnia and fatigue in the symptomatic menopausal woman with psychiatric comorbidity. *Expert Review of Neurotherapeutics* 7(11 suppl.): S139-S155.

American Academy of Sleep Medicine (AASM). 2005. *International Classification of sleep Disorders: Diagnostic and Coding Manual.* 2nd edition. Westchester, IL: American Academy of Sleep Medicine.

American Psychiatric Association. 1994. *Diagnostic and Statistical Manual of Mental Disorders.* 4th edition. washington, DC: American Psychiatric Association.

Atkins, W. 2008. Got sleep? CDC says 1 out of 10 Americans are sleep deprived!. www.itwire.com/content/view/16931/1066/. Accessed August 15, 2008.

Badheka, N. H., M. T. Sameen, and R. Rozensky. 2005. Managing menopause and sleep. sleep Review, september-October.

Baker, F. C., T. L. Kahan, J. Trinder, and I. M. Colrain. 2007. Sleep quality and the sleep electroencephalogram in women with severe premenstrual syndrome. *sleep* 30(10): 1283-1291.

Basner, R. C. 2005. Shift-work sleep disorder: The glass is more than half empty. *New England Journal of Medicine* 353(5): 519-521.

Belleville, G., and C. M. Morin. 2008. Hypnotic discontinuation in chronic insomnia: Impact of psychological distress, readiness to change, and self-efficacy. *Health Psychology* 27(2): 239-248.

Benca, R. 2000. Mood disorders. In *Principles and Practice of sleep Medicine*, 3rd edition, edited by M. H. Kryger, T. Roth, and W. C. Dement. Philadelphia: W. B. Saunders company.

Berg, D. 2008. Biomarkers for the early detection of Parkinson's and Alzheimer's disease. *Neurodegenerative Diseases* 5(3-4): 133-136.

Bliwise, D. L. 2000. Normal aging. In *Principles and Practice of Sleep Medicine*, 3rd edition, edited by M. H. Kryger, T. Roth, and W. C. Dement. Philadelphia: W. B. saunders Company.

Bliwise, D. L., and F. P. Ansari. 2007. Insomnia associated with valerian and melatonin usage in the 2002 National Health Interview Survey. *Sleep* 30(7): 881-884.

Boon, H. S., and A. H. C. Wong. 2003. Kava: A test case for Canada's new approach to natural health products. *Canadian Medical Association Journal* 169(11): 1163-1164.

Bootzin, R. R. 1972. Stimulus control treatment for insomnia. *Proceedings of the 80th Annual Convention of the American Psychological Association* 7: 395-396.

Bootzin, R. R., and S. P. Rider. 2000. Behavioral techniques and biofeedback for insomnia. In *Understanding Sleep: The Evaluation and Treatment of Sleep Disorders*, edited by M. R. Pressman and W. C. Orr. washington, DC: American Psychological Association.

Bourne, E. J. 2005. *The Anxiety and Phobia Workbook*. 4th edition. Oakland, CA: New Harbinger Publications.

Bowman, T. J., and V. Mohsenin. 2003. Synopsis of sleep. In *Review of Sleep Medicine*, edited by T. J. Bowman. Amsterdam: Butterworth Heinemann.

Brielmaier, B. D. 2006. Eszopiclone (Lunesta): A new nonbenzodiazepine hypnotic agent. *Proceedings (Baylor University Medical Center)* 19(1): 54-59.

Broughton, R. J. 1999. Behavioral parasomnias. In *Sleep Disorders Medicine: Basic Science, Technical Consideration, and Clinical Aspects*, 2nd edition, edited by S. Chokroverty.

Boston: Butterworth Heinemann.

Cagnacci, A., S. Arangino, A. Renzi, A. M. Paoletti, G. B. Melis, P. Cagnacci, and A. Volpe. 2001. Influence of melatonin administration on glucose tolerance and insulin sensitivity of postmenopausal women. *Clinical Endocrinology (Oxford)* 54(3): 339-346.

Cappuccio, F. P., S. Stranges, N. B. Kandala, M. A. Miller, F. M. Taggart, M. Kumari, J. E. Ferrie, M. J. Shipley, E. J. Brunner, and M. G. Marmot. 2007. Gender-specific associations of short sleep duration with prevalent and incident hypertension: The Whitehall II Study. *Hypertension* 50(4): 693-700.

Carlson, N. R. 1998. Physiology of Behavior. 6th edition. Boston: Allyn and Bacon.

Chesson, Jr., A. L., W. M. Anderson, M. Littner, D. Davila, K. Hartse, S. Johnson, M. Wise, and J. Rafecas. 1999. Practice parameters for the nonpharmacological treatment of chronic insomnia: An American Academy of sleep Medicine report. *Sleep* 22(8): 1128-1133.

Cimolai, N. 2007. Zopiclone: Is it apharmacologic agent for abuse? *Canadian Family Physician* 53(12): 2124-2129.

Copinschi, G. 2005. Metabolic and endocrine effects of sleep deprivation. *Essential Psychopharmacology* 6(6): 341-347.

Cotter, P. E., and S. T. O' Keeffe. 2006. Restless legs syndrome: Is it a real problem? *Therapeutics and Clinical Risk Management* 2(4): 465-475.

Crispim, C. A., I. Zalcman, M. Dattilo, H. G. Padilha, S. Tufik, and M. T. de Mello. 2007. Relation between sleep and obesity: A literature review. 〈Article in Portuguese.〉 *Arquivos Brasileiros de Endocrinologia e Metabologia* 51(7): 1041-1049.

Curcio, G., M. Ferrara, and L. De Gennaro. 2006. Sleep loss, learning capacity and academic performance, *Sleep Medicine Reviews* 10(5): 323-337.

Curtis, G. B., and J. Schuler. 2004. *Your Pregnancy Week: Week by Week*. 5th edition. Cambridge, MA: Da Capo Press.

Dahle, L. O., G. Berg, M. Hamma, M. Hurtig, and L. Larsson. 1995. The effect of oral magnesium substitution on pregnancy-induced leg cramps. *American Journal of Obsterics and Gynecology* 173(1): 175-180.

Edinger, J. D., M. K. Means, C. E. Carney, and A. D. Krystal. 2008. Psychomotor performance deficits and their relation to prior nights' sleep among individuals with primary insomnia. *Sleep* 31(5): 599–607.

Edwards, N., P. G. Middleton, D. M. Blyton, and C. E. Sullivan. 2002. Sleep disordered breathing and pregnancy. *Thorax* 57(6): 555–558.

Fennell, M. J. V. 1998. Depression. In *Cognitive Behaviour Therapy for Psychiatric Problems: A Practical Guide*, edited by K. Hawton, P. M. Salkovski, J. Kirk, and D. M. Clark. Oxford, England: Oxford University Press.

Foley, D. J., A. A. Monjan, S. L. Brown, E. M. Simonsick, R. B. Wallace, and D. G. Blazer. 1995. Sleep Complaints among elderly persons: An epidemiologic study of three communities. *Sleep* 18(6): 425–432.

Fu, P. P., Q. Xia, L. Guo, H. Yu, and P. C. Chan. 2008. Toxicity of kava. *Journal of Environmental Science and Health. Part C, Environmental Carcinogensis and Ecotoxicology Reviews* 26(1): 89–112.

Gangwisch, J. E., S. B. Heymsfield, B. Boden-Albala, R. M. Buijs, F. Kreier, T. G. Pickering, A. G. Rundle, G. K. Zammit, and D. Malaspina. 2006. Short sleep duration as a risk factor for hypertension: Analyses of the first National Health and Nutrition Examination Survey. *Hypertension* 47(5): 833–839.

Gangwisch, J. E., D. Malaspina, B. Boden-Albala, and S. B. Heymsfield. 2005. Inadequate sleep as a risk factor for obesity: Analyses of the NHANES I. *sleep* 28(10): 1217–1220.

Gardner, D. M., R. J. Baldessarini, and P. Waraich. 2005. Modern antipsychotic drugs: A critical overview. *Canadian Medical Association Journal* 172(13): 1703–1711.

Gibson, E. S., A. C. Powles, L. Thabane, S. O' Brien, D. S. Molnar, N. Trajanovic, R. Ogilvie, C. Shapiro, M. Yan, and L. Chilcott-Tanser. 2006. "Sleepiness" is serious in adolescence: Two surveys of 3235 Canadian students. BMC Public Health 6: 116.

Gillin, J. C., and S. P. A. Drummond. 2000. Medication and substance abuse. In *Principles and Practice of Sleep Medicine*, 3rd edition, edited by M. H. Kryger, T. Roth, and W. C. Dement. Philadelphia: W. B. Saunders Company.

Glass, J., K. L. Lanctot, N. Herrmann, B. A. Sproule, and U. E. Busto. 2005. Sedative hypnotics in older people with insomnia: Meta-analysis of risks and benefits. *BMJ* 331(7256): 1169–1175.

Glotzbach, S. F., and H. C. Heller. 2000. Temperature regulation. In *Principles and Practice of Sleep Medicine*, 3rd edition, edited by M. H. Kryger, T. Roth, and W. C. Dement. Philadelphia: W. B. Saunders Company.

Goodman, J. D. S., C. Brodie, and G. A. Ayida. 1988. Restless leg syndrome in pregnancy. *BMJ* 297(6656): 1101–1102.

Grigg-Damberger, M. 2006. Why a polysomnogram should become part of the diagnostic evaluation of stroke and transient ischemic attack. *Journal of Clinical Neurophysiology* 23(1): 21–38.

Guardiola-Lemaitre, B. 1997. Toxicology of melatonin. *Journal of Biological Rhythms* 12(6): 697–706.

Hassed, C. 2001. How humour keeps you well. *Australian Family Physician* 30(1): 25–28.

Hauri, P. J. 1998. Insomnia. *Clinics in Chest Medicine* 19(1): 157–168.

Hindmarch, I., E. Legangneux, N. Stanley, S. Emegbo, and J. Dawson. 2006. A double-blind, placebo-controlled investigation of the residual psychomotor and cognitive effects of zolpidem-MR in health elderly volunteers. *British Journal of Clinical Pharmacology* 62(5): 538–545.

Hochschild, A. R., and A. Machung. 2003. *The second Shift*. New York: Penguin Books.

Holbrook, A. M. 2004. Treating insomnia: Use of drugs is rising despite evidence of harm and little meaningful benefit. *BMJ* 329(7476): 1198–1199.

Iber, C, S. Ancoli-Israel, A. Chesson, and S. F. Quan. 2007. *The AASM Manual for the Scoring of Sleep and Associated Events: Rules, Terminology and Technical Specifications*. Westchester, IL: American Academy of Sleep Medicine.

Irwin, M. R., M. Wang, D. Ribeiro, H. J. Cho, R. Olmstead, E. C. Breen, O. Martinez-Maza, and S. Cole. 2008. Sleep Loss activates cellular inflammatory signaling. *Biological Psychiatry* 64(6): 538–540.

Johns, M. W. 1991. A new method for measuring daytime sleepiness: The Epworth sleepiness Scale. *Sleep* 14(6): 540–545.

Kahol, K., M. J. Leyba, M. Deka, V. Deka, S. Mayes, M. Smith, J. J. Ferrara, and S. Panchanathan. 2008. Effect of Fatigue on psychomotor and cognitive and skills. *American Journal of Surgery* 195(2): 195–204.

Kato, K., K. Hirai, K. Nishiyama, O. Uchikawa, K. Fukatsu, S. Ohkawa, Y. Kawamata, S. Hinuma, and M. Miyamoto. 2005. Neurochemical properties of ramelton (TAK-375), a selective MT1/MT2 receptor agonist. *Neuropharmacology* 48(2): 301–310.

Kemper, K. J., and S. Shannon. 2007. CAM therapies to promote healthy moods. *Pediatric Clinics of North America* 54(6): 901–924.

Knutson, K. L., K. Spiegel, P. Penev, and E. V. Cauter. 2007. The metabolic consequences of sleep deprivation. *Sleep Medicine Review* 11(3): 168–178.

Kryger, M. H. 2000. Restrictive lung disorders. In *Principles and Practice of Sleep Medicine*, 3rd edition, edited by M. H. Kryger, T. Roth, and W. C. Dement. Philadelphia: W. B. Saunders Company.

Kuhn, B. R. 2001. Pediatric parasomnias. *Sleep Review*, spring issue, 29–32.

Landolt, H. P., E. Werth, A. A. Borberly, and D. J. Dijk. 1995. Caffeine intake (200 mg) in the morning affects human sleep and EEG power spectra at night. *Brain Research* 675(1–2): 67–74.

Leipzig, R. M., R. G. Cumming, and M. E. Tinetti. 1999. Drugs and falls in older people: A systematic review and meta-analysis: I. Psychotropic drugs. *Journal of the American Geriatric Society* 47(1): 30–39.

Leppämäki, S., J. Haukka, J. Lönnqvist, and T. Partonen. 2004. Drop-out and mood improvement: A randomized controlled trial with light exposure and physical exercise. *BMC Psychiatry* 4: 22–32.

Lieberman, J. A. 2007. Update on the safety considerations in the management of insomnia with hypnotics: Incorporating modified-release formulations into primary care. *Primary Care Companion to the Journal of Clinical Psychiatry* 9(1): 25–31.

Lude, S., M. Torok, S. Dieterle, R. Jaggi, K. B. Buter, and S. Krahenbuhl. 2008. Hepatocellular toxicity of kava leaf and root extracts. *Phytomedicine* 16(1–2): 120–131.

Lusardi, P., E. Piazza, and R. Fogari. 2000. Cardiovascular effects of melatonin in hypertensive patients well controlled by nifedipine: A 24-hour study. *British Journal of Clinical Pharmacology* 49(5): 423–427.

Magee, E. 2004. 7 ways to de-stress your diet: Nutritional tricks to help you stave off stress. www.webmd.com/diet/features/7-ways-to-de-stree-your-diet. Accessed August 14, 2008.

Mai, E., and D. J. Buysse. 2008. Insomnia: Prevalence, impact, pathogenesis, differential diagnosis, and evaluation. *Sleep Medicine Clinics* 3(2): 167–174.

Manber, R., and R. R. Bootzin. 1997. Sleep and the menstrual cycle. *Health Psychology* 16(3): 209–214.

McCall, W. V. 2004. Sleep in the elderly: Burden, diagnosis, and treatment. *Primary Care Companion to the Journal of Clinical Psychiatry* 6(1): 9–20.

McCall, W. V., A. B. Fleischer, and S. R. Feldman. 2001. Diagnostic codes associated with hypnotic medications during outpatient physician-patient encounters in the United States from 1990-1998. *Sleep* 25(2): 221-223.

Mendelson, W. B. 2000. Hypnotics: Basic mechanisms and pharmacology. In *Principles and Practice of Sleep Medicine*, 3rd edition, edited by M. H. Kryger, T. Roth, and W. C. Dement. Philadelphia: W. B. Saunders Company.

Millar, K., A. J. Asbury, A. W. Bowman, M. T. Hosey, K. Martin, T. Musiello, and R. R. Welbury. 2007. A randomized placebo-controlled trial of the effects of midazolam premedication on children' s postoperative cognition. *Anaesthesia* 62(9): 923-930.

Mills, E., R. Singh, C. Ross, E. Ernst, and K. Wilson. 2004. Impact of federal safety advisories on health food store advice. *Journal of General Internal Medicine* 19(3): 269-272.

Montplaisir, J., A. Nicolas, R. Godbout, and Walters. 2000. Restless legs syndrome and periodic limb movement disorder. In *Principles and Practice of Sleep Medicine*, 3rd edition, edited by M. H. Kryger, T. Roth, and W. C. Dement. Philadelphia: W. B. Saunders Company.

Morgenthaler, T., M. Kramer, C. Alessi, L. Friedman, B. Boehlecke, T. Brown, J. Coleman, V. Kapur, T. Lee-Chiong, J. Owens, J. Pancer, and T. Swick. 2006. Practice parameters for the psychological and behavioral treatment of insomnia: An update. An American Academy of Sleep Medicine report. Sleep 29(11): 1415-1419.

Morgenthaler, T. I., and M. H. Silber. 2002. Amnestic sleep-related eating disorder associated with zolpidem. *Sleep Medicine* 3(4): 323-327.

Morin, C. M. 1993. *Insomnia: Psychological Assessment and Management*. New York: Guilford Press.

Morin, C. M., R. R. Bootzin, D. J. Buysse, J. D. Edinger, C. A. Espie, and K. L. Lichstein. 2006. Psychological and behavioral treatment of insomnia: Update of the recent evidence (1998-2004). *Sleep* 29(11): 1398-1414.

Morin, C. M., C. Colecchi, J. Stone, R. Sood, and D. Brink. 1999. Behavioral and pharmacological therapies for late-life insomnia. *The Journal of the American Medical Association* 281(11): 991-999.

Morin, C. M., P. J. Hauri, C. A. Espie, A. J. Spielman, D. J. Buysse, and R. R. Bootzin. 1999. Nonpharmacological treatment of chronic insomnia. An American Academy of Sleep Medicine review. *Sleep* 22(8): 1134-1156.

Najjar, M. 2007. Zolpidem and amnestic sleep related eating disorder. *Journal of Clinical Sleep Medicine* 3(6): 637–638.

National Institutes of Health. 2005. NIH state-of-the-science conference statement on manifestations and management of chronic insomnia in adults. *NIH Consensus Science Statements* 22(2): 1–30.

National Sleep Foundation. 2002. *Sleep in America* poll prepared by WB&A Market Research. Washington, DC: National sleep Foundation.

National Sleep Foundation. 2007. *Sleep in America* poll prepared by WB&A Market Research. Washington, DC: National sleep Foundation.

Neubauer, D. N. 2007. The evolution and development of insomnia pharmacotherapies. *Journal of Clinical Sleep Medicine 3*(5 suppl.): S11–S15.

Ohayon, M. 2002. Epidemiology of insomnia: what we know and what we still need to learn. *Sleep Medicine Reviews* 6(2): 97–111.

Park, L. T., J. D. Matthews, G. Maytal, and T. A. Stern. 2007. Evaluation and treatment of poor sleep. *Primary Care Companion to the Journal of Clinical Psychiatry* 9(3): 224–229.

Poppen, R. 1998. *Behavioral Relaxation Training and Assessment.* 2nd edition. Thousand Oaks, CA: Sage Publications.

Ray, O., and C. Ksir. 1993. *Drugs, Society, and Human Behavior.* 6th edition. St. Louis, MO: Mosby.

Richardson, G. S. 2007. Human physiological models of insomnia. *Sleep Medicine* 8(4 suppl.): S9–S14.

Roehrs, T., F. J. Zorick, and T. Roth. 2000. Transient and short-term insomnia. In *Principles and Practice of Sleep Medicine*, 3rd edition, edited by M. H. Kryger, T. Roth, and W. C. Dement. Philadelphia: W. B. Saunders Company.

Rothenberg, S. A. 2000. Introduction to sleep disorders. In *Understanding Sleep: The Evaluation and Treatment of sleep Disorders*, edited by M. R. Pressman and W. C. Orr. Washington, DC: American Psychological Association.

Sateia, M. J., K. Doghramji, P. J. Hauri, and C. M. Morin. 2000. Evaluation of chronic insomnia. *Sleep* 23(2): 1–65.

Schenck, C. H., and M. W. Mahowald. 2003. REM sleep behavior disorder. In *Sleep and Movement Disorders*, edited by s. Chokroverty, W. A. Hening, and A. S. Walters. Philadelphia: Butterworth Heinemann.

Schilit, R., and E. S. Lisansky Gomberg. 1991. *Drugs and Behavior.* Newbury Park, CA: Sage Publications.

Sherwood, L. 2006. *Fundamentals of physiology:* A Human Perspective. 3rd edition. Belmont, CA: Thomson Brooks/Cole Publishing.

Shimazaki, M., and J. L. Martin. 2007. Do herbal agents have a place in the treatment of sleep problems in long-term care? *Journal of the American Medical Directors Association* 8(4): 248-252.

Simon, G. E., and E. J. Ludman. 2006. Outcome of new benzodiazepine prescriptions to older adults in primary care. *General Hospital Psychiatry* 28(5): 374-378.

Spielman, A. J., and M. W. Anderson. 1999. The clinical interview and treatment planning as a guide to understanding the nature of insomnia: The CCNY insomnia interview. In *Sleep Disorolers Medicine: Basic science, Technical Consiolerations, and Clinical Aspects*, 2nd edition, edited by S. Chokroverly. Boston: Butterworth-Heinemann.

Spielman, A. J., P. Saskin, and M. J. Thorpy. 1987. Treatment of chronic insomnia by restriction of time in bed. *Sleep* 10(1): 45-56.

Stoller, M. K. 1994. Economic effects of insomnia. *Clinical Therapeutics* 16(5): 873-897.

Suzuki, K., T. Ohida, T. sone, S. Takemura, E. Yokoyama, T. Miyake, S. Harano, S. Motojima, M. Suga, and E. Ibuka. 2003. The prevalence of restless legs syndrome among pregnant women in Japan and the relationship between restless legs syndrome and sleep problems. *Sleep* 26(6): 673-677.

Vandewalle, G., B. Middleton, S. M. Rajaratnam, B. M. Stone, B. Thorleifsdottir, J. Arendt, and D. J. Dijk. 2007. Robust circadian rhythm in heart rate and its variability: Influence of exogenous melatonin and photoperiod. *Journal of Sleep Research* 16(2): 148-155.

Walsh, J. K., and C. L. Engelhardt. 1999. The direct economic costs of insomnia in the United states for 1995. *Sleep* 22(2 suppl.): S386-S393.

Weaver, D. R. 1997. Reproductive safety of melatonin: A "wonder drug" to wonder about. *Journal of Biological Rhythms* 12(6): 707-708.

Winkelmann, J., T. C. Wetter, V. Collado-Seidel, T. Gasser, M. Dichgans, A. Yassouridis, and C. Trenkwalder. 2000. Clinical characteristics and frequency of the hereditary restless legs syndrome in a population of 200 patients. *Sleep* 23(5): 1-6.

Wooltorton, E. 2002a. Brief safety updates: Acetaminophen, ASA, and kava. *Canadian Medical Association Journal* 167(9): 1034.

Wooltorton, E. 2002b. Herbal kava: Reports of liver toxicity. *Canadian Medical Association Journal* 166(6): 777.

Zammit, G., M. Erman, S. Wang-Weigand, S. Sainati, J. Zhang, and T. Roth. 2007. Evaluation of the efficacy and safety of ramelteon in subjects with chronic insomnia. *Journal of Clinical Sleep Medicine* 3(5): 495–504.

찾아보기

〈인명〉

〈내용〉

저자 소개

Stephanie A. Silberman(Ph.D., DABSM)은 수면 장애, 불면증 그리고 불안을 치료하는 데에 인지행동치료를 특화시켜 사용하는 임상심리학자이다. 그녀는 많은 수면 연구소에서 컨설턴트로 활동하고 있으며, 플로리다의 포트 로더데일에서 사설 상담소를 운영하고 있다.

서문을 작성한 Charles M. Morin 박사(Ph.D.)는 퀘벡 시의 Laval 대학교에서 심리학과 교수 겸 수면 연구소 디렉터로 재직 중이다. 그는 현재 Sleep Disorders의 Canada Research 의장이고, 과거에는 Canadian Sleep Society의 회장을 역임한 바 있다. *Sleep and Behavioral Sleep Medicine* 저널의 부주필을 맡고 있으며, 다수의 저술과 논문이 있다.

역자 소개

김무경(Kim Mukyung)
고려대학교 대학원 심리학 석사(임상 및 상담심리학 전공)
고려대학교 대학원 심리학 박사(임상 및 상담심리학 전공)
서울수면센터 인지행동치료연구소 소장 역임

불면증은 불치병이 아니다

잠 못 이루는 당신을 위한 인지행동치료 가이드

The Insomnia Workbook: A Comprehensive Guide to Getting the Sleep You Need

2014년 7월 21일 1판 1쇄 인쇄
2014년 7월 28일 1판 1쇄 발행

지은이 • Stephanie A. Silberman
옮긴이 • 김무경
펴낸이 • 김진환
펴낸곳 • (주) 학지사
121-838 서울특별시 마포구 양화로 15길 20 마인드월드빌딩
대표전화 • 02)330-5114 팩스 • 02)324-2345
등록번호 • 제313-2006-000265호

홈페이지 • http://www.hakjisa.co.kr
커뮤니티 • http://cafe.naver.com/hakjisa

ISBN 978-89-997-0417-8 03510

정가 15,000원

역자와의 협약으로 인지는 생략합니다.
파본은 구입처에서 교환해 드립니다.

이 도서의 국립중앙도서관 출판시도서목록(CIP)은 서지정보유통지원시스템 홈페이지(http://seoji.nl.go.kr)와 국가자료공동목록시스템(http://www.nl.go.kr/kolisnet)에서 이용하실 수 있습니다.
(CIP제어번호: CIP2014017799)